Gerontologia na Assistência Hospitalar

Gerontologia na Assistência Hospitalar

EDITORES
George Jerre Vieira Sarmento
Caio Henrique Vianna Baptista

EDITORAS ASSOCIADAS
Aline Costa de Paulo
Luana de Oliveira Dutra

manole
editora

Editora: Eliane Usui
Projeto gráfico: Departamento Editorial da Editora Manole
Editoração eletrônica: HiDesign Estúdio
Ilustrações: HiDesign Estúdio
Capa: Ricardo Yoshiaki Nitta Rodrigues
Imagem da capa: freepik.com

CIP-BRASIL. CATALOGAÇÃO NA PUBLICAÇÃO
SINDICATO NACIONAL DOS EDITORES DE LIVROS, RJ

G325

Gerontologia na assistência hospitalar / editores George Jerre Vieira Sarmento, Caio Henrique Vianna Baptista ; editoras associadas Aline Costa de Paulo, Luana de Oliveira Dutra. - 1. ed. - Barueri [SP] : Manole, 2025.

Inclui bibliografia e índice
ISBN 9788520468401

1. Gerontologia. I. Sarmento, George Jerre Vieira. II. Baptista, Caio Henrique Vianna. III. Paulo, Aline Costa de. IV. Dutra, Luana de Oliveira. V. Título.

25-96589 CDD: 612.67
CDU: 613.98

Gabriela Faray Ferreira Lopes - Bibliotecária - CRB-7/6643

27/02/2025 10/03/2025

Direitos adquiridos pela:
Editora Manole Ltda.
Alameda Rio Negro, 967 – cj 717
Tamboré – Barueri – SP – Brasil
CEP: 06454-000
Tel.: (11) 4196-6000
www.manole.com.br | https://atendimento.manole.com.br

Impresso no Brasil | *Printed in Brazil*

Editores

George Jerre Vieira Sarmento

Fisioterapeuta. MBA em Gestão da Qualidade de Segurança do Paciente pelo Instituto D'Or de Pesquisa e Ensino. Especialista em Fisioterapia Respiratória pela Universidade Cidade de São Paulo (UNICID). Ocupou cargos de liderança na Associação de Medicina Intensiva Brasileira (AMIB), Associação Brasileira de Fisioterapia (ASSOBRAFIR) e Sociedade Paulista de Terapia Intensiva (SOPATI). Coordenador do Serviço de Fisioterapia do Hospital São Luiz Jabaquara e Hospital da Criança – Rede D'Or. Publicou artigos em periódicos especializados e trabalhos em anais de eventos. Participou em mais de 250 eventos no Brasil e no mundo. Autor de 16 livros na área de Fisioterapia Intensiva.

Caio Henrique Vianna Baptista

Psicólogo. Mestre em Ciências pela Faculdade de Medicina da Universidade de São Paulo (FMUSP). Especialista em Psicologia Hospitalar pelo Hospital das Clínicas da USP (HCFMUSP). Especialista em Saúde do Idoso pela Universidade Federal de São Paulo (UNIFESP). Coordenador de Ensino e Pesquisa do Núcleo Pró-Creare (Hospitais São Luiz da Rede D'Or – Regional SP). Psicólogo do Hospital São Luiz – Unidades Jabaquara e Hospital da Criança – Rede D'Or. Coordenador do Núcleo Temático de Psicologia Hospitalar do Conselho Regional de Psicologia de São Paulo (CRP-SP). Presidente da Estadual SP da Sociedade Brasileira de Psico-Oncologia (SBPO). Membro do Comitê de Saúde Mental da Associação Brasileira de Linfoma e Leucemia (ABRALE), do Comitê Científico do Instituto Vencer o Câncer e da Sociedade Brasileira de Geriatria e Gerontologia (SBGG). Psicólogo em consultório particular.

Editoras associadas

Aline Costa de Paulo

Fisioterapeuta. MBA em Gestão da Qualidade e Segurança do Paciente pelo Instituto D'Or de Pesquisa e Ensino. Especialista em Fisioterapia Cardiorrespiratória pelo Hospital Nossa Senhora de Lourdes. Coordenadora da Equipe de Fisioterapia da Rede D'Or São Luiz Unidade Jabaquara, Hospital da Criança e Santa Isabel.

Luana de Oliveira Dutra

Fisioterapeuta. Especialista em Fisioterapia Cardiorrespiratória e Mobilização Precoce pelo Hospital Nossa Senhora de Lourdes. Titulada em Terapia Intensiva Adulto pela Associação Brasileira de Fisioterapia (ASSOBRAFIR). Coordenadora da Equipe de Fisioterapia da Rede D'Or São Luiz Unidade Jabaquara, Hospital da Criança e Santa Isabel. MBA Executivo em Administração: Gestão de Clínicas, Hospitais e Indústrias da Saúde pela Fundação Getulio Vargas.

Lista de autores

Adson da Silva Passos

Médico Geriatra. Doutor em Ciências pela Faculdade de Medicina da Universidade de São Paulo (USP). Residência em Clínica Médica pela Pontifícia Universidade Católica de São Paulo (PUC-SP) e em Geriatria pela Faculdade de Medicina da USP (FMUSP). Título de Especialista em Geriatria pela Sociedade Brasileira de Geriatria e Gerontologia (SBGG). Pesquisador do PrevQuedas Brasil. Professor Titular da Faculdade de Medicina da Universidade Paulista (UNIP).

Aline Costa de Paulo

Fisioterapeuta. MBA em Gestão da Qualidade e Segurança do Paciente pelo Instituto D'Or de Pesquisa e Ensino. Especialista em Fisioterapia Cardiorrespiratória pelo Hospital Nossa Senhora de Lourdes. Coordenadora da Equipe de Fisioterapia da Rede D'Or São Luiz Unidade Jabaquara, Hospital da Criança e Santa Isabel.

Andreia dos Santos Pina

Terapeuta Ocupacional. Especialista em Saúde e Envelhecimento pelo Departamento de Fisioterapia (DFisio) da Universidade Federal de São Carlos e em Tecnologia Assistiva pela Faculdade Unyleya Brasil.

Arthur de Campos Vieira Abib

Médico Anestesista. Médico do SMA – Serviços Médicos de Anestesia. Membro da Sociedade Brasileira de Anestesiologia (SBA) e da Sociedade Paulista de Anestesiologia (SAESP). Pós-graduação em Gestão de Negócios em Saúde pela Dom Cabral.

Bianca Fernanda Aparecida Perez

Assistente Social. Especialista em Gestão em Saúde pela Fundação Oswaldo Cruz (Fiocruz). Assistente Social da Enfermaria do Serviço de Geriatria do Hospital das Clínicas da Faculdade de Medicina da Universidade de São Paulo (HCFMUSP).

Bruna de Lima Silva

Psicóloga. Formação em Psicologia Hospitalar (Núcleo Pró-Creare). Especialista em Saúde Pública com ênfase em Saúde da Família pela Faculdade Método de São Paulo (Famesp), em Gerontologia pelo Hospital Israelita Albert Einstein e em Neuropsicologia com Formação em Reabilitação Cognitiva pelo Instituto de Psiquiatria do Hospital das Clínicas da Faculdade de Medicina da Universidade de São Paulo (IPq-FMUSP). Psicóloga Hospitalar no Vila Nova Star da Rede D'Or. Psicóloga Referência do Ambulatório de Radioterapia (Oncologia D'Or) e do Ambulatório Longevidade (Rede D'Or – Unidade Itaim). Psicóloga Clínica em consultório particular.

Caio Henrique Vianna Baptista

Psicólogo. Mestre em Ciências pela Faculdade de Medicina da Universidade de São Paulo (FMUSP). Especialista em Psicologia Hospitalar pelo

Hospital das Clínicas da USP (HCFMUSP). Especialista em Saúde do Idoso pela Universidade Federal de São Paulo (UNIFESP). Coordenador de Ensino e Pesquisa do Núcleo Pró-Creare (Hospitais São Luiz da Rede D'Or – Regional SP). Psicólogo do Hospital São Luiz – Unidades Jabaquara e Hospital da Criança – Rede D'Or. Coordenador do Núcleo Temático de Psicologia Hospitalar do Conselho Regional de Psicologia de São Paulo (CRP-SP). Presidente da Estadual SP da Sociedade Brasileira de Psico-Oncologia (SBPO). Membro do Comitê de Saúde Mental da Associação Brasileira de Linfoma e Leucemia (ABRALE), do Comitê Científico do Instituto Vencer o Câncer e da Sociedade Brasileira de Geriatria e Gerontologia (SBGG). Psicólogo em consultório particular.

Cecília Galetti

Psicóloga e Neuropsicóloga. Mestre em Ciências pelo Instituto de Psiquiatria do Hospital das Clínicas da Faculdade de Medicina da Universidade de São Paulo (IPq-FMUSP). Especialista em Psicologia Hospitalar e em Gerontologia pela Sociedade Brasileira de Geriatria e Gerontologia (SBGG). Psicóloga Clínica. Pesquisadora Colaboradora do PROAMITI-IPq-HCFMUSP e do Grupo de Estudos e Pesquisa sobre Prevenção de Quedas em Pessoas Idosas PrevQuedas Brasil.

Christian Douradinho

Enfermeiro. Mestre em Gerontologia pelo Serviço de Geriatria da Faculdade de Medicina da Universidade de São Paulo (FMUSP). Especialista em Estomaterapia pelo Centro Universitário São Camilo. Consultor de Pesquisa Clínica na Anestesiologia da Universidade Federal de São Paulo (UNIFESP) e em Gerontologia pela Clínica ProVitae. Atua em consultório de Estomaterapia – Clínica Life Care. Docente Titular na Graduação de Enfermagem da Universidade Nove de Julho (UNINOVE) e Docente Assistente na Pós-graduação da Faculdade Paulista de Serviço Social (FAPSS).

Erika Yukie Ishigaki

Fisioterapeuta. Mestre em Ciências pela Faculdade de Medicina da Universidade de São Paulo (FMUSP). Aprimoramento Profissional em Fisioterapia em Geriatria e Gerontologia pelo Hospital das Clínicas da FMUSP (HCFMUSP). Colaboradora do Grupo de Pesquisa do CNPq PrevQuedas Brasil. Coordenadora de Pesquisa no Centro Universitário Faculdade de Medicina do ABC (FMABC).

Fabia Cilene Dellapiazza

Terapeuta Ocupacional. Aprimoramento em Saúde Mental pelo Programa Profissional FUNDAP/PUC-Campinas. Título de Especialista em Acupuntura. Autora de artigos publicados no suplemento cultural da *Revista da Associação Paulista de Medicina* sob a supervisão do Dr. Guido Arturo Palomba (psiquiatra forense). Autora da cartilha PICs CREFITO-3. Delegada CREFITO-3 (2016-2020). Conselheira COFFITO (2020-2024).

Fabiano Girade Corrêa

Médico Especialista em Medicina Intensiva pela Associação de Medicina Intensiva Brasileira (AMIB). Especialista em Terapia Nutricional pela Sociedade Brasileira de Nutrição Parenteral e Enteral (BRASPEN). Pós-graduação em Nutrição Clínica pelo GANEP e em Nutrologia pela Associação Brasileira de Nutrologia (ABRAN). MBA Executivo em Saúde pela Fundação Getulio Vargas (FGV). Coordenador da Nutrologia e das EMTNs dos Hospitais do Grupo Santa – DF, dos Hospitais da Rede D'Or – Regional DF e do Hospital Vila Nova Star (SP), Hospital Santa Isabel (SP) e Hospital São Luiz Morumbi (SP). Sócio-fundador e CEO do Instituto Brasileiro de Nutrologia (IBRANUTRO).

Fernanda Parra dos Anjos

Psicóloga. Especialista em Cuidados Paliativos pelo Hospital das Clínicas da Faculdade de Medicina da Universidade de São Paulo (HCFMUSP).

Psicóloga Responsável pelo Ambulatório de Oncologia do Hospital São Luiz – Rede D'Or – Unidade Itaim (Núcleo Pró-Creare). Docente do Curso de Pós-graduação em Psicologia Hospitalar do Instituto D'Or de Pesquisa e Ensino e Núcleo Pró-Creare.

Fernanda Pretti Chalet Ferreira

Fisioterapeuta. Mestre em Ciências pela Faculdade de Medicina da Universidade de São Paulo (FMUSP). Aprimorada em Fisioterapia em Geriatria e Gerontologia pelo Hospital das Clínicas da FMUSP (HCFMUSP). Especialista em Saúde Pública pelo Centro Universitário São Camilo. Especialista em Acupuntura pelo Centro de Estudos de Acupuntura e Terapias Alternativas (CEATA). Realiza assistência em Fisioterapia Domiciliar, Acupuntura e é colaboradora do Grupo de Pesquisa sobre Prevenção de Quedas em Pessoas Idosas (PrevQuedas Brasil).

George Jerre Vieira Sarmento

Fisioterapeuta. MBA em Gestão da Qualidade de Segurança do Paciente pelo Instituto D'Or de Pesquisa e Ensino. Especialista em Fisioterapia Respiratória pela Universidade Cidade de São Paulo (UNICID). Ocupou cargos de liderança na Associação de Medicina Intensiva Brasileira (AMIB), Associação Brasileira de Fisioterapia (ASSOBRAFIR) e Sociedade Paulista de Terapia Intensiva (SOPATI). Coordenador do Serviço de Fisioterapia do Hospital São Luiz Jabaquara e Hospital da Criança – Rede D'Or. Publicou artigos em periódicos especializados e trabalhos em anais de eventos. Participou em mais de 250 eventos no Brasil e no mundo. Autor de 16 livros na área de Fisioterapia Intensiva.

Jacqueline Bertagna

Fisioterapeuta. Especialista em Fisioterapia Respiratória pelo Hospital Nossa Senhora de Lourdes. *Fellow* em Ciências da Saúde em Cardiologia pela Escola Paulista de Medicina da Universidade Federal de São Paulo (EPM-UNIFESP). Especialista em Reeducação Postural Global (RPG

Original) pelo Instituto PH. E. Souchard de Reeducação Postural Global e em Dor Crônica pela Fisio em Ortopedia. Membro Titular do Entendendo a Dor Crônica e da Sociedade Brasileira para o Estudo da Dor (SBED). Fisioterapeuta da Barrichello Fusazaki Panossian Fisioterapia, Especialista em Coluna e em Dor Crônica.

Janine Capobiango Martins

Médica Oncologista com ênfase em Oncogeriatria. Membro da Sociedade Internacional de Oncogeriatria (SIOG). Oncogeriatra pela SIOG. Cofundadora e Diretora de Marketing do Oncogeriatria Brasil. *Chair* da LACOG Geriatric Oncology. Membro do Comitê Oncogeriatria da Sociedade Brasileira de Oncologia Clínica (SBOC).

José Ribamar do Nascimento Junior

Fonoaudiólogo. Mestre em Ciências, área Oncologia pelo AC Camargo Cancer Center. MBA em Segurança do Paciente pelo Instituto D'Or de Pesquisa e Ensino. Especialista em Disfagia pelo Conselho Federal de Fonoaudiologia (CFFa). Pós-graduado em Liderança e Inovação pela Fundação Getulio Vargas (FGV). Diretor do Instituto de Gerenciamento em Deglutição (IGD) em São Paulo. Membro do Departamento de Fonoaudiologia da Sociedade Paulista de Terapia Intensiva (SOPATI) e da Associação de Medicina Intensiva Brasileira (AMIB). Tutor da Residência Multiprofissional em Atenção Cardiovascular do Hospital do Coração (HCor).

Karina Moraes Kiso

Farmacêutica e Bioquímica formada pela Universidade de São Paulo (USP). Médica formada pela Faculdade de Ciências Médicas da Santa Casa de São Paulo (FCMSCSP). Residência em Clínica Médica pela Irmandade da Santa Casa de Misericórdia de São Paulo. Mestre em Saúde Coletiva pela Faculdade de Ciências Médicas da Santa Casa de São Paulo. Foi Coordenadora do Internato do Curso de Atenção Básica da FCMSCSP. MBA em Gestão pela USP.

Laura Pagnan Condini

Psicóloga pela Universidade Estadual Paulista (Unesp). Aprimoramento em Psicologia Hospitalar pelo Núcleo Pró-Creare. Pós-graduação em Psicanálise e Análise do Contemporâneo pela Pontifícia Universidade Católica do Rio Grande do Sul (PUCRS). Psicóloga Hospitalar na Rede D'Or São Luiz – Unidade Itaim, responsável pelas UTIs cardiológicas.

Leonardo Alcântara

Fisioterapeuta. Pós-graduado em Terapia Intensiva Adulto. Coordenador da Equipe de Fisioterapia da Rede D'Or do Hospital Santa Isabel. MBA em Gestão em Saúde pela Universidade de São Paulo (USP).

Letícia Andrade

Assistente Social. Pós-doutorado em Serviço Social pela Pontifícia Universidade Católica de São Paulo (PUC-SP). Especialista em Gerontologia pela Sociedade Brasileira de Geriatria e Gerontologia (SBGG). Assistente Social do Instituto Central do Hospital das Clínicas da Faculdade de Medicina da Universidade de São Paulo (HCFMUSP). Coordenadora da Comissão de Treinamento e Ensino em Serviço Social do HCFMUSP. Mais de 20 anos de experiência em Cuidados Paliativos.

Letícia Dias Camargo

Graduada em Odontologia. Especialista em Cirurgia e Traumatologia Bucomaxilofacial pela Associação Brasileira de Odontologia, em Radiologia pela Universidade de São Paulo (USP), em Ortodontia pelo Sindicato dos Odontologistas de São Paulo, em Implantodontia pela Associação Brasileira de Ensino Odontológico (ABENO), em Odontologia do Trabalho pela Faculdade São Leopoldo Mandic, em Auditoria pela Unyleya, em Periodontia pela Universidade Cruzeiro do Sul (Unicsul) e em Gestão de Saúde pela USP. Auditora Odontológica.

Luana de Oliveira Dutra

Fisioterapeuta. Especialista em Fisioterapia Cardiorrespiratória e Mobilização Precoce pelo Hospital Nossa Senhora de Lourdes. Titulada em Terapia Intensiva Adulto pela Associação Brasileira de Fisioterapia (ASSOBRAFIR). Coordenadora da Equipe de Fisioterapia da Rede D'Or São Luiz Unidade Jabaquara, Hospital da Criança e Santa Isabel. MBA Executivo em Administração: Gestão de Clínicas, Hospitais e Indústrias da Saúde pela Fundação Getulio Vargas (FGV).

Luciana Capelli Araújo

Médica Cardiointensivista pelo Instituto Dante Pazzanese de Cardiologia. Especialista em Experiência do Paciente pelo Hospital Sírio-Libanês e em Cuidados Paliativos pela Casa do Cuidar. Supervisora Médica das UTIs adulto do Hospital São Luiz – Rede D'Or – Unidade Jabaquara.

Luiz Antonio Gil Junior

Médico Geriatra. Doutor em Ciências Médicas pela Faculdade de Medicina da Universidade de São Paulo (FMUSP). Especialista em Clínica Médica e Geriatria pelo Hospital das Clínicas da FMUSP. Médico do Núcleo de Geriatria e Retaguarda do Hospital Sírio-Libanês. Especialista em Geriatria pela Sociedade Brasileira de Geriatria e Gerontologia (SBGG).

Maria Aquimara Zambone Magalhães

Nutricionista. Mestre em Ciências pela Faculdade de Medicina da Universidade de São Paulo (FMUSP). Coordenadora do Programa de Residência em Nutrição Clínica do Hospital das Clínicas da FMUSP (HCFMUSP). Diretora da Divisão de Nutrição e Dietética do Instituto Central do HCFMUSP. Especialista em Gerontologia pela Sociedade Brasileira de Geriatria e Gerontologia (SBGG), em Nutrição Enteral e

Parenteral pela Sociedade Brasileira de Nutrição Parenteral e Enteral (BRASPEN) e em Nutrição em Gerontologia pelo HCFMUSP. Membro do Grupo de Pesquisa do CNPq PrevQuedas Brasil.

Maria Carolina de Lima Faria Moraes

Fonoaudióloga e Bacharel em Direito. Mestre em Ciências da Saúde com ênfase em Infectologia e Medicina Tropical pela Universidade Federal de Minas Gerais (UFMG). Pós-graduada em Fonoaudiologia Hospitalar pela Universidade Estácio de Sá e em Inovação e Liderança pela Fundação Getulio Vargas (FGV). Docente dos Cursos de Pós-graduação do CEFAC, da Faculdade IDE/NESC e da Associação de Medicina Intensiva Brasileira (AMIB). Membro dos Departamentos de Fonoaudiologia da AMIB e da Sociedade Mineira de Terapia Intensiva (SOMITI).

Marília Soares

Nutricionista pelo Centro Universitário São Camilo. Administradora de Recursos Humanos pela Universidade Nove de Julho. Especialista em Nutrição Clínica e Terapia Nutricional pelo Instituto de Metabolismo (IMeN). Atendimento em Consultório pelo Ganep e Nutrição na Terceira Idade pelo Centro Universitário São Camilo. Coordenadora de Nutrição Clínica pelo Instituto Brasileiro de Nutrologia (Ibranutro), com foco no atendimento de adultos e idosos.

Michelle Bittencourt Braga

Psicóloga. Especialista em Psicologia Hospitalar e em Saúde pelo Instituto de Assistência Médica ao Servidor Público Estadual de São Paulo (IAMSPE/CRP), em Clínica Psicanalítica e em Cuidados Paliativos e Clínica da Dor pela Pontifícia Universidade Católica (PUC) e em Oncologia Multiprofissional pelo Hospital Israelita Albert Einstein. Docente de programas de pós-graduação. Membro do Grupo de Acolhimento para os Enlutados por Suicídio – Transformador em Amor (2021-2023 – SEDES/NAS). Psicóloga Clínica em consultório particular e supervisora do Serviço de Psicologia do Hospital Vila Nova Star Rede D'Or (Núcleo Pró-Creare).

Nathalia Mitie Nakahara Paz

Médica pela Universidade de Pernambuco. Cardiologista e Cardiogeriatra pela Universidade Federal de São Paulo (UNIFESP).

Patrícia Albuquerque de Moura

Fisioterapeuta. Mestre em Ciências pela Faculdade de Medicina da Universidade de São Paulo (FMUSP). Aprimoramento de Fisioterapia em Geriatria e Gerontologia pelo Hospital das Clínicas da FMUSP (HCFMUSP). Especialização de Fisioterapia em Terapia Intensiva pelo Hospital Israelita Albert Einstein. Aperfeiçoamento Multiprofissional em Cuidados Paliativos pelo Instituto Paliar. Fisioterapeuta Assistencial na Unidade de Emergência Referenciada do HCFMUSP. Professora do Centro Universitário São Camilo.

Patricia Bader dos Santos

Psicóloga e Psicanalista. Mestre em Psicologia Clínica e Psicossomática pela Pontifícia Universidade Católica de São Paulo (PUC-SP). Psicanalista pelo Sedes Sapientiae. MBA em Gestão da Qualidade e Segurança do Paciente pelo Instituto D'Or de Pesquisa e Ensino. Especialista em Psiconcologia pela Universidade Federal de São Paulo (UNIFESP) e *Clinical Psychology* pela Cal State Berkeley. Diretora do Núcleo Pró-Creare. Gestora de Serviços de Psicologia dos Hospitais da Rede D'Or São Luiz na Regional SP. Docente do Instituto D'Or de Pesquisa e Ensino, da Universidade Paulista (UNIP) e do Hospital Israelita Albert Einstein.

Raif Restivo Simão

Médico Geriatra. Especialista em Clínica Médica e Geriatria pelo Hospital das Clínicas da Faculdade de Medicina da Universidade de São Paulo (HCFMUSP). Médico do Corpo Clínico do Hospital Sírio-Libanês,

Hospital Israelita Albert Einstein, Hospital Nove de Julho e Hospital Alemão Oswaldo Cruz.

Raphaela Paula Pinheiro

Nutricionista pelo Centro Universitário São Camilo. Especialista em Nutrição Clínica e Terapia Nutricional pelo Instituto de Metabolismo (IMeN). Mestre em Ciências da Saúde pela Santa Casa de São Paulo com foco em Saúde Cardiovascular. Supervisora de Nutrição do Hospital Santa Isabel – Rede D'Or São Luiz.

Sergio Eduardo Migliorini

Graduado em Odontologia. Mestre em Odontologia pela Universidade Paulista (UNIP). Especialista em Cirurgia e Traumatologia Buco-Maxilo-Facial e em Auditoria Odontológica. Professor do Curso de Graduação em Cirurgia da Universidade de Santo Amaro. Coordenador do curso de Especialização em Cirurgia e Traumatologia Bucomaxilofacial da Universidade de Santo Amaro. Parecerista, Assistente Técnico Judicial e em Perícias Médicas em Cirurgia Buco-Maxilo-Facial. Membro Activo de la Asociacion Latinoamericana de Cirugia y Traumatologia Bucomaxilofacial (ALACIBU). Membro do Colégio Brasileiro de Cirurgia e Traumatologia Buco-Maxilo-Facial. Coordenador dos Serviços de Cirurgia e Traumatologia Buco-Maxilo-Facial do Hospital São Luiz Unidade Jabaquara (Rede D'Or), Hospital Central do Tatuapé, Hospital IGESP Paulista e IGESP Litoral, Hospital Santa Catarina Paulista, Hospital Santa Rita e Hospital AACD.

Thamara Cristina Petrella Saweljew

Enfermeira. Especialista em Enfermagem Clínica e Cirúrgica pela Escola Paulista de Enfermagem da Universidade Federal de São Paulo (UNIFESP) e em Educação Profissional em Enfermagem pelo INTESP São Paulo. MBA Executivo em Gestão Hospitalar pela POSFGF. MBA em Gestão de Serviços em Saúde pela Fundação Getulio Vargas (FGV).

Supervisora da Qualidade nos Hospitais São Luiz Jabaquara e Hospital da Criança – Rede D'Or. Consultora, exercendo atividades voltadas à gestão de riscos, mapeamento de processo, implantação e acompanhamento dos processos de acreditação (ONA, Qmentum e JCI), auditorias técnicas/clinicas, desenvolvimento e aplicação das ferramentas de gestão da qualidade. Docente em instituições de ensino nas áreas de Enfermagem, Qualidade e Gestão.

Valmari Cristina Aranha Toscano

Psicóloga. Mestre em Saúde Pública pela Faculdade de Saúde Pública da Universidade de São Paulo (FSP-USP). Especialista em Psicologia Hospitalar pela Escola de Educação Permanente da USP (EEP-USP), em Neuropsicologia pelo CEPSIC-HCFMUSP, em Psicanálise pela PUC-COGEAE e em Gerontologia pela Sociedade Brasileira de Geriatria e Gerontologia (SBGG). Membro da BAÊ Startup de Engajamento em Saúde. Psicóloga da Divisão de Psicologia do HCFMUSP (1997-2018). Docente do Centro Universitário São Camilo (2018-2021). Presidente do Departamento de Gerontologia da SBGG-SP (2012-2014). Membro da Diretoria da SBGG Nacional (2018-2023).

Verônica Paula Torel de Moura

Enfermeira. Mestre em Ciências pela Universidade Federal de São Paulo (UNIFESP). Especialista em Oncologia pela UNIFESP. Coordenadora de Ensino da BP Educação – Hospital Beneficência Portuguesa de São Paulo.

Sumário

Prefácio

O aumento da expectativa de vida no Brasil cresce consideravelmente em consequência dos avanços da Medicina, melhores condições de saneamento básico e maior conscientização sobre saúde e bem-estar. Estima-se que em 2030 a expectativa de vida populacional no país seja de 79 anos, alcançando o quinto lugar no mundo em relação a populações idosas. Apesar do cenário apresentado, ainda existem dificuldades no entendimento à aceitação do processo de envelhecimento e a falta de políticas públicas que suportem eventuais processos de adoecimento, preservação da autonomia e qualidade de vida, além do respeito aos direitos do idoso.

Gerontologia na assistência hospitalar é uma obra que demonstra a preocupação de autores altamente qualificados em orientar trajetórias estruturadas e robustas para o cuidado integral do paciente em serviços hospitalares, ressaltando a singularidade de cada corpo que envelhece com enfoque em sinais de alerta para o adoecimento físico e psicológico, aspectos sociais, desejos, limitações e a importância do envolvimento de equipes interdisciplinares e cuidadores, para que melhores estratégias sejam adotadas durante um período de hospitalização.

Inclui um guia de estruturação de uma linha de cuidado que prevê a avaliação multidimensional da pessoa idosa classificando o grau de funcionalidade, necessidades individuais, considerando dimensões clínicas, psicossociais, funcionais e direcionando intervenções adequadas e monitorando indicadores.

E quando tudo chega ao fim: a visão sensível e delicada da terminalidade, o respeito às diretivas antecipadas de vontade, o auxílio a cuidadores que lidam com a pessoa idosa em estado terminal, reduzindo a dor associada a esse momento.

Que essa leitura seja uma viagem repleta de conhecimento e capacitação para o cuidar de indivíduos que tiveram seu tempo roubado pela vida, que carregam infinitas vivências muitas vezes esquecidas, que amaram e que a qualquer momento ocuparemos seu lugar, à espera de um profissional que seja capaz de nos conduzir para os melhores desfechos.

Maria Augusta Junqueira Alves

Médica graduada pela Universidade de Marília, pediatra e especialista em Terapia Intensiva Pediátrica pela Irmandade da Santa Casa de São Paulo. Membro da Sociedade Brasileira de Pediatria e da Associação de Medicina Intensiva Brasileira. Atualmente é diretora geral dos Hospitais São Luiz Jabaquara e Hospital da Criança, Rede D'Or São Paulo.

Apresentação

Caro(a) leitor(a),

Falar sobre esta obra é trazer à tona um retrato de algo que necessita, cada vez mais, de atenção no Brasil e no mundo: os cuidados do idoso no âmbito da atenção terciária e de alta complexidade!

O envelhecimento pode ser considerado um dos grandes prêmios pelos feitos da humanidade em termos de ciências sociais e da saúde! A velhice escancara necessidades em diversos âmbitos, entre eles, aquelas pertinentes ao ambiente do hospital.

O livro visa explorar alguns temas comuns observados na prática hospitalar, no entanto, ao contrário de outras obras, mescla autores de diferentes profissões a fim de proporcionar um olhar mais apurado para demandas já tão conhecidas!

Este é um livro feito para todos os profissionais que se dispuserem a se aventurar pelos corredores de uma enfermaria, pelos leitos de uma UTI e outros tantos espaços dentro do hospital! Um livro feito para terapeutas ocupacionais, médicos, fisioterapeutas, enfermeiros, psicólogos, nutricionistas, gerontólogos, fonoaudiólogos, entre tantos outros... Um livro feito por uma equipe para tantas outras equipes!

O leitor poderá encontrar algumas respostas possíveis para o bom fazer profissional na assistência, na qualidade dos serviços, nos cuidados paliativos e até mesmo na transição dos cuidados!

Caro(a) leitor(a), a presente obra se constitui em um marco significativo para a Gerontologia no contexto hospitalar, ao mesmo tempo que pode ser vista como um bom convite para novas produções e pesquisas sobre esse tema tão rico e importante: a *Gerontologia na Assistência Hospitalar*!

A todos, uma boa leitura!

Seção 1

Gerontologia no Hospital: Caminhos para a Interdisciplinaridade

1 Geriatria no contexto hospitalar: o que leva o idoso ao hospital?

Luiz Antonio Gil Junior
Raif Restivo Simão

INTRODUÇÃO

Internações hospitalares são extremamente comuns na prática clínica dos médicos geriatras e têm potencial catastrófico para as pessoas idosas. São diversas as condições que demandam atendimento e tratamento hospitalares. Entretanto, como toda conduta médica, a hospitalização de um paciente idoso tem riscos e benefícios, os quais devem ser levados em consideração de maneira criteriosa e individualizada, para que se tome a conduta mais acertada para cada paciente. Costumamos dizer que "idoso bom é idoso em casa", uma vez que as internações têm um potencial de piora do estado físico do indivíduo.

EPIDEMIOLOGIA

No ano de 2023, foram registradas, de acordo com o Departamento de Informática do Sistema Único de Saúde (DATASUS), 3.840.913 internações hospitalares de pacientes idosos (com idade ≥

60 anos). Em 2024, dados contabilizados até o final do mês de agosto indicam 2.749.794 internações.[1]

A Tabela 1 mostra as 10 mais frequentes causas de hospitalização nos anos de 2023 e 2024.

TABELA 1 Dez principais causas de hospitalização em pacientes ≥ 60 anos nos anos de 2023 e 2024 (até agosto)

Causas de hospitalização	2024 (até agosto)	2023
Doenças do aparelho circulatório	533.206	790.471
Doenças do aparelho respiratório	337.803	466.252
Neoplasias	329.192	455.876
Doenças do aparelho digestivo	310.387	442.765
Doenças do aparelho geniturinário	250.990	349.956
Causas externas	245.909	350.273
Doenças infecciosas e parasitárias	241.830	292.962
Doenças do olho e anexos	84.629	104.149
Doenças endócrinas, nutricionais e metabólicas	76.906	118.187
Doenças da pele e tecido subcutâneo	72.428	97.043
Total	2.749.794	3.840.913

Fonte: Ministério da Saúde – Sistema de Informações Hospitalares do SUS (SIH/SUS).

As principais causas de hospitalização são as doenças do aparelho circulatório, representadas, majoritariamente, por insuficiência cardíaca, acidentes vasculares cerebrais, infarto agudo do miocárdio e outras doenças isquêmicas do coração.[1] Tais doenças têm sua incidência relacionada a alterações estruturais acumuladas ao longo da vida, sendo responsáveis por importante grau de morbidade e piora de qualidade de vida dos pacientes acometidos.

O segundo grupo de doenças que mais frequentemente levam à hospitalização de pacientes idosos são as doenças respiratórias, dentre as quais as pneumonias representam cerca de dois terços dos casos.[1] Esse grupo de doenças merece especial importância pois é o responsável pela maior quantidade de óbitos intra-hospitalares de pacientes idosos: cerca de 19% dos pacientes hospitalizados por tais doenças falecem durante a internação,[1,2] sendo a taxa de mortalidade diretamente relacionada à idade dos pacientes.

As neoplasias representam a terceira causa de hospitalização na faixa etária geriátrica, sendo as neoplasias de pele as principais responsáveis por internações (cerca de 12% dos casos). Esse subgrupo é composto por diversos tipos de neoplasia – algumas malignas, outras malignas porém com baixa morbidade associada e outras ainda de caráter benigno –, não havendo correlação linear entre o número de hospitalizações e a mortalidade dos pacientes, que é inferior a 2%.

Após as neoplasias de pele, destacam-se as de cólon. Elas respondem por cerca de 8% das admissões por neoplasias e apresentam elevada mortalidade, com aproximadamente 10% dos casos evoluindo para óbito durante a internação.[1] Esse dado reforça a necessidade de atenção a programas de rastreamento, que se propõem a identificá-las em estágios mais precoces e, dessa forma, permitir um tratamento mais efetivo e menos mórbido. As recomendações de rastreamento, entretanto, devem ser criteriosamente ponderadas, levando-se em consideração a expectativa de vida de cada paciente, uma vez que os exames para rastreamento podem, por si só, levar a graves complicações em pacientes idosos.[3]

As neoplasias de mama e próstata dividem o terceiro posto de internações por neoplasias, cada uma respondendo por cerca de 6% das hospitalizações.

Em se tratando de mortalidade, porém, ganha importância o grupo de neoplasias do trato respiratório (traqueia, brônquios e pulmões), responsáveis por quase 11% de todos os óbitos por neoplasias no ano de 2024.

As doenças infecciosas e parasitárias, por sua vez, ocupam o sétimo posto entre todas as causas de hospitalização. Entretanto, merecem especial atenção por serem a segunda principal causa de óbito intra-hospitalar.[1] De todas as internações por tal motivo, cerca de 25% evoluem para óbito. Os casos de sepse representam aproximadamente 68% das hospitalizações nesse subgrupo, sendo outros 25% dos casos secundários a "outras doenças bacterianas". É importante mencionar que doenças infecciosas importantes na faixa etária geriátrica não estão contempladas como "doenças infecciosas e parasitárias" e são classificadas em outros subgrupos – como é o caso, por exemplo, das já citadas pneumonias e de infecções do trato urinário. Caso consideremos essas infecções como parte do subgrupo de "doenças infecciosas", ele ganha ainda mais importância, tanto em número de hospitalizações quanto em proporção de óbitos intra-hospitalares.

Vale ressaltar, também, o impacto econômico que as hospitalizações geram para o sistema de saúde: em 2023, os custos de hospitalizações em pacientes idosos totalizaram mais de oito bilhões de reais (R$ 8.155.473.899,39). Em 2024, dados coletados até o mês de agosto indicam que as hospitalizações movimentaram um total superior a seis bilhões de reais (R$ 6.238.307.777,27), o que nos leva a crer que o montante financeiro movimentado ao final de 2024 será ainda maior do que no ano anterior. Além dos custos diretos, os custos indiretos na internação dos idosos são extremamente impactantes: eles se referem às despesas que não estão diretamente relacionadas ao tratamento médico, mas que decorrem da hospitalização. Esses custos podem impactar tanto os pacientes e suas famílias quanto o sistema de saúde ou empregadores. Muitas vezes, familiares deixam de trabalhar para cuidar ou acompanhar o internado, além do custo gerado com a contratação de cuidadores adicionais para auxiliar o paciente durante ou após a internação, quando necessário. Esses custos indiretos, embora muitas vezes subestimados, afetam significativamente o bem-estar econômico e emocional das famílias, além de sobrecarregarem outros setores do sistema de saúde.

INDICAÇÕES DE HOSPITALIZAÇÃO

A internação hospitalar é uma conduta médica que, quando bem indicada, traz benefícios ao paciente. Entretanto, assim como toda conduta tomada por um profissional da saúde, a decisão de internar ou não um paciente traz consigo riscos e benefícios que devem ser cuidadosamente considerados.[4]

A internação em regime hospitalar permite a vigilância rigorosa de sinais vitais, rápido suporte ao paciente em caso de intercorrências e a possibilidade de instituição imediata de suporte intensivo se necessário. Ademais, é inegável que a hospitalização facilita a administração de medicações endovenosas, como, por exemplo, antibióticos que devem ser administrados em curtos intervalos de tempo.

Entretanto, é fundamental mencionar que, ao ser internado, um paciente idoso apresenta, automaticamente, maior risco de diversas complicações, tais como infecções hospitalares, *delirium*, imobilidade e lesões por pressão, perda de massa muscular, quedas, piora da continência urinária e fecal e declínio de funcionalidade.[5]

A Tabela 2 mostra os principais efeitos negativos da hospitalização para os pacientes idosos.

O desenvolvimento de estratégias para minimizar a ocorrência desses desfechos desfavoráveis é temática recorrente no mundo da Geriatria e Gerontologia. Programas como o "Hospital Seguro para a Pessoa Idosa" destacam a importância de abordagens estruturadas para prevenir essas complicações. Esse programa, implementado em hospitais, utiliza uma metodologia baseada em 10 passos, incluindo triagem de fragilidade, avaliação multidimensional e protocolos de cuidados. Resultados positivos foram observados, como a redução

TABELA 2 Principais efeitos negativos da hospitalização em pacientes idosos

Funcionalidade	Restrição ao leito
	Perda de massa óssea e muscular
	Incontinência urinária
	Instabilidade postural e quedas
Cognição	*Delirium*
Integridade da pele	Lesões por pressão
Ventilação pulmonar	Pneumonia
	Insuficiência respiratória
Nutrição	Desnutrição
	Desidratação
Efeitos relacionados ao tratamento farmacológico	Polifarmácia
	Reações adversas a fármacos

de 17,2% para 11,7% na taxa de declínio funcional entre o primeiro e o segundo ano de implementação.[6]

Considerando esse contexto, é imprescindível que o médico estabeleça, em conjunto com o paciente e a família dele, um plano de cuidado, delimitando as melhores alternativas a serem tomadas para cada caso atendido. Além disso, é mandatório que os profissionais de saúde se atentem, desde o início da internação, à adequação necessária para otimizar o processo de alta. A comunicação entre todos os membros da equipe multidisciplinar deve ser clara e eficiente, para que todos entendam os riscos a que o paciente está exposto e possam, juntos, minimizar possíveis eventos deletérios secundários à hospitalização. Há comprovação científica, tanto em contexto nacional quanto internacional, de que o trabalho eficiente de uma equipe multidisciplinar coesa reduz o tempo de internação dos pacientes.[7,8] Portanto, trabalhando alinhados, o tempo de internação pode ser reduzido, otimizando o processo hospitalar, maximizando os benefícios e reduzindo os riscos.

ALTERNATIVAS À HOSPITALIZAÇÃO: TELEMONITORAMENTO E HOSPITAL-DIA

Recentemente, novas modalidades de assistência vêm ganhando espaço: o telemonitoramento e o hospital-dia são duas delas. Ambas têm como intuito tentar prover ao paciente os benefícios que ele teria em uma internação hospitalar, porém reduzindo a permanência dele no hospital, minimizando eventuais riscos determinados por uma internação.

O telemonitoramento consiste em manter o paciente em seu domicílio, porém garantindo a ele o tratamento e suporte necessários para controle ou resolução do quadro que demandou o atendimento. Ao se adotar essa estratégia, deve-se, primeiramente, garantir que o paciente tenha acesso a todo o suporte que será necessário, incluindo atendimento de profissionais de saúde e administração de medicamentos. Ademais, o paciente deve estar inserido em uma rede de cuidado que permita rápida transferência para o ambiente hospitalar caso haja qualquer tipo de deterioração clínica que exija avaliação em serviço hospitalar.

O hospital-dia, por sua vez, traz a possibilidade de reduzir as admissões hospitalares, permitindo que ele possa ser cuidado em horário comercial. Dessa forma, o paciente pode ser submetido a exames complementares, receber medicações endovenosas (por exemplo, antibióticos que podem ser usados uma vez ao dia) e ser submetido a avaliações e orientações da equipe multiprofissional, retornando para seu domicílio no período noturno. O hospital-dia é um serviço viável para o sistema de saúde brasileiro,[9] custo-efetivo e que permite minimizar os riscos de uma internação hospitalar nos moldes tradicionais.

CONCLUSÃO

Pacientes idosos frequentemente necessitam de internações hospitalares para adequado manejo de doenças agudas e/ou de descompensação de comorbidades crônicas. Por esse motivo, todos os profissionais que lidam com tais pacientes em sua prática devem estar familiarizados com as principais causas de internação, assim como com os seus riscos e benefícios.

Sendo a multimorbidade frequente em pacientes geriátricos, é compreensível que doenças dos aparelhos circulatório e respiratório representem as principais causas de hospitalização. As neoplasias, que tendem a se tornar mais comuns com o passar dos anos, também constituem causa importante de hospitalização. Por fim, sepse e outras infecções bacterianas merecem especial destaque, devido à elevada mortalidade que apresentam ao acometer pacientes idosos.

Para se determinar o melhor cuidado possível, todos os profissionais de saúde devem trabalhar em conjunto, compartilhando suas impressões, para estabelecer um plano de cuidado centrado no paciente, que respeite seus valores e desejos. De tal forma, poderemos fornecer os benefícios de um tratamento hospitalar ao mesmo tempo em que minimizamos os riscos dele – prestando, assim, atendimento e tratamento dignos para todos os pacientes.

REFERÊNCIAS BIBLIOGRÁFICAS

1. TABNET. Ministério da Saúde – DATASUS, 2024. Disponível em: https://datasus.saude.gov.br/informacoes-de-saude-tabnet/. Acesso em: 16 de outubro de 2024.
2. Michelin L, Weber FM, Scolari BW, Menezes BK, Gullo MC. Mortalidade e custos da pneumonia pnemocócica em adultos: um estudo transversal. J Bras Pneumol. 2019 Oct 17;45(6):e20180374. doi: 10.1590/1806-3713/e2018037.
3. Tomaszewski M, Sanders D, Enns R, Gentile L, Cowie S, Nash C, et al. Risks associated with colonoscopy in a population-based colon screening program:

an observational cohort study. CMAJ Open. 2021 Oct 12;9(4):E940-E947. doi: 10.9778/cmajo.20200192.

4. Mudge AM, McRae P, Hubbard RE, Peel NM, Lim WK, Barnett AG, Inouye SK. Hospital-associated complications of older people: a proposed multicomponent outcome for acute care. J Am Geriatr Soc. 2019 Feb;67(2):352-6. doi: 10.1111/jgs.15662. Epub 2018 Nov 13.
5. Sales MDC, Silva TJA, Gil Júnior LA, Jacob Filho, W. Efeitos adversos da internação hospitalar para o idoso. Geriatr Gerontol. 2010;4(4):238-46.
6. Apolinario D, Yamaguti STF, Dutra AF, Lara EMS, Coli RCP, Weber B. Programa Hospital Seguro para a Pessoa Idosa: estudo observacional do impacto na redução de declínio funcional. Cad Saúde Pública 2022;38(2):e00305620. doi: 10.1590/0102-311X00305620.
7. Paiva MBS. Intervenções combinadas para redução do tempo de internação de pacientes clínicos de um hospital universitário. 2023. Tese (Doutorado). Belo Horizonte: Universidade Federal de Minas Gerais, Faculdade de Medicina, Programa de Pós-graduação em Ciências Aplicadas à Saúde do Adulto; 2023.
8. Valente R, Santori G, Stanton L, Abraham A, Thaha MA. Introducing a structured daily multidisciplinary board round to safely enhance surgical ward patient flow in the bed shortage era: a quality improvement research report. BMJ Open Qual. 2023 Mar 1;12(1).
9. Schier J. Hospital-Dia Geriátrico: subsídios para conformação desse serviço no sistema público de saúde brasileiro. Tese (Doutorado). Florianópolis: Universidade Federal de Santa Catarina, Centro de Ciências da Saúde, Programa de Pós-graduação em Enfermagem; 2010.

Cardiogeriatria: o coração além do tempo

2

Laura Pagnan Condini
Nathalia Mitie Nakahara Paz

"E o futuro é uma astronave que tentamos pilotar
não tem tempo, nem piedade nem tem hora de chegar
sem pedir licença, muda a nossa vida e depois convida a rir ou chorar
Nessa estrada não nos cabe conhecer ou ver o que virá
o fim dela, ninguém sabe bem ao certo onde vai dar
vamos todos numa linda passarela de uma aquarela que um dia enfim
descolorirá"

Aquarela
Toquinho

EPIDEMIOLOGIA

O Brasil está envelhecendo de maneira rápida e expressiva. Por esse motivo, demandas em saúde vêm surgindo e necessitando do devido cuidado e atenção.

Segundo o Sistema de Informações Hospitalares do Sistema Único de Saúde (SIH/SUS), desde 2019 mais de 50% das pessoas internadas em ambiente hospitar tinham alguma doença crônica. Ou seja, essa mudança do perfil brasileiro, em que até 2060 teremos cerca de um terço da população brasileira idosa, impacta diretamente nas politicas de saúde e nos gastos públicos, já que essa faixa etária possui a maior taxa de internação hospitar.

Estudos estimam que 60% dos leitos de UTI são ocupados por pacientes acima de 65 anos, e o tempo médio de permanência desse grupo é sete vezes maior que o da população mais jovem. Até 2020, as causas cardiovasculares eram a maior causa de internação em UTI no Brasil, com elevada gravidade e maior chance de evolução a óbito.

FISIOPATOLOGIA DO ENVELHECIMENTO

O corpo humano, como o complexo sistema integrado que é, sofre ao longo do tempo com alterações importantes e o sistema cardiovascular não se abstém dessas modificações. Com o passar do tempo, a senilidade e a senescência se confundem, dificultando diagnósticos, desafiando tratamentos e impactando diretamente na qualidade de vida.

O músculo cardíaco torna-se mais rígido com a idade, já que há um aumento da deposição de gordura e fibrose, além de alterações na quantidade e qualidade do colágeno. Associa-se a isso a influência dos fatores secundários que podem levar à hipertrofia do musculo cardíaco, resultando em aumento estrutural. Todas essas alterações reduzem a capacidade que o coração tem de se contrair e relaxar com eficiência, levando à perda da capacidade de aumentar o débito cardíaco, ou seja, de aumentar o trabalho cardíaco durante esforço físico.

Sobre o sistema elétrico de condução, o qual é responsável pela coordenação do ritmo e da frequência dos batimentos cardíacos, observam-se degeneração e fibrose de todo o sistema de condução, além de alterações na excitabilidade celular e na automaticidade, levando a disfunção e atraso da condução. Ocorre ainda a redução na capa-

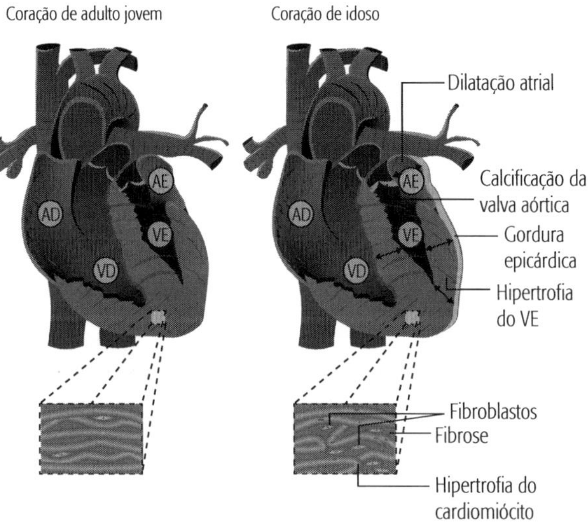

FIGURA 1 AD: átrio direito; AE: átrio esquerdo; VD: ventrículo direito; VE: ventrículo esquerdo.

cidade de reparo e substituição das células, o que pode contribuir para o declínio progressivo na função do sistema de condução e levar ao aumento do risco de arritmias e suas consequências.

O aparato valvar é composto por um sistema integrado de "portas" de fluxo laminar e unidirecional que é acionado com "abre e fecha" mais de 4.000 vezes em 60 minutos. Isso significa um fluxo rápido e contínuo através das válvulas que com o tempo sofre com a degeneração de seus folhetos e calcificação do seu arcabouço estrutural, levando à deformação, além de poder haver perda da arquitetura anatômica dos anéis valvulares. Como resultado tem-se espessamento, rigidez e disfunção valvar que podem levar a insuficiência cardíaca.

A rede arterial do corpo humano é complexa, com um comprimento total estimado em aproximadamente 25 a 30 quilômetros em um adulto saudável. Essa vasta rede de vasos apresenta, entre outras alterações:

- Espessamento da camada íntima e média dos vasos, além de maior rigidez e menor elasticidade, resultando em aumento da resistência vascular periférica. Como consequência, há o aumento da pressão sistólica e diminuição ou estabilidade da pressão diastólica, levando ao aumento da pressão de pulso (diferença entre pressão sistólica e diastólica).
- Menor produção de óxido nítrico (vasodilatador endógeno importante).
- Alteração da função endotelial (camada interna), reduzindo a capacidade de regular o tônus vascular, a coagulação e a resposta inflamatória, podendo aumentar consideravelmente o risco de manifestações isquêmicas nos mais diversos territórios vasculares.

Já o sistema nervoso simpático desempenha um papel crucial na regulação do sistema cardiovascular, ajustando a função cardíaca e o tônus vascular de acordo com as necessidades do corpo. Por exemplo, ajustes da frequência cardíaca, da contração miocárdica e da pressão arterial estão diretamente relacionados com a resposta simpática. O envelhecimento faz com que a sensibilidade a esses comandos seja menor e mais lenta. Resumindo, isso significa resposta inadequada a situações de estresse, por exemplo.

HOSPITALIZAÇÃO

Em algum momento essas alterações fisiológicas podem levar a sintomas que podem se apresentar com os mais variados níveis de gravidade a depender do estado geral inicial de saúde, da presença de comorbidades prévias associadas e do estilo de vida, resultando algumas vezes em necessidade de internação hospitalar.

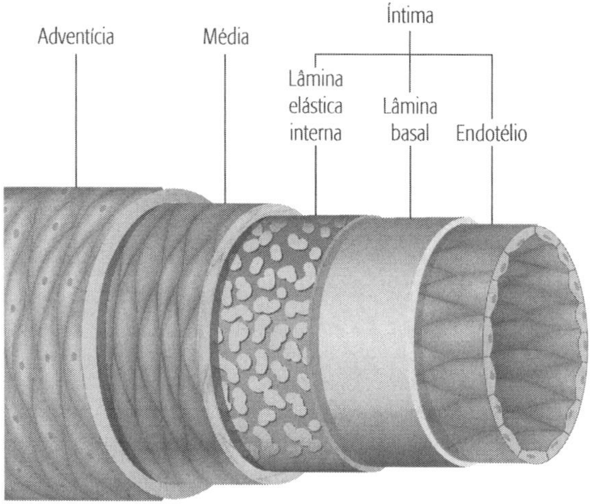

FIGURA 2

Particularmente para essa faixa etária, o atendimento intra-hospitalar deve ser especialmente individualizado e holístico, já que muitas vezes a apresentação das mais variadas doenças pode ser totalmente atípica. A polifarmácia, que se define como a prática de tomar quatro ou mais medicamentos de forma simultânea de acordo com a definição da Organização Mundial da Saúde (OMS), é extremamente prevalente com o aumento da idade, aumentando consideravelmente a manifestação de efeitos colaterais. Por exemplo, não são incomuns náusea e vômitos como manifestações atípicas de infarto agudo do miocárdio ou ainda a presença de arritmias por conta de antidepressivos.

No idoso, o diagnóstico de insuficiência cardíaca de fração de ejeção preservada deve sempre ser lembrado, já que sua fisiopatologia agrega a fisiologia do envelhecimento. É caracterizada por sinais e sintomas de insuficiência cardíaca, como dispneia e sinais de congestão, porém com coração de força normal.

A abordagem das síndromes coronarianas agudas no paciente idoso deve englobar as possíveis síndromes geriátricas (incluindo fragilidade) que possam estar presentes e que podem influenciar significativamente na apresentação clínica da síndrome coronariana aguda, o curso e o prognóstico do quadro, a decisão terapêutica e a resposta ao tratamento.

CARDIOGERIATRIA: PENSANDO OS ASPECTOS SOCIOCULTURAIS E EMOCIONAIS

O processo de envelhecimento pode ser pensado como resultante de diversas condições que incluem aspectos biológicos, sociais, psicológicos, culturais e econômicos, ocorrendo de forma distinta entre indivíduos em sua singularidade e em seus diferentes contextos de vida.[8] Ao refletir sobre promoção de saúde e qualidade de vida, a Cardiogeriatria aparece como importante área, tendo em vista a morbimortalidade de doenças cardíacas e a saúde cardiovascular como um dos principais determinantes do envelhecimento saudável.

Na cultura contemporânea, há a construção simbólica do coração como centro dos afetos e dos sentimentos. As fantasias e crenças populares sobre a doença e/ou cirurgia cardíaca, considerando a gravidade e o risco de morte, são diversas e podem interferir no enfrentamento dos pacientes, mobilizando o psiquismo.[9] Como o órgão ocupa o papel da representação da vida no imaginário popular, a clínica cardiológica marca a incompletude e faz com que o sujeito se depare com a consciência de finitude e seus aspectos subjetivos.[10]

Diversos estudos trazem relações entre estados emocionais (como quadros depressivos, estresse crônico e ansiedade) como fatores de risco para o desenvolvimento e agravamento de doenças cardiovasculares, demonstrando a importância de um olhar cuidadoso para os efeitos da saúde física e mental na qualidade de vida e suas repercussões no envelhecer.[11,12]

As perdas afetivas, de papéis ocupacionais e de saúde em decorrência de adoecimentos durante a velhice podem provocar elevação do grau de ansiedade nos idosos.[13] A doença cardíaca crônica e/ou o tratamento trazem mudanças constantes de ordem física, social e psicológica, que podem evoluir com complicações e consequentes incapacidades que geram sofrimento ao idoso que sente a perda de si, além de aumentar a exposição à violência, abandono e isolamento social.[14]

O diagnóstico de uma doença crônica deflagra um momento de crise, em que o paciente e seus familiares entram em contato com aspectos da fragilidade, finitude e do incontrolável. De acordo com Favarato e Accorsi,[15] as limitações impostas em adoecimentos crônicos como valvopatias, em que há presença de sintomatologias como taquicardia, dispneia, fadiga e dor torácica, levam a impactos negativos no estilo de vida e trazem a necessidade de adaptação às mudanças fisiológicas, sociais e psicológicas impostas pelo adoecimento a curto, médio e longo prazo. Nesse contexto, passa a ser necessário reconhecer sinais e sintomas da doença para o estabelecimento de limites nas atividades diárias, sejam elas de caráter profissional, doméstico ou de lazer.

Os autores identificam ainda diferentes formas de lidar com a realidade da doença, como a negação da cronicidade, a elaboração desse fato e a integração ao viver, e a cronificação psicológica, caracterizada pelo adoecimento em lugar central (viver em torno da doença). O sentido atribuído ao adoecimento perpassa por fatores como consequências concretas da doença, conhecimento acerca do quadro clínico e prognóstico, história de vida, recursos de enfrentamento e presença de rede de apoio.

O convívio com determinadas doenças cardíacas pode levar à perda de autonomia, dependência, restrições alimentares e de atividades, despertando angústia, sofrimento e desamparo aos pacientes. Quadros como insuficiência cardíaca, em que ocorrem perdas progressivas na qualidade de vida e há um constante risco de morte, o bem-estar psicológico e a qualidade de vida são afetados tanto para o paciente quanto para seu contexto social.[14]

No panorama de um adoecimento crônico, há também a possibilidade de internações com maior frequência, o que tem repercussões na saúde mental e física (perda de funcionalidade, risco de infecções e complicações etc.). A hospitalização pode contribuir para o sentimento de ruptura do cotidiano e da autonomia, com mudanças na imagem e no corpo, em que o paciente se depara com um cenário de dependência, medo da dor e da morte, culpa e preocupação com entes queridos, angústias e desconfortos, além da adequação às rotinas e regras da instituição.[10]

O processo de envelhecimento na sociedade moderna aparece atrelado à recusa, banimento e rejeição, por meio do isolamento social, estigmas, segregação, ruptura de laços afetivos, expropriação do próprio corpo e negação das possibilidades de autonomia, atribuindo ao idoso uma condição de submissão de sua existência.[16] O afastamento progressivo de um padrão de juventude socialmente instituído e cultuado, o afastamento do mundo de trabalho (única condição de expressão e valor humanos), da vida social, lazer, e o isolamento no próprio espaço doméstico reduzem as possibilidades de contato e apropriação do mundo pela população idosa e, ao abordar o envelhecimento como associado ao sentido de perda e negatividade, favorece o empobrecimento e a fragilização de recursos internos da população idosa.[17]

Esse período é marcado pela presença de perdas concretas, como morte de entes queridos, mas também perdas simbólicas, como aposentadoria, perda de papéis sociais, declínio de capacidade física e independência, surgimento e agravamento de doenças, mudanças nas dinâmicas familiares e sociais, percepções de autoimagem e relativas ao próprio corpo. Para Py (2004),[18] velhice e morte "se fazem presentes na ferida narcísica provocada pela frustração das ilusões da eternidade da beleza, da potência e da própria vida".

Na presença de doenças crônicas e possivelmente incapacitantes, há uma dupla dificuldade identificatória: primeiramente, pelo avanço dos anos e reconhecimento da própria velhice, mas também pelo processo de integração de uma doença (e possíveis cenários de dependência) à vida. [18] Desse modo, podem surgir tensões, ansiedades, fantasias e impotências, tendo em vista que as frustrações de expectativas, planos e perspectivas de vida geram vivências de invalidação e desamparo – experiências que, ao não encontrar sustentação do trabalho de luto devido às limitações na rede simbólica pautada no coletivo, encontram dificuldades de elaboração e podem contribuir para um processo de medicalização do luto e do sofrimento na velhice.[16]

O trabalho de luto perpassa pela importância do reconhecimento e legitimação de aspectos do envelhecimento e de perdas relativas a esse período, evitando o empobrecimento da vida e segregação. Pela abertura de possibilidades de elaboração das perdas e pela constatação da incompletude (não apenas do envelhecimento, mas inerente à vida), se abre espaço para o fortalecimento da trama simbólica por meio da alteridade, temporalidade e criatividade,[16] recolocando o paciente idoso no reconhecimento enquanto sujeito em seus desejos e singularidades.

A elaboração das perdas presentes nesse processo pode resultar na abertura de perspectivas que permitem o reconhecimento do corpo enquanto participante do processo do tempo e do envelhecimento, possibilitando que o paciente se adapte às limitações provenientes de um adoecimento e também possa valorizar suas potencialidades, dando abertura à ressignificação de aspectos de sua própria história e contexto social, emergindo novos sentidos, sentimentos e sensações.

O impacto emocional de um adoecimento deve ser pensado em sua dimensão subjetiva, considerando a percepção dos efeitos da doença nos aspectos físico, psicológico e social do paciente, compreendendo sua experiência e de sua rede de apoio em relação à doença – percepção que não necessariamente reflete o impacto objetivo da doença pela perspectiva dos profissionais.[15]

Considerando a relação entre doenças cardiovasculares e um estilo de vida saudável, é importante reconhecer o processo de envelhecimento e velhice como algo heterogêneo, tendo em vista as singularidades, diferenças regionais, desigualdades sociais, no modo de vida, trabalho e acesso às políticas públicas.[17] A qualidade de vida deve ser pensada em seu aspecto multifatorial e na construção de um estilo de vida saudável ao longo de todo o ciclo vital.

CONSIDERAÇÕES FINAIS

Para Velho e Marras (2010),[12] os cuidados médicos preventivos, como prevenção aos agravos, diagnóstico e controle da hipertensão, diabetes e dislipidemias, e aderência ao uso de medicamentos, são fundamentais na saúde cardiovascular, assim como estratégias de evitação de risco, como uso de álcool e/ou drogas, obesidade e uso inadequado de medicamentos. Como ressaltam os autores, diferentes oportunidades de vivências saudáveis são oferecidas a depender das condições sociais, econômicas, do acesso a informações e políticas públicas, permitindo um modo de vida mais ou menos saudável – o que tem repercussões no processo de envelhecimento e bem-estar psicológico. Dessa forma, o envelhecimento saudável também é atravessado por instâncias políticas que devem considerar a redução dos fatores de risco e aumento dos fatores protetivos da saúde ao longo da vida, reconhecendo a importância da promoção social, acesso à educação, saúde, lazer, cultura, esportes, segurança e moradia, a prevenção da saúde e garantia dos direitos humanos, dignidade e cidadania para a população idosa.[19]

A atuação do profissional da saúde deve abarcar o caráter amplo da saúde e qualidade de vida, considerando o sujeito inserido em um contexto familiar e social, com um percurso histórico de vida, concepções e percepções próprias sobre seu corpo e adoecimento. A prática do psicólogo, nesse sentido, deve propiciar espaços para que o paciente idoso possa falar sobre, nomear e elaborar seu sofrimento psíquico, favorecendo a expressão de sentimentos, medos, frustrações, angústias e fantasias relacionadas à doença cardíaca, além de reconhecer e legitimar as perdas concretas e simbólicas presentes no processo de envelhecimento e no convívio com doenças cardiovasculares. Ao auxiliar na construção de um espaço para entendimento sobre a doença, suas limitações e repercussões na vida, é possível direcionar um trabalho no sentido de adaptação de expectativas e aspirações às possibilidades, estimulando uma postura ativa e de autonomia em relação ao adoecimento/tratamento que permita o resgate do paciente enquanto sujeito de desejos.

REFERÊNCIAS BIBLIOGRÁFICAS

1. Ministério da Saúde. Saúde da pessoa idosa [Internet]. Brasília: Ministério da Saúde. Disponível em: https://www.gov.br/saude/pt-br/assuntos/saude-de-a-a-z/s/saude-da-pessoa-idosa.
2. Andrade AO, Jesus SR, Mistro S. Hospitalizações no Brasil pelas estimativas da Pesquisa Nacional de Saúde, 2013 e 2019. Rev Saude Publica. 2023;57:73. Disponível em: https://doi.org/10.11606/s1518- 8787.2023057004395.
3. Loyola Filho AI, Matos DL, Giatti L, Afradique ME, Peixoto SV, Lima-Costa MF. Causas de internações hospitalares entre idosos brasileiros no âmbito do Sistema Único de Saúde. Epidemiol Serv Saúde [Internet]. 2004 Dez [citado 2024 Set 16];13(4):229-38. Disponível em: http://scielo.iec.gov.br/scielo.php?script=sci_arttext&pid=S1679-49742004000400005&lng=pt.
4. Aguiar LMM, Martins G de S, Valduga R, Gerez AP, Carmo EC do, Cunha K da C, et al. Perfil de unidades de terapia intensiva adulto no Brasil: revisão sistemática de estudos observacionais. Revista Brasileira de Terapia Intensiva [Internet]. 2022 Jan 24;33:624-34. Disponível em: https://www.scielo.br/j/rbti/a/sDnLGny8cZgQtVVfX5q3X7G/.
5. Carlos A, Sousa S, Felice A, Issa C, Ramos Nascimento B, Filho H, et al. Atualização de tópicos emergentes da Diretriz Brasileira de Insuficiência

Cardíaca – 2021. Disponível em: https://abccardiol.org/wp-content/uploads/articles_xml/0066-782X-abc-116-06-1174/0066-782X-abc-116-06-1174.x44344.pdf.

6. Ribeiro ASF, Zerolo BE, López-Espuela F, Sanchez R, Fernandes VS. Cardiac system during the aging process. Agin Dis. 2023;14(4):1105-22.
7. Braunwald E, Bonow RO, Mann DL, Zipes DP, Libby P, Al E. Braunwald tratado de doenças cardiovasculares. Rio de Janeiro: Saunders; 2013.
8. Marin MJS, Panes VCB. O envelhecimento e a questão da qualidade de vida. In: Dátilo G, Cordeiro A. Envelhecimento humano – diferentes olhares. São Paulo: Cultura Acadêmica, 2015. p. 221-38.
9. Fighera, J. Angústia e fantasias relacionadas ao paciente cardíaco cirúrgico. Dissertação [Mestrado em Psicologia Clínica]. Porto Alegre: PUCRS; 2006.
10. Junior DPB, Oliveira GKC, Vasconcelos ACP. Contribuições da psicanálise à atuação na clínica cardiológica. Mudanças – Psicologia da Saúde. 2020;16(2).
11. Oliveira SA, Oliveira MFP. Psicologia e Cardiologia: um desafio que deu certo. In: Ribeiro ALA, Gagliani ML. Psicologia e Cardiologia: um desafio que deu certo. São Paulo: Editora Atheneu; 2010. p. 1-5.
12. Velho JCAC, Marras CM. O. Longevidade e qualidade de vida. In: Ribeiro ALA, Gagliani ML. Psicologia e Cardiologia: um desafio que deu certo. São Paulo: Editora Atheneu; 2010. p. 164, 174.
13. Neri AL (org.). Qualidade de vida e idade madura. Campinas: Papirus; 1993.
14. Resende MCD, Rezende GTD, Silveira RCMP. Estratégias de enfrentamento, saúde mental e bem-estar subjetivo em adultos com insuficiência cardíaca. Perspectivas em Psicologia. 2012;16(2):152-71. Disponível em: https://seer.ufu.br/index.php/perspectivasempsicologia/article/view/27569/15121.
15. Favarato MECS, Accorsi TAD. A cronicidade da valvopatia. In: Ribeiro ALA, Gagliani ML. Psicologia e Cardiologia: um desafio que deu certo. São Paulo: Editora Atheneu; 2010. p. 47-56.
16. Peixeiro MH. Desamparo e velhice: uma travessia acompanhada. In: Barbieri NA, Baptista CG (org.). Travessias do tempo: acompanhamento terapêutico e envelhecimento. São Paulo: Casa do Psicólogo; 2013. p. 65-74.
17. Correa MR. Cartografias do envelhecimento na contemporaneidade: velhice e terceira idade. São Paulo: Cultura Acadêmica; 2009.
18. Py L. Tempo de envelhecer: percursos e dimensões psicossociais. Rio de Janeiro: NAU; 2004.
19. Fernandes MTO, Soares SM. O desenvolvimento de políticas públicas de atenção ao idoso no Brasil. Revista da Escola de Enfermagem da USP. 2012;46:1494-502.

Oncogeriatria: um olhar multidisciplinar

3

Caio Henrique Vianna Baptista
Janine Capobiango Martins
Verônica Paula Torel de Moura

CÂNCER E ENVELHECIMENTO POPULACIONAL

A transição da pirâmide etária mundial causada pelo envelhecimento populacional gera um novo cenário epidemiológico com importantes mudanças no perfil de morbimortalidade. Conforme a população envelhece, aumenta a prevalência de doenças crônico-degenerativas, entre elas as neoplasias malignas, ocasionando diversas preocupações socioeconômicas, à medida que, ao envelhecer, nos tornamos mais vulneráveis a condições crônico-degenerativas, muitas vezes cumulativas. Consequentemente, há maior necessidade de suporte médico por conta da maior incidência de intercorrências como idas ao pronto-socorro e internações.[1,2]

Essa enorme demanda de pacientes idosos para o sistema de saúde, também conhecida metaforicamente como efeito "*Silver Tsunami*", associa-se diretamente aos avanços na Medicina que possibilitaram maior sobrevida, por meio do tratamento de doenças crônicas como as cardiovasculares. Associado a esse fenômeno, somam-se as pessoas nascidas após a Segunda Guerra Mundial, conhecidas como "*baby boomers*", que estão atingindo a velhice.[1-3]

Atualmente, estamos na década do envelhecimento, em que pessoas com mais de 65 anos representam 15% da população mundial e estima-se que, até 2050, tornem-se mais de 20% da população. Pode não parecer significativo, mas representam cerca de 40 milhões de pacientes idosos a serem cuidados pelo sistema de saúde.[1]

RELAÇÃO ENTRE CÂNCER E ENVELHECIMENTO

O envelhecimento é um processo biológico inevitável associado à perda progressiva de funções sensoriais e motoras, com consequente aumento da vulnerabilidade às doenças, as quais podem afetar a funcionalidade, a mobilidade e a independência do indivíduo. Entretanto, é caracterizado por ser um processo heterogêneo e individualizado, que envolve diversos fatores socioeconômicos e ambientais que impactarão na longevidade. A idade cronológica não deve ser utilizada como sinônimo de declínio funcional, mas exige avaliações multidisciplinares e tratamentos personalizados, devendo-se considerar as fases do envelhecimento, reserva funcional, grau de vulnerabilidade e comorbidades.

A bioquímica do envelhecimento ainda é algo desconhecido. Não se sabe se processos inflamatórios são fatores causais para indução do envelhecimento e doenças crônicas ou se o processo de envelhecimento gera inflamação e estresse oxidativo que causam doenças.[4]

O surgimento do câncer no envelhecimento ocorre justamente no desequilíbrio da homeostase, em que a perda de equilíbrio entre genes supressores de tumor e oncogenes geram dano ao DNA celular, permitindo o crescimento celular desordenado. Dessa forma, fenômenos moleculares desconhecidos, somados a predisposições genéticas e estilo de vida, levam à carcinogênese.[4]

Mediante a evolução na genética molecular, foram identificadas diversas mutações, seleções e metilações em tumores sólidos com características de predominância familiar, como a mutação do gene BRCA 1/BRCA 2, predispondo ao câncer de mama e ovário.[4]

No processo de carcinogênese temos três genes envolvidos:

- Genes supressores do tumor: se opõem à replicação celular.
- Oncogenes: genes promotores da replicação celular.
- Genes reparadores: responsáveis pelo reparo do DNA.

Em princípio, a senescência celular é responsável por impedir a proliferação celular e o consequente desenvolvimento de tumores pela ação dos genes supressores do tumor. Existem diversas teorias para explicar a maior incidência de câncer no envelhecimento; a dicotomia é a mais aceita. Nela, a dicotômica do envelhecimento e da atividade inflamatória são uma resposta do organismo a processos traumáticos ou exposição a agentes desconhecidos do sistema imune.[4]

Nesse processo de inflamação, o sistema imune, com a ativação do sistema celular e humoral, libera citocinas e radicais livres que geram danos celulares e estimulam processos de reparação. Assim, a inflamação estimula o processo de replicação celular mesmo na senilidade, fase em que não se esperaria essa ação, e de fato as mutações genéticas são dependentes de replicação celular.[4]

Entre as doenças crônicas que mais acometem a população idosa, encontra-se o câncer, doença multifatorial caracterizada pelo crescimento celular descontrolado, rápido e invasivo de células devido a alterações em seu material genético. Segundo a Organização Mundial da Saúde (OMS), mais de 60% dos diagnósticos e 70% das mortes por câncer ocorrem em indivíduos com mais de 65 anos. O aumento do câncer na população idosa está diretamente associado ao fato da senilidade gerar menor eficácia nos mecanismos de reparação celular.[1,2,4]

As neoplasias mais comuns com associação direta do processo de envelhecimento como fator de risco são: câncer de pele não melanoma, como carcinoma basocelular e carcinoma espinocelular, câncer de próstata em homens e câncer de mama nas mulheres, câncer de cólon e reto e câncer de pulmão.[1,2,4]

Nesse cenário, surge a Oncogeriatria, um campo da Medicina/ área de interesse voltada para o cuidado multidisciplinar do idoso com câncer. Seus principais objetivos incluem estudar o comportamento das neoplasias na população idosa, integrar a avaliação geriátrica na rotina dos profissionais envolvidos na tomada de decisões diagnósticas e terapêuticas e monitorar/minimizar possíveis efeitos secundários ao tratamento oncológico, garantindo assim ao idoso com câncer um plano de cuidados baseado em sua funcionalidade e não apenas em sua idade cronológica.

TRATAMENTO ONCOLÓGICO EM ONCOGERIATRIA E O PAPEL DA AVALIAÇÃO GERIÁTRICA AMPLA (AGA) EM ONCOLOGIA

O cuidado oncológico no paciente idoso é um enorme desafio, na medida em que evoluímos diariamente em novas tecnologias e tratamentos para câncer, porém o paciente idoso é historicamente sub-representado de forma quanti e qualitativa nos estudos que estabelecem as terapias oncológicas ditas padrão. Além disso, os idosos são reconhecidos como um grupo com maior risco de desenvolver eventos adversos graves, atrelado à escassez de uma avaliação da saúde global deles, podendo contribuir para o sub ou supertratamento. Para oferecer um tratamento oncológico com benefício absoluto e segurança é fundamental compreender o estado de saúde global do idoso, assim como compreender a biologia e aspectos relacionados ao câncer e suas possíveis estratégias de tratamento.[4-6]

A principal estratégia para a realização dessa avaliação global do paciente idoso é a recomendação da aplicação da AGA (avaliação geriátrica ampla). Ela deve ser aplicada preferencialmente desde o diagnóstico e integrada em algoritmos de tratamento individualizados, visando, entre outras contribuições, nortear o cuidado planejado de forma personalizada, permitindo a manutenção e/ou a recuperação da capacidade funcional do paciente idoso.[5,6]

A AGA é um processo diagnóstico sistematizado para avaliar a saúde global do idoso de forma multidimensional, com base em escalas e testes validados para analisar vários domínios da condição de saúde do idoso, como o funcional, o cognitivo, psicológico, social, clínico e nutricional, além de comorbidades e uso de medicações, entre outros, permitindo de forma objetiva, mensurável e reprodutível avaliar e identificar:

- a predição do risco de toxicidade e risco de mortalidade;
- situações de vulnerabilidade e fragilidade para estabelecimento de medidas preventivas, terapêuticas, de reabilitação ou paliativas;
- padrões de acompanhamento do tratamento oncológico;
- estratégias para a melhor abordagem e manejo em equipe multidisciplinar.

Portanto, para que a definição de estratégia de tratamento oncológico no paciente idoso seja segura e eficaz é fundamental a AGA, proporcionando um cuidado amplo e gerenciado em equipe multiprofissional e permitindo sobrevida atrelada à qualidade de vida.

ATUAÇÃO DO ENFERMEIRO NO CUIDADO AOS PACIENTES IDOSOS COM CÂNCER

Pacientes idosos com câncer geralmente ficam sobrecarregados pela complexidade e pelo grande volume de informações sobre o diagnóstico e tratamento do câncer, o que dificulta seu acesso às informações de que precisam.[7,8] São inúmeras as necessidades de cuidados que esse paciente apresenta e o enfermeiro desempenha um papel fundamental no que tange à identificação e atendimento dessas necessidades, especialmente em três pilares essenciais: avaliação geriátrica, educação e advocacia (ou *advocacy*).[9]

Avaliação geriátrica ampla (AGA) e a Enfermagem

Como mencionado, o principal objetivo da AGA no paciente idoso com câncer é identificar de forma abrangente as condições de saúde física, funcional, cognitiva, emocional e social do paciente, para que o tratamento oncológico seja ajustado às suas necessidades específicas. A AGA permite avaliar a fragilidade, as comorbidades, a capacidade funcional e o suporte psicossocial, orientando a equipe de saúde a tomar decisões mais informadas e individualizadas, garantindo que o tratamento seja seguro e eficaz, melhorando a qualidade de vida e reduzindo os riscos de complicações e toxicidades associadas à terapia.[10]

A idade funcional dos pacientes pode não coincidir com sua idade cronológica, e essa distinção deve ser considerada no processo de decisão do tratamento oncológico. Alguns pacientes idosos podem estar em condições tão boas quanto pacientes mais jovens, outros podem apresentar uma leve redução na reserva fisiológica, enquanto outros ainda podem ser mais frágeis. É crucial identificar os pacientes que estão em boas condições e potencialmente mais resilientes, pois eles têm maiores chances de se beneficiar do tratamento convencional. Idosos aptos possuem poucas comorbidades, não apresentam déficits funcionais e raramente sofrem de síndromes geriátricas, como quedas ou demências, por exemplo. Por outro lado, pacientes frágeis enfrentam múltiplas doenças crônicas, têm dificuldades em manter sua independência, podem apresentar comprometimento cognitivo e são muito mais suscetíveis a efeitos adversos e toxicidades do tratamento.[7,8]

O enfermeiro oncologista possui um importante papel na AGA, adaptando as decisões de tratamento ao estado de fragilidade e às preferências dos pacientes. Um estudo recente mostrou que AGAs conduzidas por enfermeiros resultaram em menos dias de hospitalização e menos complicações pós-operatórias, sem impacto significativo na mortalidade.[11] Além disso, casos relatados por Shahrokni e Strohschein demonstraram a eficácia de enfermeiros em realizar AGAs, identificar síndromes geriátricas, coordenar cuidados e facilitar a comunicação entre profissionais e pacientes.[8,12] Contudo, a implementação das AGAs exige tempo extra, um fator limitante na prática. O desenvolvimento de competências para realizar avaliações geriátricas de forma eficaz, mesmo com restrições de tempo, é uma questão central para os enfermeiros oncológicos.[9]

Educação

Uma das necessidades mais importantes e que permeia o cuidado desses pacientes é a educação do paciente e da família, sendo o enfermeiro um profissional bem posicionado para identificar as necessidades de informação de pacientes idosos, avaliando o nível de compreensão de cada paciente, auxiliando-os a entender as informações pertinentes à doença e ao tratamento.[9]

Os enfermeiros fornecem informações e apoio no processo de tomada de decisão sobre o tratamento do câncer, especialmente para idosos. Estudos indicam que enfermeiros compensam lacunas de comunicação dos médicos, oferecendo informações adicionais e construindo relações de confiança com os pacientes. Alguns pacientes preferem discutir suas opções de tratamento com enfermeiros, mas em outros casos, os pacientes não reconhecem o envolvimento dos enfermeiros no processo decisório.[9,13] Para melhorar sua participação, é essencial que os enfermeiros adquiram habilidades de comunicação eficazes e estejam mais ativos nas discussões sobre tratamento. Treinamentos em habilidades de comunicação têm mostrado aumentar a eficácia dos profissionais em facilitar decisões informadas e compartilhadas, especialmente em idosos com declínio cognitivo. O envolvimento ativo dos enfermeiros pode garantir que os pacientes recebam o apoio necessário para tomar decisões mais bem fundamentadas.[9,12]

Advocacia

O enfermeiro desempenha um papel crucial na defesa dos valores e preferências dos idosos com câncer no processo de tomada de decisão sobre o tratamento. Estudos mostram que enfermeiros ajudam a garantir a autonomia dos pacientes, fornecendo informações sobre comorbidades e necessidades psicossociais. No entanto, sua contribuição em reuniões multidisciplinares pode ser inconsistente.[9,14] Além disso, muitos pacientes desejam participar ativamente das decisões de tratamento, e os enfermeiros são essenciais para garantir que esses pacientes recebam informações adequadas e sejam encorajados a expressar suas preferências. Ferramentas de auxílio à decisão também são úteis para facilitar esse processo, promovendo discussões mais centradas no paciente e envolvendo familiares na tomada de decisão. A comunicação eficaz entre enfermeiros, pacientes e suas famílias é fundamental para garantir que as decisões sejam informadas e respeitem as preferências individuais, considerando as complexidades dos relacionamentos familiares.[12,13]

Sendo assim, é possível trazer a reflexão de que o enfermeiro desempenha um papel fundamental junto à equipe multiprofissional no cuidado ao paciente idoso com câncer, atuando em três importantes pilares: avaliação geriátrica, educação e advocacia. Na avaliação geriátrica, os enfermeiros são responsáveis por identificar as particularidades de cada paciente, como comorbidades, fragilidade e necessidades psicossociais, garantindo que o tratamento seja personalizado e adequado à condição do idoso. No campo da educação, eles fornecem informações claras e acessíveis aos pacientes e suas famílias, ajudando-os a entender suas opções de tratamento e a tomar decisões informadas. Além disso, ao desempenhar o papel de defensores dos pacientes, os enfermeiros asseguram que os valores, preferências e autonomia dos idosos sejam respeitados durante todo o processo de tratamento. Essa abordagem centrada no paciente, aliada à comunicação eficaz, fortalece a qualidade do cuidado e promove uma tomada de decisão compartilhada, que leva em consideração tanto os aspectos clínicos quanto as expectativas individuais do paciente e de sua família.

AS EMOÇÕES E O PACIENTE IDOSO COM CÂNCER: O QUE É NECESSÁRIO SABER?

Sabe-se que o paciente idoso traz consigo uma série de questões, pensamentos e experiências sobre o próprio envelhecimento que podem assumir impactos emocionais importantes. Como observado anteriormente, as questões fisiológicas – relacionadas ao câncer e à velhice –, ao se presentificarem, se somam àquelas próprias da vida social e subjetiva do sujeito idoso. Diante de tal fato, vale pensar que envelhecer e se deparar com uma doença oncológica pode ser, sobremaneira, difícil e psicologicamente desorganizador para o próprio idoso e para aqueles que o cercam.[15]

Algo que já vem sendo desconstruído em nossa cultura é o rótulo que por anos construímos, de que a velhice carrega consigo o signo da doença. Envelhecer por vezes é diretamente atrelado à questão da doença. Diante disso, "nossos velhos" – sejam aqueles que estão no nosso entorno ou aqueles em quem nos projetamos para formar nossas próprias e íntimas noções de velhice – têm a tendência de acreditar que a doença faz parte dessa etapa de vida como algo inerente à experiência da passagem do tempo.

A cultura, por sua vez, "escancara" suas facetas e, com isso, gera seus impactos nas subjetividades dos idosos. Essas "facetas" da cultura também invadem outros campos, como, por exemplo, os da família, trabalho, amizades, relacionamentos conjugais, noções de saúde e doença, dentre outros. A cultura é uma das grandes responsáveis por formar as representações sociais e por criar estigmas significativos e duradouros, entre eles o estigma da doença oncológica.[15,16]

Quando pensamos nos aspectos emocionais do idoso oncológico, é de suma importância entender que a pessoa idosa – localizada em um tempo e uma cultura onde a doença oncológica sequer era pronunciada em voz alta ou, por vezes, era carregada de significados relacionados à morte iminente – é fruto de uma construção cultural que deve afetar seu imaginário e, consequentemente, seu enfrentamento diante do adoecer, da hospitalização e, em especial, do cenário do tratamento oncológico. Não é incomum observarmos situações em que pacientes idosos apresentam sofrimento emocional desde o momento em que recebem o diagnóstico de câncer, durante o tratamento e até o seu devido desfecho – seja a morte, a cura ou a convivência com a doença oncológica (o câncer como doença crônica). Esse sofrimento pode ser expressado por sentimentos como tristeza, medo e inadequação, ou por sintomas de depressão, ansiedade e estresse.[16-18]

Diferentemente do que a população geral pode imaginar, a velhice não é uma fase de vida teoricamente "preparada" para lidar com situações difíceis de maneira mais adaptada e tranquila. Por vezes, idosos que lidam com o tratamento oncológico podem apresentar as mais diversificadas reações emocionais. Pacientes idosos podem apresentar um sofrimento emocional adicional por acreditarem que, supostamente, poderiam não conseguir passar pelo tratamento que lhe for proposto. Os estigmas criados pelo imaginário acerca da doença oncológica, somados às concepções etaristas que muitos idosos podem experimentar (e até reproduzir), podem agravar o sofrimento emocional já esperado pelo impacto do diagnóstico e do tratamento. Idosos que trazem consigo tais concepções e efeitos dos estigmas supracitados comumente exprimem falas como: "será que conseguirei passar por esse tratamento com a minha idade?", "com essa doença e com a minha idade, não terei mais chances...", "será que darei muito trabalho para minha família por conta desse tratamento com a minha idade?".[17]

Tanto as falas descritas quanto aquilo que é observado na literatura mostram que as repercussões emocionais são presentes e que, por vezes, elas podem estar diretamente atreladas aos aspectos sociais e culturais que envolvem as concepções de velhice e câncer.

Outro ponto importante a ser ressaltado são as repercussões emocionais próprias dos familiares e cuidadores desses pacientes idosos. Por vezes, a família pode demonstrar uma desorganização emocional importante diante do adoecimento por câncer do paciente idoso. A família sofre impactos emocionais e em sua dinâmica que precisam ser devidamente tratados e acolhidos por um psicólogo especializado e pelos demais membros da equipe multidisciplinar. Perante o sofrimento emocional, os familiares podem adotar posturas intrusivas diante das vivências que os idosos podem enfrentar. Os familiares podem acabar por suprimir a autonomia do paciente, acreditando que estão "poupando" ou "cuidando" de seus familiares. Esse comportamento, por sua vez, pode estar atrelado ao desejo de proteger o paciente idoso do sofrimento inerente ao momento. Nesse sentido, cabe a avaliação de cada caso e das motivações reais da família para agir de determinadas maneiras, pois, por vezes, as reações dos familiares podem culminar em dificuldades de enfrentamento do próprio paciente perante o tratamento e o desfecho clínico.[18]

CONSIDERAÇÕES SOBRE OS CAMINHOS PARA A INTERDISCIPLINARIDADE EM ONCOGERIATRIA

Diante do exposto, se faz de suma importância lançar luz para as necessidades emocionais dos pacientes, tendo em vista que todo e qualquer tratamento é direcionado para um indivíduo que necessita dele para a manutenção da vida com qualidade e dignidade. Portanto, cabe pensar que o tratamento médico e da equipe multidisciplinar não deve ser fragmentado quando se trata do paciente idoso oncológico.

Em Oncologia e Gerontologia, a "palavra de ordem" é o cuidado interdisciplinar em que as áreas possam contar com profissionais devidamente preparados para lidar com as demandas de pacientes e familiares. O conhecimento sobre Oncogeriatria faz-se imprescindível, à medida que esse paciente é destacado pelos seus dois "pontos principais": a velhice e o câncer.[16,17]

Cabe à equipe a promoção de estratégias que contemplem as necessidades e momentos específicos do idoso que vivencia o tratamento oncológico. Reuniões multidisciplinares, visitas multidisciplinares na unidade (UTI ou internação), estratégias de atendimento de urgência e emergência oncológica para pacientes idosos (pronto-socorro e demais unidades de internação), ambulatório multidisciplinar em Oncogeriatria (como estratégia institucional), educação continuada em Oncogeriatria e em estratégias de acolhimento e comunicação, e a inserção precoce da equipe de Cuidados Paliativos (mesmo diante de pacientes com propostas curativas) são primordiais para que a efetividade do cuidado possa acontecer.

REFERÊNCIAS BIBLIOGRÁFICAS

1. World Health Organization (WHO).Decade of healthy ageing: baseline report. Global report. 14 January 2021.
2. United Nations Population Fund (UNFPA), Help Age International. Ageing in the twenty-first century: a celebration and a challenge. 2012.
3. United Nations, Department of Economic and Social Affairs, Population Division (2015). World Population Ageing 2015 (ST/ESA/SER.A/390).
4. Oncogeriatria. Série Terapias de Suporte em Oncologia: Um Cuidado Centrado no Paciente. Sociedade Beneficente Israelita Hospital Albert Einstein (HIAE).
5. Extermann M, Hurria A. Comprehensive geriatric assessment for older patients with cancer. J Clin Oncol [Internet]. 2007;25(14):1824-31. Disponível em: http://www.ncbi.nlm.nih.gov/pubmed/17488980.

6. Decoster L, Van Puyvelde K, Mohile S, Wedding U, Basso U, Colloca G, et al. Screening tools for multidimensional health problems warranting a geriatric assessment in older cancer patients: an update on SIOG recommendations. Ann Oncol. 2015;26:288-300.
7. Baijal P, Periyakoil V. Understanding frailty in cancer patients. Cancer J. 2014;20(5):358-66. doi: 10.1097/PPO.0000000000000068.
8. Shahrokni A, Kim SJ, Bosl GJ, Korc-Grodzicki B. How we care for an older patient with cancer. J Oncol Pract. 2017 Feb;13(2):95-102. doi: 10.1200/JOP.2016.017608. Disponível em: https://www.ncbi.nlm.nih.gov/pmc/articles/PMC5455158/. Acesso em 08/09/24.
9. Komatsu H, Komatsu Y. The role of nurse on the treatment decision support for older people with cancer: a systematic review. Healthcare (Basel). 2023 Feb 12;11(4):546. doi: 10.3390/healthcare11040546. Disponível em: https://www.ncbi.nlm.nih.gov/pmc/articles/PMC9956907/. Acesso em 08/09/24.
10. Tack L, Schofield P, Boterberg T, Chandler R, Parris CN, Debruyne PR. Practical implementation of the comprehensive geriatric assessment to optimise care for older adults with cancer. Geriatrics. 2023;8:18. Disponível em: https://doi.org/10.3390/geriatrics8010018. Acesso em 08/09/24.
11. Festen S, et al. The effect of treatment modifications by an onco-geriatric MDT on one-year mortality, days spent at home and postoperative complications. Journal of Geriatric Oncology. 2021;12(5):779-85.
12. Strohschein FJ, Loucks A, Jin R, Vanderbyl B. Comprehensive geriatric assessment: a case report on personalizing cancer care of an older adult patient with head and neck cancer. Clin J Oncol Nurs. 2020 Oct 1;24(5):514-25. doi: 10.1188/20.CJON.514-525.
13. Bridges J, Hughes J, Farrington N, Richardson A. Cancer treatment decision--making processes for older patients with complex needs: a qualitative study. BMJ Open. 2015 Dec 14;5(12):e009674. doi: 10.1136/bmjopen-2015-009674. Disponível em: https://www.ncbi.nlm.nih.gov/pmc/articles/PMC4679903/. Acesso em 08/09/24.
14. Alemania E, Hind A, Samara J, Turner M, Ralph N, Paterson C. Nurse-led interventions among older adults affected by cancer: An integrative review. Asia Pac J Oncol Nurs. 2023 Aug 7;10(10):100289. doi: 10.1016/j.apjon.2023.100289. Disponível em: https://www.ncbi.nlm.nih.gov/pmc/articles/PMC10597832/. Acesso em 08/09/24
15. Goldfarb, D. Corpo, tempo e envelhecimento. São Paulo: Ed. Casa do Psicólogo; 1998.

16. Prade CF, Santos FCG. Aspectos psicológicos: O idoso, o câncer e o sentido de vida. In: Giglio AD, Kaliks R, Karnakis T, Jacob-Filho W. Oncogeriatria: Uma abordagem multidisciplinar. Barueri: Manole; 2012.
17. Baptista CHV, Toscano VCA. A Psico-Oncologia e as especificidades em Oncogeriatria. In: Caron FMM, Vilaça APO, Oliveira GZ. Psico-Oncologia: teoria e prática. Barueri: Manole; 2024.
18. Alcantara LA, Lima JS, Carvalho LEW, Silva JH. Envelhecimento e câncer: O processo de adoecimento oncológico em idosos. Rev Psicologia Saúde e Debate. 2024:10(1):157-73.

4 Funcionalidade e prevenção de quedas em idosos no ambiente hospitalar

Adson da Silva Passos
Erika Yukie Ishigaki
Maria Aquimara Zambone Magalhães

Segundo a Organização Mundial da Saúde (OMS), as quedas são definidas como *"Um evento que resulta em uma pessoa inadvertidamente vir ao chão ou outro nível inferior, não devido a um evento intrínseco, como um derrame, ou a uma causa extrínseca, como ser empurrado"*.

Existem outras definições na literatura, pois alguns autores incluem no conceito das quedas as síncopes e acidentes vasculares encefálicos. Neste sentido, também há diferentes definições de pessoas caidoras: temos os caidores únicos, que tiveram a ocorrência de quedas apenas uma vez, caidores acidentais, que caíram devido a algum fator externo como levar um empurrão ou escorregar em piso molhado, caidores recorrentes, que são aqueles que sofreram duas ou mais quedas no período de um ano, e caidores frequentes, que são aqueles que caem com frequência em um período curto.

O evento "queda" para o público idoso é um tema importante a ser estudado, pois leva a lesões, perda de independência, piora da qualidade de vida e perda de capacidade funcional. Por sua vez, a diminuição da capacidade funcional é fator de risco para propiciar a queda nessa faixa etária, pois há uma relação bidirecional (causa e efeito) entre quedas em pessoas idosas e capacidade funcional. Entender a relação entre esses dois temas é importante para que estratégias de prevenção sejam desenvolvidas para essa população.

As quedas têm importância na atenção à saúde dos idosos, pois são consideradas "eventos sentinela" e a ocorrência de uma queda pode sinalizar outros problemas de saúde dessa população, como:

- Sarcopenia: a perda de força e massa muscular, principalmente nos membros inferiores, é prevalente entre os idosos e contribui no desenvolvimento de limitações quanto ao equilíbrio e à mobilidade, aumentando o risco de outras quedas.
- Distúrbios de marcha: alterações na marcha, como passos e passadas curtas, arrastados ou instáveis, acarretando tropeços, falseamentos e quedas podem ser indícios de problemas neuromusculares, ortopédicos ou metabólicos.
- Doença de Parkinson e outras doenças neurodegenerativas: causam rigidez muscular, tremores e instabilidade postural, alteração da capacidade de julgamento e orientação espacial, aumentando a probabilidade de outras quedas.
- Déficits visuais: catarata, degeneração macular relacionada à idade (DMRI), diminuição da acuidade visual, dificuldade para identificar mudanças de profundidade/contraste claro-escuro podem potencializar o risco para novas quedas.
- Hipotensão ortostática: queda repentina da pressão arterial ao se levantar pode causar tonturas e desmaios, aumentando o risco de quedas.
- Arritmias cardíacas: batimentos cardíacos irregulares podem levar a episódios de desmaios (síncopes) ou tontura, com desfecho de queda.
- *Delirium*: episódios agudos de confusão mental, relacionados a infecções ou desequilíbrios metabólicos, favorecem que o idoso possa vir a ter um evento de queda.

- Polifarmácia e prescrição inadequada de medicamentos: o uso de múltiplos medicamentos aumenta o risco das interações medicamentosas, bem como de efeitos colaterais, induzindo a tontura e sedação, aumentando a chance de queda.
- Depressão e isolamento social: podem levar a uma diminuição da atividade física e social, resultando em perda do equilíbrio, mobilidade e funcionalidade.
- Deficiência de vitamina D: a falta de vitamina D está associada à fraqueza muscular e aumento do risco de quedas.
- Desidratação e desequilíbrio eletrolítico: causam confusão mental, fraqueza e tontura, fatores que contribuem com o risco de uma pessoa cair.
- Ambientes mal adaptados: tapetes soltos, iluminação insuficiente e falta de barras de apoio podem aumentar o risco de quedas, sinalizando a necessidade de modificações ambientais que favoreçam o aumento da segurança para o idoso.

Entretanto, em ambiente hospitalar os pilares para o cuidado centrado no paciente, a qualidade nos serviços de saúde e a segurança do paciente, têm a finalidade de fornecer uma assistência segura a partir da implementação de gerenciamento de riscos (avaliação de riscos, cuidado multiprofissional, ambiente seguro, educação do paciente, da família e do profissional). Cerca de 1 a 3 quedas ocorrem por 1.000 pacientes-dia e pacientes idosos internados têm um risco maior devido à gravidade das suas condições de saúde e efeitos adversos de medicamentos, bem como o *delirium*, que pode ocorrer com maior incidência em ambientes hospitalares. Estima-se que, no ano de 2025, as internações por quedas no Brasil estarão próximas a 150 mil, resultando em custos em torno de 260 milhões de reais, sendo a maior causa de óbito hospitalar em idosos no Brasil. Diante desses dados, os serviços de saúde devem se comprometer a oferecer um ambiente controlado, com medidas preventivas, monitoramento constante e intervenções rápidas tornam-se mais eficazes para evitar a ocorrência das quedas.

As consequências de uma queda estão além de lesões físicas, do declínio funcional, impacto psicológico, como medo de cair e o aumento da mortalidade; as quedas também resultam em impactos no sistema de saúde, como aumento do tempo de internação e custos assistenciais, e gera impactos na saúde pública, exigindo implementações de programas de prevenção e políticas de saúde para prevenir quedas futuras. Tais ações devem incluir treinamento de profissionais, adaptações ambientais hospitalares, campanhas de conscientização e medidas preventivas.

Há de se lembrar da importância de direcionar intervenções específicas para melhorar a funcionalidade, segurança e qualidade de vida dos idosos. Essas medidas contribuem para uma abordagem centrada no paciente, respeitando suas preferências e necessidades individuais, promovendo a autonomia e a participação ativa dos idosos no processo de cuidado.

TRIAGEM DE RISCOS E AVALIAÇÃO DO IDOSO

Quedas são um evento multifatorial que envolve desde problemas de mobilidade até condições médicas complexas, como demência, depressão, fragilidade etc. Por essa razão, a abordagem para prevenir quedas deve ser multiprofissional, permitindo a intervenção e investigação por qualquer profissional de saúde.

Quando um paciente idoso é hospitalizado por conta de uma queda, toda a equipe de saúde deve estar alerta e atenta para cuidados e orientações referentes à prevenção de quedas futuras. No entanto, o cuidado e a atenção devem ser direcionados a todos os pacientes, principalmente idosos, hospitalizados por qualquer hipótese diagnóstica, pois, como dito anteriormente, outras condições de saúde podem afetar o equilíbrio, a marcha e acarretar novos episódios de quedas.

O idoso que apresentou uma queda tem maior probabilidade de cair novamente em 12 meses, pois a história de quedas é considerada um fator de risco para quedas futuras. Na ocorrência de queda durante o período de internação, ela deve ser obrigatoriamente notificada ao núcleo de qualidade e segurança do paciente deste equipamento de saúde. Na assistência ao paciente hospitalizado, incluir a pergunta "O(A) senhor(a) caiu?" é o suficiente para iniciar uma investigação que revele questões referentes ao estado geral de saúde.

Existem ferramentas validadas para realizar triagem em idoso com maior risco de sofrer quedas, mas de uma forma geral deve ser feita a avaliação do risco de queda com a sinalização à beira do leito ou pulseira, agendamento dos cuidados de higiene pessoal, revisão periódica de medicação, atenção aos calçados utilizados pelos pacientes e revisão da ocorrência das quedas para identificação das suas possíveis causas. Para que o paciente seja considerado como de alto risco de sofrer uma queda em ambiente hospitalar, um dos fatores avaliados é a funcionalidade com base em dificuldade no desenvolvimento das atividades da vida diária, necessidade de dispositivo de auxílio à marcha, fraqueza muscular e articular, amputação de membros inferiores, deformidades nos membros inferiores. Também são considerados de alto risco para quedas os pacientes que precisam de ajuda de terceiros para realizar atividades e transferências na realização de algum procedimento em unidade hospitalar: em uso de cadeira de rodas ou sendo transportado por macas.

INTERVENÇÕES PARA PREVENÇÃO DE QUEDAS EM AMBIENTE HOSPITALAR

Estão descritos em literatura científica protocolos sobre como intervir para prevenir quedas no ambiente hospitalar. No entanto, devido à combinação de fatores de risco que contribuem para sua ocorrência, essa prevenção pode ser um desafio significativo. Fatores como interação medicamentosa, problemas de visão, fraqueza muscular, desnutrição e questões ambientais, entre outros, precisam ser considerados e abordados de maneira integrada. Isoladamente, as intervenções têm se demonstrado menos eficazes quando comparadas ao seu uso conjuntamente. Por essa razão, a abordagem para prevenir quedas deve ser multifatorial, permitindo a intervenção e investigação multiprofissional durante a internação do paciente com risco de quedas.

As intervenções para prevenção de quedas dentro do hospital podem ser divididas em: orientações para pacientes e profissionais do hospital sobre identificação de fatores de risco de quedas, intervenções ambientais e uso de tecnologia assistiva (inteligência artificial), programas de exercícios físicos, gestão de medicamentos e intervenções multifatoriais.

Orientações para pacientes e profissionais de saúde

A Diretriz Mundial de Prevenção de Quedas em Idosos recomenda que programas educativos e personalizados sobre prevenção de quedas sejam oferecidos a todos os pacientes idosos internados ou pacientes que tenham alto risco de quedas, independentemente da idade, levando-se em conta o nível cognitivo e a presença de *delirium*, que podem impedir a adesão/compreensão do programa. A educação do paciente foi identificada como um dos métodos mais eficazes para reduzir quedas e suas consequências.

Programas de orientação a profissionais de saúde também se mostram efetivos em prevenir quedas no tempo de hospitalização. Incorporar medidas de educação sobre fatores de risco para quedas faz com que o paciente fique engajado e não seja apenas um coadjuvante, uma vez que ele aprende a identificar situações de risco para quedas que podem ser evitadas.

As evidências científicas se posicionam a favor da prática do ensino dos pacientes como parte do protocolo de intervenção de prevenção de quedas no paciente internado. Há redução de quedas e das consequências associadas, como fraturas, hematomas e feridas. A metodologia de ensino dos pacientes pode ser por contato direto com o profissional de saúde do hospital, indiretamente por meio de gravações transmitidas via vídeo ou internet, por meio de panfletos explicativos ou da combinação de ambos.

Intervenções

As modificações ambientais e o uso de dispositivos auxiliares, como alarmes instalados na cama e cabeceira, mostraram resultados mistos. Alguns estudos não indicam redução significativa nas quedas, sugerindo que essas intervenções isoladas podem não ser suficientes, enquanto outros evidenciam que pacientes que fizeram uso de tecnologia assistiva tiveram 19% maior chance de cair do que os que não usaram.

Analisando isoladamente programas de exercícios físicos supervisionados por fisioterapeutas, eles sugerem que podem reduzir as quedas nos ambientes hospitalares para cuidados de pacientes subagudos. A eficácia desses programas na prevenção de quedas em ambientes hospitalares que não sejam unidades de tratamentos de pacientes subagudos é incerta, necessitando de evidência científica mais robusta.

Programas de exercícios em grupos de moderada intensidade, que particularmente focam em mobilidade funcional e equilíbrio, podem reduzir as chances de quedas e melhorar a capacidade física em idosos pré-frágeis. Entretanto, tais benefícios tendem a ser menores nos idosos frágeis. Programas de exercícios aquáticos melhoram a capacidade funcional, o equilíbrio e a qualidade de vida em adultos com doenças do sistema musculoesquelético e alto risco de quedas. Treino de força de alta intensidade pode melhorar a força muscular e velocidade de marcha, mas não apresenta melhora significativa de equilíbrio estático e dinâmico.

Outro fator importante a ser avaliado é a revisão de medicamentos que potencializam o risco de quedas, aqueles descritos como inapropriados para idosos, sobretudo os que são sedativos e hipnóticos. A redução de suas doses ou, se possível, a desprescrição podem ser benéficas na prevenção de quedas, inclusive como intervenção isolada (não incluída na intervenção multifatorial). Atenção especial deve ser dada ao uso de medicamentos que induzam hipotensão postural, como diuréticos e outros anti-hipertensivos frequentemente usados em ambiente hospitalar. Os medicamentos que mais comumente induzem quedas são os anticonvulsivantes, antipsicóticos, antidepressivos, os indutores do sono e os que têm potencial vasodilatador. Além disso, tem sido observado que a interação medicamentosa e a polifarmácia são potenciais fatores de risco para quedas em ambiente hospitalar.

A suplementação de vitamina D para pessoas com deficiência mostra-se benéfica, para aqueles pacientes em situação de fragilidade e institucionalizados. No que diz respeito a intervenções multifatoriais, a Diretriz Mundial de Prevenção de Quedas em Idosos recomenda que todos os hospitais desenvolvam políticas de prevenção de quedas baseadas nas diretrizes mais recentes sobre o assunto e que a prevenção de quedas se inicie de modo multidisciplinar desde a internação do paciente no hospital.

A avaliação multifatorial do risco de quedas em pacientes internados é recomendada, porém não é orientado que sejam usadas ferramentas que pontuem o risco de quedas, uma vez que elas não se mostraram confiáveis em predizer quedas dentro do ambiente hospitalar e que o julgamento clínico do profissional para dizer se o paciente internado está sob risco de quedas se mostrou tão bom quanto as ferramentas de rastreio outrora utilizadas. O uso de meias antiderrapantes, alarmes sonoros de cama ou poltrona, métodos de contenção do paciente ao leito ou poltrona não tem demonstrado benefício na prevenção de quedas dos pacientes hospitalizados. Pelo contrário, existe necessidade premente de incentivar, sob supervisão, que os ambientes hospitalares promovam a independência do paciente e se posicionem contra a inatividade física durante a internação. Dentro do contexto de ambiente seguro estão incluídos piso antiderrapante, corredores livres de obstáculos, mobiliário e iluminação adequados, bem como a movimentação segura dos pacientes e presença de barras de apoio.

Os pacientes admitidos no ambiente hospitalar que estão sob risco de quedas devem passar por avaliação multiprofissional abordando: história de quedas (se caiu nos últimos 12 meses e suas características – onde, como e quando); avaliação de marcha, mobilidade, equilíbrio, força muscular e nível de atividade física habitual; avaliação de osteoporose e risco de fratura; avaliação de medo e preocupação de cair; avaliação de acuidade visual e auditiva; avaliação de cognição, com atenção para diagnóstico de demência e *delirium* em internações prévias ou após se submeter a algum tratamento/medicação; exame físico neurológico, cardiológico, bem como sua história patológica pregressa; e avaliação da presença de diagnóstico ou sinais e sintomas de incontinência urinária, além do uso de medicamentos.

Um fator relevante, que deve ser claro, é que a avaliação multiprofissional de fatores de risco para quedas é diferente das ferramentas de rastreio para risco de quedas. A avaliação multiprofissional de fatores de risco para quedas é um procedimento mais detalhado e que aborda características individuais que conferem maior ou menor risco de quedas, com base no juízo clínico dos profissionais e à luz das evidências científicas mais recentes. Após a avaliação multiprofissional, é estabelecido um programa personalizado de prevenção de quedas para cada paciente, de acordo com as suas necessidades individuais. Por exemplo: não é suficiente e nem efetivo ensinar sobre quedas ou oferecer panfletos explicativos sobre o tema para um paciente que seja portador de alguma síndrome demencial, mas orientar seu cuidador fará toda a diferença.

A perda de funcionalidade e o aumento da incapacidade está associada à hospitalização nos idosos, de modo que a ocorrência de quedas potencializa essa condição já inerente. Para minimizar essas consequências, algumas estratégias podem ser adotadas, incluindo a realização de Avaliação Geriátrica Ampla (AGA), implementação da reabilitação precoce e planejamento de alta com cuidados multidisciplinares. Essas abordagens podem ajudar a melhorar os resultados após a hospitalização e a promover uma recuperação mais eficaz para os idosos.

BIBLIOGRAFIA RECOMENDADA

1. Atenção Integrada para a Pessoa Idosa (ICOPE). Orientações sobre a avaliação centrada na pessoa e roteiros para a atenção primária. Washington, D.C.: Organização Pan-Americana da Saúde; 2020.
2. By the 2023 American Geriatrics Society Beers Criteria® Update Expert Panel. American Geriatrics Society 2023 updated AGS Beers Criteria® for potentially inappropriate medication use in older adults. J Am Geriatr Soc. 2023;1-30.
3. Cameron ID, Dyer SM, Panagoda CE, Murray GR, Hill KD, Cumming RG, et al. Interventions for preventing falls in older people in care facilities and hospitals. Cochrane Database Syst Rev. 2018;2018(9).
4. Heinzmann J, Rossen ML, Efthimiou O, Baumgartner C, Wertli MM, Rodondi N, et al. Risk factors for falls among hospitalized medical patients – a systematic review and meta-analysis. Arch Phys Med Rehabil. 2024 Jul 6:S0003-9993(24)01077-3. doi: 10.1016/j.apmr.2024.06.015.
5. Jehu DA, Skelton DA. The measurement and reporting of falls: recommendations for research and practice on defining faller types. J Frailty Sarcopenia Falls. 2023;8(4):200-3. Disponível em: https://doi.org/10.22540/JFSF-08-200.
6. Matarese M, Ivziku D, Bartolozzi F, Piredda M, Marinis M. Systematic review of fall risk screening tools for older patients in acute hospitals. J Adv Nurs. 2015;71(6):1198-209. Disponível em: https://doi.org/10.1111/jan.12542.
7. McKercher JP, Peiris CL, Hill AM, Peterson S, Thwaites C, Fowler-Davis S, et al. Hospital falls clinical practice guidelines: a global analysis and systematic review. Age Ageing. 2024;53(7):1-12.

8. Montero-Odasso M, van der Velde N, Martin FC, Petrovic M, Tan MP, Ryg J, et al. World guidelines for falls prevention and management for older adults: a global initiative. Age Ageing. 2022;51(9).
9. Moreira N, Rodacki A, Pereira G, Bento P. Does functional capacity, fall risk awareness and physical activity level predict falls in older adults in different age groups? Arch Gerontol Geriatr. 2018;77:57-63.
10. Moreira N, Silva L, Rodacki A. Aquatic exercise improves functional capacity, perceptual aspects, and quality of life in older adults with musculoskeletal disorders and risk of falling: A randomized controlled trial. Exp Gerontol. 2020;142:111136.
11. Morris ME, Webster K, Jones C, Hill AM, Haines T, McPhail S, et al. Interventions to reduce falls in hospitals: A systematic review and meta-analysis. Age Ageing. 2022;51(5):1-12.
12. Novaes ADC, Bianco OAFM, Silva DB, Silva LC, Dotta EA, Asai JH, et al. Acidentes por quedas na população idosa: análise de tendência temporal de 2000 a 2020 e o impacto econômico estimado no sistema de saúde brasileiro em 2025. Cien Saude Colet [Internet]. 2023 Fev [citado em 2024 set 9]. Disponível em: http://cienciaesaudecoletiva.com.brDisponível em: http://cienciaesaudecoletiva.com.br/artigos/acidentes-por-quedas-na-populacao-idosa-analise-de-tendencia-temporal-de-2000-a-2020-e-o-impacto-economico-estimado-no-sistema-de-saude-brasileiro-em-2025/18657?id=18657.
13. Organização Mundial da Saúde – OMS (World Health Organization). Conceptual framework for the International Classification of Patient Safety – Final technical report. OMS; 2009.
14. Park C, Atique M, Mishra R, Najafi B. Association between fall history and gait, balance, physical activity, depression, fear of falling, and motor capacity: A 6-month follow-up study. Int J Environ Res Public Health. 2022;19(17):10785.
15. Parsons R, Blythe RD, Cramb SM, McPhail SM. Inpatient fall prediction models: A scoping review. Gerontology. 2023;69(1):14-29.
16. Pérez-Ros P, Martínez-Arnau F, Tarazona-Santabalbina F. Risk factors and number of falls as determinants of quality of life of community-dwelling older adults. J Geriatr Phys Ther. 2019;42(2):63-72.
17. Rubenstein LZ, Josephson KR. The epidemiology of falls and syncope. Clin Geriatr Med. 2002;18(2):141-58.
18. Sarmiento J, Arévalo I. Systematic review and meta-analysis of clinical trials. 2021;41(September).

19. Schoberer D, Breimaier HE, Zuschnegg J, Findling T, Schaffer S, Archan T. Fall prevention in hospitals and nursing homes: Clinical practice guideline. Worldviews Evid-Based Nurs. 2022;19(2):86-93.
20. Seppala LJ, Petrovic M, Ryg J, Bahat G, Topinkova E, Szczerbinska K, et al. STOPPFall (Screening Tool of Older Persons Prescriptions in older adults with high fall risk): a Delphi study by the EuGMS Task and Finish Group on Fall-Risk-Increasing Drugs. Age Ageing. 2021;50(4):1189-99.
21. Shah VP, Nayfeh T, Alsawaf Y, Saadi S, Farah M, Zhu Y, et al. A systematic review supporting the endocrine society clinical practice guidelines on vitamin D. J Clin Endocrinol Metab. 2024;109(8):1961-74.
22. Tinetti ME, Kumar C. The patient who falls: "It's always a trade-off". JAMA. 2010;303(3):258-66.
23. Zhao Y, Chung P. Differences in functional fitness among older adults with and without risk of falling. Asian Nurs Res (Korean Soc Nurs Sci). 2016;10(1):51-5.

5 Perspectivas sobre dor e envelhecimento: um olhar multidisciplinar

Arthur de Campos Vieira Abib
Jacqueline Bertagna
Michelle Bittencourt Braga

Os avanços nos cuidados com a saúde trouxeram como consequência direta o envelhecimento populacional, o que sugere que as pessoas continuarão adoecendo, mas já não morrerão mais tão cedo. O aumento da longevidade tem ampliado os desafios enfrentados por idosos, especialmente quando hospitalizados. Por anos, esse grupo de pacientes foi cuidado considerando-se a dor apenas como mais um sintoma decorrente de alguma das moléstias mais corriqueiras nessa faixa etária, especialmente considerando-se uma internação. A dor crônica é um grande problema que afeta mais de 50% da população idosa e chega até a 80% quando são considerados os residentes de lares de idosos.[1] Já é sabido que a hospitalização pode exacerbar a dor, uma vez que se trata de uma condição comum entre os idosos devido a fatores crônicos, degenerativos e incapacitantes. Entretanto, é preciso considerar que os estudos na área da saúde vêm evoluindo a passos largos e a neurociência da dor ainda mais.

A dor no envelhecimento é multifatorial, envolvendo aspectos biológicos, psicológicos e sociais. O ambiente hospitalar, em particular, pode intensificar a percepção de dor e impactar negativamente a qualidade de vida dos pacientes idosos. Todo o trabalho centrado no cuidado da população idosa precisa estar sempre atento no sentido de desenvolver ferramentas clínicas de avaliação da dor em pacientes que evoluem com, por exemplo, demência e comprometimento cognitivo, sem contar com a avaliação da própria eficácia e tolerabilidade dos medicamentos.

Infelizmente, quando consideramos pacientes idosos hospitalizados que tenham alguma perda cognitiva, a avaliação da dor é ainda mais conflitante, uma vez que as áreas do cérebro envolvidas na percepção da dor e na analgesia são suscetíveis a alterações patológicas que vão, de maneira geral, deteriorando não só os mecanismos inibitórios da dor descendentes, mas levam à própria morte neuronal.[1]

CONCEITO DE DOR E ENVELHECIMENTO

Com o conhecimento adquirido, especialmente desde a última década, o domínio das equipes de saúde ampliou-se para além das dores agudas, que são consideradas uma forma de dor temporária, que geralmente ocorre em resposta a uma lesão, doença ou procedimento médico específico, sendo de curta duração e que desaparecem à medida em que a lesão se cura ou a causa subjacente é tratada, com uma clara função biológica protetiva dos tecidos (alertando para a presença de um estímulo nocivo). Já as dores crônicas, ainda mais prevalentes na população idosa, por outro lado, não protegem os tecidos e não parecem ter uma função biológica muito elucidada. Trata-se de uma condição em que a dor persiste além do período de cicatrização normal (para além de três meses), sendo a debilidade desproporcionalmente maior do que a própria lesão ou do que os achados físicos. Desta forma, não é possível considerá-la como um sintoma, mas sim como a própria doença.[2]

De acordo com a CID-11 (Classificação Internacional de Doenças) publicada pela OMS (Organização Mundial da Saúde), a dor crônica é definida como "dor persistente ou recorrente que persiste por mais de três meses". Já segundo a IASP (*International Association for the Study of Pain*), a última definição de dor crônica, publicada em 2020, é "uma experiência sensorial e emocional desagradável, associada à lesão tecidual real ou potencial ou descrita em termos de lesão semelhante a tal".[3]

É interessante relembrar que as doenças mais comuns no idoso invariavelmente evoluem para quadros crônicos não só pela fragilidade e envelhecimento dos sistemas fisiológicos dele, pela precariedade dos seus mecanismos de defesa, pela redução da mobilidade, pelos processos degenerativos e pelo próprio curso natural de algumas enfermidades.

Segundo Arantes,[4] a dor no idoso hospitalizado transcende a dimensão física, englobando aspectos emocionais e espirituais. A hospitalização, comumente associada a sentimento de perda, medo e solidão, agrava a experiência da dor no idoso. Estudos recentes destacam a importância de um manejo multimodal da dor, que considere tanto as dimensões físicas quanto as psicossociais.[5] A dor deve ser compreendida como uma experiência subjetiva, complexa e multidimensional, influenciada por fatores cognitivos, contextuais e emocionais, especialmente em pacientes idosos, cujas vivências de dor estão frequentemente ligadas a memórias e expectativas em relação à finitude da vida. Na realidade, o universo do paciente que envelhece, que sente dor e que se vê em um ambiente hospitalar guarda mistérios inúmeros, a começar pela própria biologia, pela perda progressiva da sua autonomia e independência, podendo ter um forte impacto psicossocial e afetando o bem-estar geral do indivíduo e da família, ou mesmo das pessoas mais próximas. Perdas são inerentes à velhice, mas quando se é afetado pelas consequências de se viver sob a ameaça e ação da dor, em um ambiente que não é o seu lar ou a sua referência, isso se torna ainda mais relevante.

A DOR NO IDOSO HOSPITALIZADO

O ambiente hospitalar é desafiador para o idoso, muitas vezes intensificando a percepção de dor. A hospitalização pode agravar a sensação de desorientação e ansiedade, o que, por sua vez, pode exacerbar a dor. Em muitos casos, a dor em idosos é subdiagnosticada, frequentemente devido à falsa crença de que a dor é uma parte inevitável do envelhecimento.[6] Um estudo recente de Souza e Santos[7] corrobora essa visão, apontando que a subavaliação da dor no idoso hospitalizado leva a um manejo inadequado, resultando em maior sofrimento e piora do estado de saúde geral.

Além disso, quando o paciente passa muito tempo acamado, o imobilismo é capaz de provocar uma piora e degradação de todo o condicionamento cardiovascular, respiratório e um empobrecimento muscular, impedindo a própria inibição da dor.

FISIOTERAPIA E A DOR NO PACIENTE IDOSO HOSPITALIZADO

A Fisioterapia, como é de conhecimento da população, desempenha importante papel na promoção da mobilidade, evitando a ocorrência de complicações decorrentes do imobilismo e contribuindo, significativamente, para a recuperação funcional do idoso. Contudo, um aspecto pouco conhecido, mas altamente relevante é que, através do movimento, tão amplamente difundido, solicitado, facilitado e realizado através das mãos do fisioterapeuta, é possível minimizar os quadros de dor pela liberação de hormônios como a endorfina, a serotonina, a dopamina, a adrenalina, a irisina e o cortisol, que são capazes de promover bem-estar, reduzir processos oxidativos, melhorar o humor e a disposição durante o enfrentamento da sua condição de dor no hospital. Além disso, é através do movimento que se promove a ativação do sistema endocanabinoide, importante aliado na regulação do equilíbrio de uma série de processos fisiológicos do corpo humano, como inflamação, resposta ao estresse, qualidade do sono, melhora do humor e manejo da dor.[8,9] A modulação da dor pode e deve ser feita não só através da administração de medicamentos específicos para cada tipo de dor, seja dor nociceptiva, neuropática ou nociplástica, mas também com a introdução do movimento pela Fisioterapia, com a psicoeducação em dor e através da psicoterapia/psicanálise para que se consiga quebrar, por exemplo, crenças limitantes que estejam impedindo o idoso de realizar os movimentos que estão sendo propostos pelo fisioterapeuta.

Quando a Fisioterapia consegue estabelecer uma aliança terapêutica forte com o idoso, automaticamente há uma facilitação para a introdução do exercício, mesmo que o paciente esteja atrelado a um modelo de medo e evitação por ter experienciado dor ao exercício previamente e pelas suas próprias crenças limitantes. É a partir daí que o cenário se transforma, a aceitação do movimento se amplia, o humor é modulado e a dor começa a regredir.

CUIDADOS MÉDICOS

Estratégias farmacológicas e não farmacológicas para o controle da dor são intervenções que podem ser integradas com abordagens psicossociais para otimizar o manejo em idosos hospitalizados. Uma história clínica detalhada que contemple medicações utilizadas, funcionalidade e estado cognitivo é fundamental. Além disso, deve-se, visando o cuidado centrado no paciente, entender quais as suas expectativas e preconceitos sobre a dor e seu tratamento. Preocupações com a adição a drogas opioides, por exemplo, podem levar à recusa de uso e a orientação é fundamental.[10]

Depois dessa avaliação inicial, deve-se buscar opções não farmacológicas e até mesmo intervencionistas para a dor, evitando ou reduzindo a dose de opioides administrada. O tratamento medicamentoso deve ser multimodal e analgésicos comuns (Dipirona e acetominofeno) são bem tolerados. Anti-inflamatórios não esteroidais podem ser usados na ausência de contraindicações específicas e o preceito da menor dose, pelo menor tempo possível deve ser sempre aplicado.

Na opção de iniciar opioides, uma dose 25% a 50% menor que a do adulto jovem parece razoável para início da terapia, podendo haver progressão a depender da resposta individual.[11] Por outro lado, muito idosos são usuários crônicos de opioides e podem precisar de incrementos de dose após a internação. Deve haver manejo ativo dos efeitos colaterais, com especial atenção a depressão respiratória e obstipação e muito serviços instituem terapia laxativa (dieta ou medicação) tão logo iniciam o tratamento. A associação de drogas adjuvantes, como antidepressivos e anticonvulsivantes, também é opção.

A realização de bloqueio periféricos e denervações percutâneas pode ser bastante resolutiva e deve ser sempre considerada.

PSICOLOGIA E A DOR NO PACIENTE IDOSO HOSPITALIZADO

A Psicologia e a Psicanálise oferecem perspectivas essenciais para a compreensão da dor no envelhecimento, especialmente no contexto hospitalar. A dor crônica em idosos está frequentemente associada a sentimentos de vulnerabilidade e isolamento social, que são exacerbados pelo ambiente hospitalar. A hospitalização, além de representar um momento de fragilidade física, intensifica a percepção de desamparo, perda de controle, medo, impotência e solidão, elementos que amplificam a experiência da dor e o estresse decorrente da internação e até da percepção de finitude, dependendo do paciente.

A Psicanálise, por sua vez, explora os aspectos inconscientes da dor. No contexto hospitalar, esses medos são frequentemente intensificados, transformando a dor física em um reflexo de sofrimento psíquico mais profundo. Um estudo recente de Pereira et al.[12] destaca a importância da abordagem psicanalítica no manejo da dor em idosos, apontando que essa prática pode facilitar a ressignificação da dor e promover uma adaptação mais saudável ao processo de envelhecimento.

A dor, nesse contexto, não é apenas um sintoma físico, mas uma expressão de um sofrimento psíquico que envolve a percepção do idoso sobre sua própria fragilidade, dependência e proximidade da morte. Portanto, a Psicologia permite ao paciente explorar esses significados inconscientes, ajudando-o a lidar com medos e ansiedades que exacerbam a experiência da dor.

INTERVENÇÕES POSSÍVEIS

Para o manejo eficaz da dor no idoso hospitalizado, é necessário considerar que se trata de um problema multifatorial, afetado por inúmeras variáveis e que, portanto, exige uma abordagem multimodal, que leve em conta tanto os aspectos físicos quanto os emocionais e sociais. Além das intervenções clínicas, é crucial o trabalho psicológico de explorar os significados inconscientes da dor, ajudando o paciente a enfrentar os medos e ansiedades relacionados ao envelhecimento e à morte.[12] Além disso, o apoio social e espiritual deve ser promovido para criar um ambiente de cuidado que valorize o suporte social e, quando apropriado, a assistência espiritual.

Essas intervenções integradas não apenas aliviam a dor física, mas também contribuem para o bem-estar emocional e psicológico do paciente, proporcionando uma experiência hospitalar mais humanizada e positiva.

Uma equipe interdisciplinar especializada em dor é fundamental para a boa evolução do quadro de dor do paciente idoso hospitalizado, uma vez que com a intervenção do médico prescritor é possível criar uma janela de oportunidade para que o fisioterapeuta consiga evoluir com os movimentos, haja vista que a dor está sendo modulada pela medicação adequada. Além disso, é através das técnicas de Psicologia e de Psicanálise que se consegue não só manejar o humor, as emoções e a disposição do paciente no enfrentamento da dor e de sua condição, mas também dar maiores oportunidades para que o idoso acredite nas condutas do fisioterapeuta, mesmo que o exercício lhe pareça assustador (pela possibilidade de gerar mais dor) em um primeiro momento. Cabe ressaltar que, no caso de pacientes em que se desconfia de alguma perda cognitiva, a abordagem da dor pela equipe interdisciplinar deve ser ainda mais ampla para que se considere a possibilidade de o idoso não ser capaz de expressar e quantificar a sua experiência de dor.

CONCLUSÃO

A dor que acomete os idosos durante uma internação hospitalar pode ser ainda mais hostil pela interferência provocada pelo ambiente. A dor crônica, sendo uma condição de saúde e não um sintoma, requer diagnóstico, tratamento e abordagem terapêutica adequados, independente da causa subjacente. Essa abordagem necessariamente envolve uma equipe multidisciplinar, mas que trabalhe de forma interdisciplinar, para que os diversos aspectos da dor no idoso possam ser amplamente cuidados. Hoje, o que se preconiza é tratar dessa população hospitalizada e que sofre com dor crônica com base em todos os aspectos que compreendem a multidimensionalidade da dor: alterações fisiológicas, subjetivas, individuais, clínicas, anatomopatológicas, comprometimento psicológico e questões sociais.

A Psicologia desempenha um papel crucial no manejo da dor em idosos hospitalizados, oferecendo estratégias que vão além do alívio sintomático e promovem o bem-estar emocional e psicológico. Ao integrar abordagens psicológicas e psicanalíticas, é possível proporcionar um cuidado mais completo e eficaz, resultando em uma melhor qualidade de vida para esses pacientes.

Se por um lado é sabido que a Fisioterapia tem uma enorme responsabilidade quando se considera questões relativas à autonomia, à mobilidade e à independência, por outro, ainda pouco difundido, a Fisioterapia, através do movimento e dos exercícios regulares, é capaz de melhorar não só o padrão de movimento, mas reduzir os quadros de dor.[13]

O envelhecimento, especialmente no contexto hospitalar, apresenta desafios significativos relacionados à dor crônica. No entanto, uma abordagem integrada, que combine cuidados médicos, psicológicos e terapêuticos, pode melhorar a qualidade de vida dos idosos hospitalizados. Como enfatizado por Arantes,[1] a dor no envelhecimento não deve ser encarada como inevitável, mas como uma condição que pode ser gerida de forma compassiva e eficaz.

O contexto atual do tratamento da dor centrado no paciente idoso leva em consideração muito mais o retorno às capacidades funcionais anteriores à internação do que a cura ou controle da dor como um sintoma, apenas.

Há idosos absolutamente saudáveis na população brasileira atualmente, parcela que, inclusive, vem aumentando e a tendência é aumentar ainda mais, e que são independentes e ativos, e a abordagem multidisciplinar da dor deve sempre buscar a melhora e/ou manutenção dessa funcionalidade nessa população.

Quando se compreende que o tratamento das dores crônicas, especialmente na população idosa hospitalizada, nunca será linear e que nem sempre se chega à esperada cura, mas que o manejo das dores é algo perfeitamente tangível, o trabalho do médico (seja ele o geriatra, o clínico ou o intervencionista em dor), do fisioterapeuta e do psicólogo alcança maior fluidez e faz com que esses profissionais se munam de um arsenal de ferramentas ainda maior no que tange à sua atuação nos cuidados com a dor, pois estarão centrados no paciente.

REFERÊNCIAS BIBLIOGRÁFICAS

1. Tinnirello A, Mazzoleni S, Santi C. Chronic pain in the elderly: mechanisms and distinctive features. Biomolecules 2021;11:1256. Disponível em: https://doi.org/10.3390/biom11081256.
2. Liebano RE. Eletroterapia aplicada à reabilitação: dos fundamentos às evidências. Thieme Revinter; 2021.
3. Raja SN, Carr DB, Cohen M, Finnerup NB, Flor H, Gibson S, et al. The revised International Association for the Study of Pain definition of pain: Concepts, challenges, and compromises. Pain. 2020;161:1976-82.
4. Arantes AC. A morte é um dia que vale a pena viver. Rio de Janeiro: Casa da Palavra; 2016.
5. Oliveira MF, Souza AS. Envelhecimento e dor crônica: uma análise multidimensional. Rev Bras Geriatr Gerontol. 2022;25(1):e210176.
6. Merskey H, Bogduk N. Classification of chronic pain. Seattle: IASP Press; 1994.
7. Souza LMG, Santos AMR. Manejo inadequado da dor em idosos hospitalizados: uma revisão crítica. Rev Dor. 2023;24(2):123-30.
8. Sluka KA. Mechanisms and management of pain for the physical therapist. 2. ed. Wolters Kluwer; 2016.
9. Ávila L. Dor na reabilitação. In: Hebert SK. Ortopedia e Traumatologia: Princípios e práticas. 6. ed. Artmed; 2024.
10. Rajput K, Ng J, Zwolinski N, Chow RM. pain management in the elderly: a narrative review. Anesthesiol Clin. 2023 Sep;41(3):671-91. doi: 10.1016/j.anclin.2023.03.003.
11. Naples JG, Gellad WF, Hanlon JT. The role of opioid analgesics in geriatric pain management. Clin Geriatr Med. 2016 Nov;32(4):725-35. doi: 10.1016/j.cger.2016.06.006.
12. Pereira TA, Fernandes MLG, Carvalho RLA. A dor do idoso hospitalizado: uma abordagem psicanalítica. Psicol Hosp. 2021;19(3):45-56.
13. Hoeg M. Pain science in practice (Part 6): How does descending modulation pain work? JOSPT. 2024;54(2):97-100.

Pessoa idosa na UTI | 6

Bruna de Lima Silva
Patrícia Albuquerque de Moura

CONTEXTO DE INTERNAÇÃO

Dada a transição demográfica vivenciada no país, há um recrudescimento da população idosa que necessita de internação em unidades de terapia intensiva (UTI). Planos de cuidado que envolvem abordagem terapêutica holística, que incorporem a fisiologia do envelhecimento, apliquem as evidências atuais e incluam paciente-cuidador-família nos cuidados devem ser adotados para pessoas idosas na UTI.

O treinamento e o conhecimento específicos para cuidar dessa população devem ser ampliados para atender às suas complexas necessidades. Embora a prevalência de síndromes geriátricas antes da admissão na UTI possa ser igualmente elevada, até 90% dos sobreviventes mais velhos de doenças críticas atendidas em UTI relatam uma ou mais síndromes geriátricas. Tal dado é alarmante, devido ao fato de que a presença dessas síndromes pode contribuir para necessidades contínuas de cuidados, impacto negativo na independência e na qualidade de vida.

Outro fator a ser ressaltado é a multimorbidade, que está associada ao aumento da mortalidade entre todos os pacientes atendidos em UTI, e representa um risco significativo para as populações mais idosas. À medida que mais pessoas idosas são internadas e sobrevivem às doenças críticas com múltiplas repercussões e impacto direto em independência, o sistema de saúde demanda mais recursos e apoio a longo prazo para essa população.

A perda da capacidade de realizar atividades da vida diária e a cognição prejudicada não são consideradas parte da senescência ("envelhecimento normal") e justificam uma avaliação estruturada para identificar e aliviar todos os fatores modificáveis.

PRINCIPAIS PREJUÍZOS, MAS TAMBÉM POSSIBILIDADES ÀS PESSOAS IDOSAS NO AMBIENTE DA TERAPIA INTENSIVA

Existem diversos aspectos a serem cuidados no ambiente da UTI. A queda do estado geral e a pouca reserva fisiológica em alguns casos produzem uma afetação do estado emocional, intensificando a dificuldade em atravessar o contexto da internação. A pessoa idosa e sua família podem, com isso, se deparar com a falta de soluções imediatas que visem o restabelecimento da saúde, levando em consideração a natureza de maior fragilidade do paciente idoso.[1]

Silva JB et al.[2] sinalizam que ter acesso ao histórico de saúde da pessoa idosa possibilita a ampliação do olhar ao paciente e suas fragilidades, pois introduz informações sobre o estado funcional prévio, estado civil, contexto de vida e outros aspectos pessoais na dinâmica do cuidado. A UTI, por ser um setor de alta complexidade, deve disponibilizar planos terapêuticos não só internos, mas externos, para que paciente e família possam seguir investidos no tratamento.

A demanda de trabalho nesse setor tende a aumentar quando pacientes idosos são internados em leitos de UTI. Com isso, o atendimento às pessoas com mais de 60 anos exige equipe capacitada e com trabalho integrado nos temas dessa clínica, como por exemplo referentes à senescência e à senilidade.[3] A senescência refere-se ao envelhecimento orgânico em seu ciclo natural que acontece nas esferas funcionais, psicológicas e biológicas. Já a senilidade representa o processo com alterações de origens patológicas.[4] Dito isso, cabe ressaltar a importância das trocas e atualizações que acontecem entrepares no cotidiano, no próprio ambiente de trabalho, possibilitando um olhar mais singular caso a caso.

A Política Nacional de Saúde da Pessoa Idosa (PNSPI) visa garantir os direitos sociais dessa faixa etária, promovendo a sua autonomia. No entanto, quando a pessoa idosa é hospitalizada, sua autonomia é frequentemente diminuída, devido à hierarquização dos cuidados e ao biopoder presente nas instituições. O processo de internação hospitalar pode afastar a pessoa idosa de suas atividades diárias e reduzir significativamente sua capacidade de tomar decisões.[5]

O ambiente da Unidade de Terapia Intensiva (UTI) é composto por uma série de elementos que podem induzir o estresse e a ansiedade nos pacientes, especialmente nas pessoas idosas, devido a fatores ambientais e psicossociais. O barulho dos equipamentos, a iluminação artificial e a maior exposição aos ruídos podem causar desconforto e perturbação do sono,[6] sendo que a ausência de familiaridade com o local estéril pode também intensificar a sensação de desorientação e angústia.[7]

A separação dos familiares é mais um elemento que provoca impactos psicológicos na UTI. A ausência de contato com entes queridos pode levar a um aumento na sensação de solidão e desamparo,[8] levando em consideração que o prolongamento dessa separação pode aumentar o senso de insegurança,[9] já que as incertezas relacionadas à saúde e ao prognostico futuro são frequentes e geram medo pelo desconhecido.[10]

Esse cenário de estresse psicológico pode ser somado também à falta de informações transmitidas de maneira clara que gera dúvidas sobre o tratamento, deixando o desfecho incerto.[10] Nesse cenário, pode vir a ser ressaltada a perda de controle que a pessoa idosa tem sobre o próprio corpo e tratamento, sendo a experiencia nesse setor de alta dependência de cuidados dos profissionais da saúde em que o paciente fica à mercê das decisões dos médicos.[11] A falta de autonomia e o controle limitado são os elementos mais perceptíveis como influências na piora do humor do paciente idoso durante as avaliações psicológicas. Frequentemente é notada a diminuição do protagonismo deles e a voz silenciada nas tomadas de decisões na UTI.

Toda doença afeta os fatores biológicos do indivíduo, mas o aspecto emocional, além de influenciar suas percepções e sentimentos, também interfere em seus ciclos circadianos e na percepção da dor. Esses aspectos mencionados interferem e podem impedir que a pessoa idosa perceba seu progresso e participe ativamente de sua própria recuperação.[12]

Diante de todos os elementos citados, a presença dos familiares pode ter um efeito positivo na redução da ansiedade e ser um suporte emocional, sendo que estudos demonstram que a presença da família e a interação social podem ajudar a diminuir desconfortos emocionais e melhorar o estado psíquico do paciente.[13] A presença de um parente pode proporcionar um senso de segurança e conforto, que é crucial para a recuperação.[14] Contudo, a participação do familiar durante a hospitalização da pessoa idosa não deve ser interpretada como uma transferência de responsabilidades ou um acréscimo de recursos humanos para a equipe, mas sim como uma inter-relação de cuidado.[12]

Pontos de estresse dos cuidadores de idosos no hospital são: a capacidade funcional do idoso, que exige uma reorganização do cuidado familiar, e a saúde do cuidador familiar, incluindo sua habilidade para cuidar de si mesmo. Relações familiares problemáticas podem afetar negativamente a recuperação da pessoa idosa e a organização do cuidado, de modo que a interação da família com os profissionais de saúde é importante, pois envolve cooperação, empatia e o desenvolvimento de estratégias para prevenção e tratamento. A percepção do cuidado e a necessidade de educação para lidar com a nova situação são relevantes.[12]

É notado ainda, que há um sentimento de culpa e um conflito interno entre a obrigação de retribuir o cuidado recebido pela pessoa idosa em um momento anterior e a sensação de exaustão do familiar. Isso evidencia a necessidade de fornecer ao cuidador, no ambiente hospitalar, suporte terapêutico para que ele se sinta amparado, possa expressar suas preocupações e reconhecê-las como partes normais do processo de cuidado.[12]

A IMPORTÂNCIA DA COMUNICAÇÃO NA UTI: EQUIPE INTERPROFISSIONAL, PACIENTE E A FAMÍLIA

Apresentadas as diversas condições que afetam a boa experiência do paciente e familiar, uma estratégia de manejo da equipe multiprofissional é oferecer opções para que o paciente participe das decisões sobre seu cuidado para ajudar a mitigar a sensação de perda de controle e reduzir o estresse,[15] bem como a comunicação clara e transparente é essencial para melhorar o entendimento do paciente sobre a sua condição.[16] Para que o bom cuidado ocorra, as informações e instruções devem ser compartilhadas e atualizadas em tempo real, de forma integrada para minimizar os efeitos incapacitantes das doenças.

Frisamos aqui a função da equipe interprofissional de favorecer a transmissão dos saberes técnicos, além de acolher a expectativa do paciente idoso e seus familiares.

A comunicação é um elemento-base. Deve-se sempre buscar o atendimento pautado no diálogo e na escuta dos pacientes, o que contribuirá para o atendimento das necessidades das pessoas idosas, além de fortalecer a confiança e a credibilidade da equipe profissional envolvida. Para além de mediações de comunicação, a atuação do psicólogo na UTI com as pessoas idosas inclui orientação, informação da rotina, estimulação do contato entre paciente, família e equipe para promover melhores alinhamentos, avaliação adequada do quadro clínico e prognóstico oriundos do paciente e familiar, verificação dos recursos psíquicos do paciente e cuidador para manejo mais acertado dos profissionais, disponibilização de atendimentos psicológicos individuais e familiares, contando também com a participação nas reuniões entre médicos e família.[2]

Na instituição, o psicólogo busca auxiliar nos efeitos que o contato com o paciente gera na equipe. No enfrentamento de estressores, defesas como a racionalização e o distanciamento são comuns. Com isso, o profissional da saúde mental pode observar, acolher e abrir espaço para acolhimento das emoções e reflexões a respeito do que se apresenta de maneira mais acentuada na cena hospitalar.

Diante dessa configuração da cena hospitalar, o profissional de saúde é afetado por sentimentos ambivalentes (onipotência e impotência) em que a própria finitude é visitada diante de novos casos. Todo esse cenário exige "pronta intervenção" do psicólogo com a equipe, que por meio da sua presença, pode avaliar a ascensão de comportamentos desfavoráveis e situações de risco que podem ser precavidas.[1]

INDÍCIOS DE PERDA E LUTO NA UTI

O trabalho desenvolvido em conjunto com a equipe interprofissional proporciona a abertura de novos olhares no processo de cuidado da pessoa idosa adoecida. É sabido que a ida ao hospital é ocasionada por disfunções físicas que podem gerar apreensão e tensionar questões que comovam o paciente. A UTI, sendo um ambiente que mobiliza angústias e sofrimento emocional para família, pode ser um local que desperta também pensamentos ameaçadores da morte.

Perante essa aproximação da ameaça à vida, o encadeamento de temas acerca da finitude é tocado. O luto pode ser entendido como a perda de um vínculo significativo entre um indivíduo e seu objeto de afeto, configurando-se, assim, como um fenômeno psicológico essencial ao desenvolvimento humano. Por essa perspectiva, o trabalho do luto é fundamental para preservar a saúde mental e é considerado uma parte normal do processo, sendo que a forma como é enfrentado varia de acordo com o repertório individual de cada pessoa – como ela vivencia as perdas, seu histórico e experiências passadas, a capacidade de tolerar a dor e a necessidade de preservar a autoestima.[17]

A depressão em pessoas idosas geralmente se manifesta através de sintomas físicos e pode levar a uma desaceleração do pensamento, perda de memória, insônia (em vez de hipersonia), instabilidade emocional (como irritabilidade e reações emocionais exageradas) e uma alta reatividade emocional a situações cotidianas. Entre os fatores que contribuem para a depressão, conforme descrito na literatura, está a ocorrência de perdas que se tornam comuns na velhice, como a perda da saúde e da autonomia e de entes queridos, entre outras.[17] Isso posto, a equipe de Psicologia, em contato com a equipe multiprofissional, dedica-se a auxiliar no processo de luto da pessoa idosa avaliada em UTI sobretudo pelo risco de, uma vez não cuidado, estabelecer um diagnóstico de depressão.

A velhice é frequentemente associada à morte, ao desgaste, ao declínio e às limitações físicas crescentes no desempenho de papéis e funções sociais.[17] Às vezes, o confronto iminente com a morte, seja por meio da percepção direta da finitude ou pela perda de alguém próximo, leva o indivíduo a refletir sobre o sentido da vida, o propósito da sua trajetória de vida, os acordos feitos com os outros e o que realmente lhe traz felicidade. Em vez de enfrentar essas questões, alguns podem construir defesas, como a evitação e a negação. Por isso, é crucial enxergar a crise como uma oportunidade para o crescimento pessoal, além de ser um período de angústia, permitindo até mesmo a conscientização sobre as defesas e hábitos enraizados.[17] Dito isso, a UTI é tida como um dos locais mais frequentes para intervenções de acolhimento dessas fases e avaliação constante de como a pessoa idosa lida com suas questões.

O envelhecimento não implica automaticamente o desenvolvimento de doenças crônicas não transmissíveis (DCNT) e incapacidades funcionais, mas a possibilidade de ocorrência dessas condições preocupa os envolvidos no processo. O possível comprometimento da capacidade funcional tem consequências significativas para a família, a comunidade, o sistema de saúde e para a vida da própria pessoa idosa, pois aumenta a vulnerabilidade e a dependência, podendo levar à redução da qualidade de vida.[5]

Por outro lado, a complexidade do atendimento hospitalar envolve padrões que frequentemente vinculam o indivíduo, especialmente a pessoa idosa, à esfera da instituição de saúde, comprometendo a personalização do cuidado. Isso resulta na padronização de procedimentos e orientações, visando atender à demanda dos serviços de maneira mais eficiente.[5] Assim, a pessoa idosa precisa ser cuidada como indivíduo central no processo de hospitalização em UTI.

ASPECTOS ORGÂNICOS E ESPECIFICIDADES DA PESSOA IDOSA NA UTI

A possibilidade de mudanças nas habilidades cognitivas, em decorrência da interrupção de seus hábitos, costumes, rede de apoio social, atividades de trabalho e rotina diária, também é uma preocupação significativa.[12] Observando os múltiplos sistemas orgânicos, podemos observar a esfera física do modelo biopsicossocial, e assim abordar formas de avaliação para construção de um plano de cuidado capaz de abordar as diversas esferas que compõem o indivíduo internado.

Didaticamente, citamos a seguir alguns aspectos orgânicos e suas especificidades para essa população em ambiente de UTI.

Neurológicos

Delirium e comprometimento cognitivo de longo prazo são altamente prevalentes entre pacientes internados em UTI e sobreviventes desse ambiente. Utilizar ferramentas de avaliação validadas, como o Método de Avaliação da Confusão na UTI (CAM-ICU) ou o *Intensive Care Delirium Screening Checklist* (ICDSC) é essencial, pois muitas vezes há subdiagnóstico de aspectos neurológicos quando é feita simples observação pelos profissionais. A aplicação da triagem neurológica de rotina mostrou que 60-80% dos pacientes em UTIs clínicas e cirúrgicas desenvolverão *delirium* durante a manifestação da doença crítica.

Ainda como estratégia diagnóstica, citamos as Diretrizes PADIS, elaboradas para otimizar o atendimento e minimizar os fatores de risco iatrogênicos que contribuem para desfechos clínicos negativos após o diagnóstico de doenças críticas. Essas diretrizes são resumidas na técnica mnemonica ABCDEF, sendo: A) avaliar, prevenir e tratar a dor; B) realizar testes de despertar espontâneo e de respiração espontânea; C) escolher cuidadosamente os medicamentos analgésicos e sedativos; D) realizar avaliações frequentes do *delirium* e fornecer prevenção e manejo adequados; E) praticar mobilidade precoce e exercício; F) incentivar o envolvimento da família.

Cardiovasculares

As arritmias documentadas mais comuns na parada cardiorrespiratória em pessoas idosas são a fibrilação ventricular e a atividade elétrica sem pulso. As taxas de sobrevivência da parada cardiorrespiratória intra-hospitalar e da reanimação cardiopulmonar diminuem com o avanço da idade. Cabe, neste ponto, salientarmos a importância do alinhamento do plano de cuidados para pacientes com doenças incuráveis juntamente com uma equipe especializada em Cuidados Paliativos, de modo a proporcionar atendimento digno e proporcional.

Respiratórios

As alterações do sistema respiratório com o envelhecimento aumentam a vulnerabilidade à insuficiência respiratória. O transporte mucociliar torna-se disfuncional, o que contribui para a dificuldade de eliminação das secreções. As alterações do tecido conjuntivo no parênquima pulmonar levam à diminuição da elasticidade, juntamente com uma redução geral do número de alvéolos e aumento do tamanho do ducto alveolar. Além disso, a idade está associada à redução da força muscular e, consequentemente, à redução da força inspiratória e da tosse. As alterações fisiológicas do envelhecimento também podem levar ao aumento do risco de broncoaspiração antes, durante e após uma doença crítica. Devido à diminuição do reflexo de tosse e deglutição, as microaspirações crônicas podem passar despercebidas até que pacientes mais velhos apresentem pneumonia aspirativa.

Funcionalidade

Durante e após a internação na UTI, a pessoa idosa pode desenvolver fraqueza muscular (fraqueza muscular adquirida na UTI – ICUAW) e perda funcional. Essas variáveis, intrinsecamente relacionadas à qualidade de vida, podem ser avaliadas através da observação da execução de tarefas de vida diária (escalas de Katz e Lawton) e da avaliação de força muscular, com a *Medical Research Concil* (MRC) e força de preensão palmar. Garantir avaliação objetiva de aspectos relacionados à funcionalidade é essencial para a construção de plano terapêutico pautado na qualidade de vida durante e após a alta desses perfis de pacientes.

MANEJO DA PSICOLOGIA E O ENVELHECIMENTO

Freud repensou em suas obras os conceitos da velhice. Autores da Psicanálise que estudam a clínica da pessoa idosa enxergam como possível o atendimento a esse público considerando para além das especificidades clínicas e dos adoecimentos comuns, mas, especialmente, destacam a singularidade de cada pessoa idosa, com seu modo de funcionamento único.[18]

A *American Psychological Association* (APA) recomenda que o atendimento psicológico da pessoa idosa oferte um manejo adequado às questões oriundas das particularidades do envelhecimento, sendo então um compromisso ético profissional o aperfeiçoamento do olhar a essa fase nos âmbitos biológico, psicológico, social e relacional.

São diversas as vertentes que visam um olhar mais ampliado à pessoa idosa, sendo uma das mais importantes o paradigma *lifespan*. O *lifespan* é amplamente citado em estudos recentes sobre envelhecimento. Esse paradigma não vê a velhice como uma etapa de declínio e incapacidade, mas oferece uma perspectiva positiva do envelhecimento, fundamentada no conceito de plasticidade do desenvolvimento humano. Segundo esse paradigma, o desenvolvimento é um processo contínuo ao longo de toda a vida, incluindo a fase da velhice.[18]

Portanto, é substancial que o profissional assuma uma postura mais ativa no atendimento clínico das pessoas idosas para sustentar a aproximação dos temas que dizem respeito a cada um, fazer a leitura dos aspectos subjetivos e individuais da pessoa a partir de cada caso em particular, podendo oferecer um tratamento diferenciado a partir das demandas que aparecem aos profissionais. Adaptação da linguagem, captação do contexto social e cultural também são pontos para melhorar a comunicação dos psicólogos com o paciente.[18] Essas instruções são sugestivas também à equipe multiprofissional.

Para finalizar, destaca-se que os atendimentos psicológicos e as psicoterapias breves, no contexto do hospital, em diferentes intensidades, geram algum nível de mobilização emocional, facilitando a expressão dos sentimentos, diminuindo resistências, eliminando defesas, tornando o paciente mais suscetível a sugestões e mais aberto a mudanças, que são tão recorrentes no setor da UTI.

CONCLUSÃO

São muitos os elementos do cuidado ao público idoso na UTI. Dessarte, atitudes estereotipadas sobre a total dependência do paciente idoso hospitalizado têm um impacto social significativo, pois, ao remover sua autonomia, reforça-se a percepção de incompetência do indivíduo, que já está afetado pela doença.[5] Cabe então destacar que a coparticipação do idoso na elaboração das rotinas promove um avanço no respeito e validação de sua autonomia na UTI – sendo reforçado no plano terapêutico da equipe interprofissional. Carreta et al.[5] sinalizam que a autonomia está ligada à capacidade de tomar decisões; para que isso seja possível, é fundamental reavaliar a dinâmica das relações entre as partes envolvidas na ação.

É também indispensável que o indivíduo – neste caso, a pessoa idosa – tenha alguém com quem possa compartilhar e expressar seus medos e dúvidas sobre os temas que o cercam, e, mais importante, que receba respeito e ética no tratamento de seu corpo, emoções e crenças religiosas. O paciente internado assume novos papéis de maneira involuntária, sujeitando-se a rotinas e normas que são pouco ou nada personalizadas, compartilhando sua intimidade, espaço físico e sentimentos, muitas vezes desconhecidos, o que resulta em um impacto profundo em sua vida.[12]

Com base no exposto, o trabalho dos profissionais na UTI deve valorizar a autonomia do indivíduo em relação à sua vida, suas decisões e seu tratamento, além de procurar fortalecer suas potencialidades para melhorar a qualidade de vida de seus pacientes.[18] Com o aumento conjecturado da população idosa, o desafio será garantir um atendimento especializado e integrado por parte da equipe multiprofissional não apenas nas UTIs, mas também em todos os outros contextos de tratamento e reabilitação. Será essencial adaptar os cuidados para atender às complexas necessidades desse público ao longo de sua trajetória de saúde.

REFERÊNCIAS BIBLIOGRÁFICAS

1. Santos SJS, Almeida SA, Junior JRR. A atuação do psicólogo em unidade de terapia intensiva (UTI). Cadernos de Graduação – Ciências Biológicas e da Saúde Fits. 2012;1(1):11-6.
2. Silva JB, Pedreira LC, Santos JL, Barros CS, David RA. Perfil clínico de longevos em uma unidade de terapia intensiva. Acta Paul Enferm. 2018;31(1):39-45.
3. Ribeiro JB, Lopes FJ, Barbosa ACL, Gallasch CH, Santos ES, Rebustini RELF. Carga de trabalho no cuidado de pessoas idosas em terapia intensiva. Rev Bras Geriatr Gerontol. 2023;26:e230134.
4. Freitas EV, Ply L (eds.), Gorzoni ML, Doll J, Cançado FAX (coeds.). Tratado de geriatria e gerontologia. 4 ed. Rio de Janeiro: Guanabara Koorgan; 2016.
5. Carreta MB, Bettinelli LA, Erdmannll AL. Reflexões sobre o cuidado de enfermagem e a autonomia do ser humano na condição de idoso hospitalizado. Rev Bras Enferm, Brasília. 2011;64(5):958-62.
6. Pereira FR, et al. Ruído e estresse em pacientes críticos: revisão e perspectivas. Revista Brasileira de Terapia Intensiva. 2017;29(3);210-8.
7. Nascimento RL, et al. Ambiente da UTI e seus efeitos psicológicos nos pacientes idosos. Revista de Saúde Pública. 2020;54:123-34.
8. Lima AM, et al. Impacto da separação familiar no estresse de pacientes na UTI. Revista Brasileira de Terapia Intensiva. 2018;30(4):249-56.
9. Costa CS, et al. Efeitos do isolamento familiar na ansiedade de pacientes de UTI. Revista Brasileira de Enfermagem. 2021;74(6):e20210419.
10. Almeida RF, et al. Ansiedade e incerteza em pacientes críticos: uma revisão da literatura. Revista Brasileira de Terapia Intensiva. 2019;31(1):71-8.
11. Freitas FM, et al. A perda de controle e seus efeitos psicológicos em pacientes críticos. Revista Brasileira de Psicologia. 2018;15(4):344-52.
12. Couto FBD'E. Cuidando do idoso no hospital e em internação domiciliar: o que há de diferente? Revista Kairós Gerontologia. 2015;8(N. Especial 19, Temático: Abordagem Multidisciplinar do Cuidado e Velhice):57-76.
13. Rodrigues PR, et al. A presença familiar e o bem-estar dos pacientes em UTI. Journal of Critical Care Nursing. 2019;35(1):45-52.
14. Barros CS, et al. A importância da presença familiar na UTI: impacto no estado emocional dos pacientes. Journal of Critical Care Nursing. 2022;37(2):112-9.
15. Pinto SS, et al. Autonomia do paciente e impactos na saúde mental em ambientes de UTI. Revista Brasileira de Psicologia. 2020;16(2):145-56.

16. Sousa MA, et al. Comunicação eficaz e ansiedade em pacientes de UTI: desafios e soluções. Revista Brasileira de Enfermagem. 2020;73(6):e20200345.
17. Cezar AM, Pinho P, Braga AE, Silva CCP, Junior MCS. As perdas e o processo de luto na velhice: um olhar a partir da psicanálise. Aletheia. 2022;55(1):192-206.
18. Gomes EAP, Vasconcelos FG, Carvalho JF. Psicoterapia com idosos: percepção de profissionais de psicologia em um ambulatório do SUS. Psicologia: Ciência e Profissão. 2021;41:e224368,1-17. Disponível em: https://doi.org/10.1590/1982-3703003224368.

BIBLIOGRAFIA ADICIONAL

1. Abelha F, et al. Avaliação do delírio em pacientes pós-operatórios: validação da versão portuguesa da Nursing Delirium Screening Scale na terapia intensiva. Revista Brasileira de Anestesiologia. 2013;63(6):450-5.
2. Brunker LB, Boncyk CS, Rengel KF, Hughes CG. Elderly patients and management in Intensive Care Units (ICU): clinical challenges. Clin Interv Aging. 2023 Jan 22;18:93-112. doi: 10.2147/CIA.S365968
3. Devlin JW, et al. Clinical practice guidelines for the prevention and management of pain, agitation/sedation, delirium, immobility, and sleep disruption in adult patients in the ICU. Crit Care Med. 2018;46(9):e825-e873.
4. Hennessy D, Juzwishin K, Yergens D, et al. Outcomes of elderly survivors of intensive care: A review of the literature. Chest. 2005;127:1764-74.
5. IBGE. Censo demográfico. Rio de Janeiro: IBGE; 2000.
6. Lopes ACP, et al. Avaliação da fraqueza muscular de idosos hospitalizados em uma unidade de terapia intensiva. Geriatr Gerontol Aging. 2020;14(3):166-72.
7. Mori S, et al. Confusion assesment method para analisar delirium em unidade de terapia intensiva: revisão de literatura. Revista Brasileira de Terapia Intensiva. 2009;21(1):58-64.
8. Oliveira A. A transição demográfica, transição epidemiológica e envelhecimento populacional no Brasil. Hygeia – Rev Bras Geogr Médica Saúde [Internet]. 2019 [cited 2021 Apr25];15(32):69-79. Disponivel em: https://doi.org/10.14393/Hygeia153248614.
9. Veras RP, Oliveira M. Envelhecer no Brasil: a construção de um modelo de cuidado. Cien Saude Colet [Internet]. 2018 [citado 2021 abr. 25];23(6):1929-36. Disponivel em: https://doi.org/10.1590/1413-81232018236.04722018.

7 Direitos da população idosa: internos e externos às instituições de saúde

Letícia Andrade

A população idosa brasileira aumenta ano a ano. Segundo dados do IBGE, em 1980[1,2] ela somava oito milhões de pessoas; em 1991, esse número salta para 10,6 milhões; em 2000, tínhamos um total de 14,5 milhões; e as estimativas para 2025 apontam para um total de 32 milhões.[1,2]

Em dados mais recentes, divulgados pelo Ministério dos Direitos Humanos e Cidadania, temos que a população idosa no Brasil chegou a mais de 30 milhões, como cita o *site* do próprio Ministério:[3]

> O Censo 2022, divulgado recentemente, apontou que a população idosa no país alcançou o número de 31,2 milhões, sendo 14,7% dos brasileiros. O aumento foi de 39,8% no período de 2012 a 2021.

Apesar do aumento da expectativa de vida e de, nos dias atuais, o envelhecimento ser uma realidade para muitas pessoas, no caso brasileiro devemos entender que existem o que chamamos de "diferentes velhices"[4], isto é: esse fenômeno não é homogêneo.

Existem idosos com 60 anos já dependentes por doenças ou incapacitados para a realização de atividades, assim como existem idosos de 90 anos autônomos e ativos.

No processo de envelhecimento não devemos nos ater ao número de doenças que essas pessoas podem ter e que fazem parte do processo de envelhecimento normal, mas sim à sua autonomia e independência.

Autonomia diz respeito à capacidade da pessoa de decidir por si mesma, isto é: se mantém as condições de perceber o que está correto ou não, o que pode ou quer fazer e se responsabilizar por isso.

Entre várias definições de autonomia, temos: capacidade de se governar pelos próprios meios; direito de um indivíduo de tomar decisões livremente; independência moral ou intelectual.[5]

Isso é muito importante, pois a idade por si só não traz problemas cognitivos. Não é porque a pessoa é idosa que ela passa a não poder decidir por si mesma ou ser responsabilizada pelo que faz ou deixa de fazer. Se essa pessoa tiver doenças que possam levar a um comprometimento cognitivo, sim, pode ser considerada "incapacitada". Caso contrário, não!

Já a independência diz respeito à condição que temos de realizar atividades por nós mesmos. Isso significa que um idoso independente é aquele que consegue fazer suas próprias atividades. Mesmo aqueles com dificuldades, já em uso de bengalas ou andadores, podem continuar sendo independentes para uma série de atividades.

Outro dado interessante sobre a independência é que esse conceito é sempre relativo a algo, isto é: uma idosa pode ser totalmente dependente para várias atividades, mas independente financeiramente por ser a principal provedora daquela família. Ou o contrário: uma idosa pode ser totalmente independente dos familiares para todas as atividades que precisa realizar, mas ser dependente financeiramente dos filhos por não ter renda.

As doenças por si só não trazem obrigatoriamente piora na qualidade de vida; no envelhecimento, a perda da capacidade funcional e consequente perda de autonomia e da independência são o que resulta em prejuízos à vida, sendo essa perda de capacidade funcional estritamente relacionada às doenças ainda comuns nos idosos.

Segundo Paschoal,[6] a capacidade funcional refere-se ao desempenho dos indivíduos na realização de tarefas (funções) do dia a dia; é desenvolvida paulatinamente desde o nascimento, atingindo seu ápice por volta dos trinta anos, se deteriorando ano a ano a partir daí.

Mesmo com problemas clínicos, o idoso pode viver bem e independente. Mas há um limiar de incapacidade que divide os dependentes dos independentes. Piora do quadro clínico, eventos externos (quedas, fraturas, acidentes) ou infecções "oportunistas" (pneumonias, infecções urinárias) podem ocasionar alterações que provocam a ultrapassagem desse limiar: de independente, a pessoa idosa passa a ser dependente para as atividades básicas da vida.

Assim, busca-se atualmente reduzir, ou até evitar, o período de incapacidade, o que nem sempre é possível. As várias velhices[4] presentes em nosso país demandam ações também diferenciadas, visto que um indivíduo acometido por diversas doenças crônico-degenerativas mal controladas desde a idade adulta invariavelmente chegará à terceira idade já bastante dependente e com comprometimentos severos no que se relaciona à qualidade de vida.

Isso está estritamente relacionado às condições de vida, à situação econômico-financeira, ao local onde vive, ao acesso aos serviços de saúde, ao tipo de trabalho que realiza, à alimentação de que dispõe e aos diferentes fatores externos e internos que moldam hoje nossas diferentes "velhices".[4]

Portanto, o denominado declínio funcional depende diretamente dos fatores apontados e que acarretam o surgimento da incapacidade precoce ou tardiamente, podendo, em algumas situações, não ocorrer a dependência.

O envelhecimento populacional brasileiro não é uniforme, como já afirmado, também sendo claras as diferenças regionais.[7] Apesar disso, esse fenômeno é inegável e tende a se intensificar em nosso país. Segundo o IBGE:[7]

> Os avanços da medicina e as melhorias nas condições gerais de vida da população repercutem no sentido de elevar a média de vida do brasileiro (expectativa de vida ao nascer) de 45,5 anos de idade, em 1940, para 72,7 anos, em 2008, ou seja, mais 27,2 anos de vida. Segundo a projeção do IBGE, o país continuará galgando anos na vida média de sua população, alcançando em 2050 o patamar de 81,29 anos, basicamente o mesmo nível atual da Islândia (81,80), Hong Kong, China (82,20) e Japão (82,60).

É importante que essas questões sejam conhecidas, sendo a parte inicial do que denominamos de avaliação social ampla.

Autonomia, independência, declínio funcional, condição plena ou impossibilidade de decisão estão estreitamente relacionados aos direitos que podemos denominar como internos aos hospitais.

O Estatuto da Pessoa Idosa[8] apresenta alguns direitos que devem ser obrigatoriamente conhecidos. Um deles diz respeito ao direto de decisão. Isto é, o idoso no pleno domínio de suas faculdades mentais pode e deve decidir pelo aceite ou recusa de tratamento.

> Art. 17. À pessoa idosa que esteja no domínio de suas faculdades mentais é assegurado o direito de optar pelo tratamento de saúde que lhe for reputado mais favorável.
> Parágrafo único. Não estando a pessoa idosa em condições de proceder à opção, esta será feita
> I – pelo curador, quando a pessoa idosa for interditada;
> II – pelos familiares, quando a pessoa idosa não tiver curador ou este não puder ser contatado em tempo hábil;
> II – pelo médico, quando ocorrer iminente risco de vida e não houver tempo hábil para consulta a curador ou familiar;
> IV – pelo próprio médico, quando não houver curador ou familiar conhecido, caso em que deverá comunicar o fato ao Ministério Público.[8]

Assim, fica claro que a decisão é da pessoa idosa se estiver lúcida, sendo dos familiares somente quando ela não tem mais condições de decidir. Ainda vivemos situações em que a família é quem detém as informações sobre diagnóstico, prognóstico e tratamento, não autorizando que a equipe de saúde informe ao paciente. Tal comportamento é o que denominamos de cerco do silêncio[9] ou círculo do silêncio. É claro, que na maior parte das vezes, isso se dá por excesso de zelo, medo de que um diagnóstico considerado difícil "deprima" a pessoa idosa, a leve a "não reagir" ou cause muito sofrimento. Porém, saber é um direito, e não saber, uma violação desse direito.

Permanecer com acompanhante[8,10] nas instituições de saúde também é um direito:

> Art. 16. À pessoa idosa internada ou em observação é assegurado o direito a acompanhante, devendo o órgão de saúde proporcionar as condições adequadas para a sua permanência em tempo integral, segundo o critério médico.
> Parágrafo único. Caberá ao profissional de saúde responsável pelo tratamento conceder autorização para o acompanhamento da pessoa idosa ou, no caso de impossibilidade, justificá-la por escrito.[8]

Aqui é importante frisar que a permanência de um acompanhante é um direito e não um dever. Algumas instituições de saúde se utilizam desse artigo para forçar a família a permanecer na instituição durante todo o período de internação ou, pior, insistem que a família contrate alguém para assumir esse papel (cuidador formal ou contratado). Esse procedimento não tem sustentação jurídica. A família pode e deve ser orientada que a permanência de alguém de referência da pessoa idosa como acompanhante é de grande valia e auxílio na recuperação ou no cuidado mais pessoal dessa pessoa, mas não é uma obrigação.

O acompanhante de idosos internados nos serviços públicos também tem direitos garantidos legalmente (Portaria n. 280/99):[10] acomodação adequada e principais refeições.

Uma das questões mais difíceis para as equipes de saúde é a comunicação de violência contra o idoso.

> Art. 19. Os casos de suspeita ou confirmação de violência praticada contra pessoas idosas serão objeto de notificação compulsória pelos serviços de saúde públicos e privados à autoridade sanitária, bem como serão obrigatoriamente comunicados por eles a quaisquer dos seguintes órgãos.
> I – autoridade policial;
> II – Ministério Público;
> III – Conselho Municipal da Pessoa Idosa;
> IV – Conselho Estadual da Pessoa Idosa;
> V – Conselho Nacional da Pessoa Idosa[8].

A violência aqui é considerada em seu caráter amplo: considera-se violência contra a pessoa idosa qualquer ação ou omissão praticada em local público ou privado que lhe cause morte, dano ou sofrimento físico ou psicológico.[8]

Infelizmente, é muito comum os hospitais receberem em seus pronto atendimentos e, posteriormente, em suas enfermarias, idosos vítimas de maus-tratos ou negligência, e esse número tem aumentado ano a ano.[11]

Há que se esclarecer que, nos casos de violência, suspeita ou confirmada, a denúncia é compulsória, e sua efetivação deve também ser comunicada à família.

Além dos direitos garantidos dentro das instituições, temos aqueles que não dependem de internação e que para serem acessados necessitam de um conhecimento mais ampliado da família, o que denominamos de avaliação social ampla.

Avaliação social ampla[9] inclui algumas informações que devem ser obtidas em uma das primeiras abordagens do assistente social. São elas: estado civil, composição familiar, aspectos relacionados ao local de moradia, renda, religião, formação, profissão, situação empregatícia do paciente. Esses dados embasarão o atendimento social, pois fornecerão parâmetros adequados sobre as necessidades vividas pelas famílias ou mostrarão seus mecanismos de enfrentamento dos limites.

AVALIAÇÃO DO ESTADO CIVIL

É importante saber qual o estado civil do paciente devido às implicações legais e burocráticas que envolvem a situação. Uniões formalizadas não demandam orientações, mas situações não formalizadas, como separações sem divórcios, uniões informais ou casamentos realizados somente em instituições religiosas sem aparato legal, requerem orientações específicas. Dessa forma, há necessidade de orientação para a regularização de uniões estáveis, incluindo casais homoafetivos, seja por meio de casamento, seja por meio de Declaração de União Estável.[12]

Nos casos de pacientes casados ou em união estável formalizada que não apresentarem mais capacidade de decisão, devido à sua condição (demência, doenças orgânicas, neurológicas, metástases cerebrais, entre outras situações que resultam em comprometimento cognitivo), seus companheiros são considerados seus curadores naturais.[9] Sem a vigência desse "contrato formal", outros podem ser chamados a responder pelo paciente. Essa questão é às vezes difícil de ser abordada e, junto à população idosa, ainda um tabu.

Também faz parte da rotina de trabalho do assistente social[9] o fornecimento das orientações burocráticas sobre o óbito: documentos necessários para a contratação dos serviços funerários, providências legais e de rotina, procedimentos em caso de óbito em domicílio, incluindo o que é legalmente permitido e proibido. Isso porque alguns pacientes internados expressam o desejo de falecer em casa e suas famílias se propõem a realizá-lo. A orientação é feita geralmente para um dos familiares, prioritariamente para aquele que se responsabilizará por essa tarefa na ocasião do falecimento, que não é, obrigatoriamente, o cuidador familiar.

AVALIAÇÃO DA FAMÍLIA

Quando avaliamos o contexto familiar de uma pessoa idosa, é importante reconhecer a família com quem manteremos contato como exatamente é – a família real – e não como gostaríamos que fosse – a família ideal.[13,14] Isso significa dizer que nem sempre os vínculos familiares foram formados de maneira satisfatória, nem sempre aquele idoso "é amado por todos", nem sempre a família tem condições (financeiras, emocionais, organizacionais) adequadas de cuidar e nem sempre o paciente quer ser cuidado da forma avaliada como necessária e ideal.

Para a avaliação da composição familiar, inicialmente verificamos com quem o paciente reside e com quem poderá, ou não, contar para prover os cuidados de que necessita. Assim, definiremos se a família é extensa ou nuclear, se é monoparental e se tem outros indivíduos no mesmo núcleo familiar que demandam cuidados específicos (crianças, outros idosos dependentes ou outros indivíduos doentes). Esses dados nos oferecerão subsídios para auxiliar a família na busca de alternativas quando o cuidado não for suficiente para as necessidades do paciente ou quando o risco de sobrecarga do cuidador for visível. Mas aqui deve ficar claro que a pessoa idosa tem o direito de ser cuidada por sua família. Tanto que no Estatuto da Pessoa Idosa temos no artigo 3°:

> É obrigação da família, da comunidade, da sociedade e do poder público assegurar à pessoa idosa, com absoluta prioridade, a efetivação

do direito à vida, à saúde, à alimentação, à educação, à cultura, ao esporte, ao lazer, ao trabalho, à cidadania, à liberdade, à dignidade, ao respeito e à convivência familiar e comunitária.
V – priorização do atendimento da pessoa idosa por sua própria família, em detrimento do atendimento asilar, exceto dos que não a possuam ou careçam de condições de manutenção da própria sobrevivência.[8]

O reconhecimento de quem será o familiar ou os familiares responsáveis pelo cuidado é prioritário nos casos de idosos dependentes. Geralmente, as famílias têm critérios para essa escolha. Em algumas situações, contudo, não há escolha: aquele que mora com a pessoa idosa é quem irá assumir o cuidado. É fundamental considerar isso, pois, na maior parte das vezes, lidaremos com um leigo que deverá se apropriar de conhecimentos e ações específicas, nem sempre condizentes com seu querer e com sua habilidade.[9,15] A escuta qualificada e o treino dos profissionais envolvidos serão os grandes diferenciais para identificar e superar potenciais barreiras desse tipo.

Também é fundamental investigar ativamente os fatores de risco para situações de estresse e sobrecarga vividos pelos familiares que cuidam. Alguns deles são: sintomas não controlados, alterações comportamentais, diagnósticos específicos e impossibilidade de divisão de tarefas e responsabilidades entre diferentes cuidadores.[9]

AVALIAÇÃO DA MORADIA

Cada residência é particular na sua construção, organização, regras de conduta e valores compartilhados por seus membros. Aqui, não nos referimos ao domicílio somente como espaço físico ou como ambiente de cuidados, mas como uma construção social, um espaço social de convívio e de cuidados (ou de ausência destes). Daí a importância de se conhecer a moradia na avaliação social, seja pelo relato dos envolvidos, no atendimento hospitalar, seja *in loco*, na assistência domiciliar.

O atendimento domiciliar para a pessoa idosa frágil ou dependente é um direito garantido pelo Estatuto[8] já citado e pela legislação que regulamenta a assistência domiciliar no Sistema Único de Saúde (SUS). No Estatuto:

> Art. 15. É assegurada a atenção integral à saúde da pessoa idosa, por intermédio do Sistema Único de Saúde (SUS), garantindo-lhe o acesso universal e igualitário, em conjunto articulado e contínuo das ações e serviços, para a prevenção, promoção, proteção e recuperação da saúde, incluindo a atenção especial às doenças que afetam preferencialmente as pessoas idosas.
> V – atendimento domiciliar, incluindo a internação, para a população que dele necessitar e esteja impossibilitada de se locomover, inclusive para as pessoas idosas abrigadas e acolhidas por instituições públicas, filantrópicas ou sem fins lucrativos e eventualmente conveniadas com o poder público, nos meios urbano e rural.[8]

Nesses casos, é necessário levar em conta as dificuldades inerentes aos espaços físicos em si. Essa análise não se relaciona a condições estritamente econômicas, mas envolve questões mais amplas, que nem sempre são abordadas adequadamente, seja por despreparo do profissional ou por constrangerem a família e a equipe. Por exemplo, entre as situações que dificultam sobremaneira os cuidados na residência encontramos: espaços físicos exíguos em que é difícil abrigar uma cama hospitalar; pouco espaço para a circulação de cadeiras de roda ou de banho (mesmo as adaptadas pelas famílias) ou, até mesmo, a falta de um local adequado para o paciente manter seus cuidados privativamente.

Em nenhum momento tais fatores abordados podem ser encarados pela equipe como impeditivos se família e paciente estão imbuídos do ideal de cuidar, mas devem ser ponderados e trabalhados junto ao grupo familiar. Por exemplo, nos casos em que o cuidado pode se estender por muitos meses e o estresse for crescente, o simples fato de não mais conseguir retirar o paciente da cama para uma higienização adequada pode gerar uma grande crise no cuidador. Idosos "reféns do próprio quarto", por conta da arquitetura da casa, são uma constante na assistência domiciliar. Tal fato requer conhecimento prévio para uma abordagem precisa da equipe, o que às vezes inclui transferência do paciente para outro cômodo da casa ou adaptações prévias providenciadas pela própria família, sempre dentro das possibilidades de cada núcleo familiar atendido. Esse assunto deve ser abordado com delicadeza, uma vez que alterações no ambiente do domicílio nem sempre são aceitas tranquilamente, por se tratar de um local compartilhado por vários membros. De qualquer modo, conhecemos a angústia gerada quando o cuidado e a atenção ao paciente não são realizados a contento por conta de dificuldades previsíveis e possíveis de serem solucionadas.

AVALIAÇÃO DA FORMAÇÃO, PROFISSÃO E SITUAÇÃO EMPREGATÍCIA DO PACIENTE

Essas informações são fundamentais, principalmente quando o paciente é o mantenedor da família. A orientação e o encaminhamento adequados da questão oferecerão a garantia de sustento para o núcleo familiar. Nesse aspecto, cabe ao assistente social colher informações e fornecer orientações de como proceder quanto ao auxílio-doença, Benefício Assistencial (Benefício de Prestação Continuada), aposentadorias (por invalidez ou tempo de serviço), direito a saque de FGTS (Fundo de Garantia por Tempo de Serviço), PIS, isenção de Imposto de Renda e outros benefícios ou isenções locais e/ou relacionados a doenças específicas.

A Tabela 1 visa sintetizar, de maneira geral, essas orientações, com enfoque específico nas pessoas idosas, uma vez que a legislação é mais abrangente e abarca muitas outras situações.

TABELA 1

Benefício	Situações em que se aplica	Documentos necessários	Para onde encaminhar
Auxílio-doença	Quando o paciente trabalha formalmente ou contribui para o INSS. É fato corrente que muitas pessoas idosas continuam trabalhando e sendo as mantenedoras. *Obs.: essa orientação é para o caso de quem trabalha, mas não é ainda aposentado. Para aquelas pessoas idosas aposentadas que acumulam aposentadoria e trabalho (salário), o afastamento por doença não gera rendimentos.	Relatório médico. Documentos pessoais do paciente. Comprovante de contribuição (carteira assinada ou comprovantes de pagamento como contribuinte avulso ou individual).	Para marcação de perícia: Telefone: 135. *Site* ou aplicativo: https://www.inss.gov.br/servicos-do-inss/meu-inss/.
Aposentadoria por invalidez	Consequente ao auxílio-doença (só recebe essa modalidade de aposentadoria quem estava em auxílio-doença).	Relatório médico para perícia. Comprovação de auxílio-doença. Documentos pessoais. Para solicitação de perícia hospitalar (paciente internado) ou domiciliar (paciente acamado em assistência domiciliar), é necessário que o relatório médico detalhe a impossibilidade de locomoção.	Para marcação de perícia: Presencial: agência do INSS mais próxima da residência. Telefone: 135. *Site* ou aplicativo: https://www.inss.gov.br/servicos-do-inss/meu-inss/.

(continua)

TABELA 1 *(continuação)*

Benefício	Situações em que se aplica	Documentos necessários	Para onde encaminhar
Acréscimo de 25% no valor da aposentadoria por invalidez	Quando o paciente se encontra totalmente dependente para as atividades básicas de vida diária.	Relatório médico constando CID, condições atuais e a declaração de que o paciente é dependente para as atividades básicas de vida diária. Comprovante de aposentadoria. Documentos pessoais do paciente.	Na agência onde foi solicitada a aposentadoria ou na mais próxima da residência ou pelo aplicativo MEU INSS.
Benefício de prestação continuada (BPC)	Benefício individual, não vitalício e intransferível. Garante a transferência de 1 (um) salário mínimo à pessoa idosa, com 65 (sessenta e cinco) anos ou mais, e à pessoa com deficiência de qualquer idade que comprovem não possuir meios de se sustentar ou de ser sustentado pela família. Comprovar que a renda mensal familiar *per capita* é inferior a um quarto do salário mínimo. *Obs.: benefícios assistenciais não contam na soma da renda familiar (Lei n. 14.601/2023).	Se for idoso acima de 65 anos, solicitar por idade. Se for pessoa de 60 a 64 anos e 11 meses, solicitar por impossibilidade de trabalho, se for o caso com: Relatório médico comprovando deficiência (entenda-se por deficiência a impossibilidade de trabalho). * Realizar o CadÚnico no Centro de Referência de Assistência Social (CRAS) do território.	Para marcação de perícia: Presencial: agência do INSS mais próxima da residência. Telefone: 135. *Site* ou aplicativo: https://www.inss.gov.br/servicos-do-inss/meu-inss/.

(continua)

TABELA 1 *(continuação)*

Benefício	Situações em que se aplica	Documentos necessários	Para onde encaminhar
FGTS e PIS (Quotas)	Pacientes em cuidados paliativos por qualquer diagnóstico de qualquer faixa etária (trabalhador ou dependente). Pacientes com diagnóstico oncológico em qualquer fase da doença e pacientes com AIDS também podem solicitar (especificações no *site*: www.caixa.gov.br). *Obs.: no caso de idosos aposentados, esses rendimentos habitualmente são obtidos por ocasião da aposentadoria.	Atestado médico contendo diagnóstico médico, claramente descritivo, que, em face dos sintomas e do histórico patológico, caracterize estágio terminal de vida, em razão de doença grave consignada no CID, que tenha acometido o titular da conta vinculada do FGTS ou seu dependente. Deve conter assinatura e carimbo com o nome e CRM do médico que assiste o paciente e indicar expressamente que o paciente se encontra em estágio terminal de vida. Documentos pessoais. Carteira de trabalho. Documento que comprove dependência (no caso de não ser doença do titular). Número de inscrição PIS/PASEP/NIS.	Agência da Caixa Econômica Federal mais próxima.

(continua)

TABELA 1 *(continuação)*

Benefício	Situações em que se aplica	Documentos necessários	Para onde encaminhar
Isenção de Imposto de Renda	As pessoas portadoras de doenças graves são isentas do Imposto sobre a Renda de Pessoa Física (Lei n. 7.713/88), desde que se enquadrem cumulativamente nas seguintes situações: Os rendimentos sejam relativos a aposentadoria, pensão ou reserva/reforma (militares). Possuam alguma das seguintes doenças: AIDS (síndrome da imunodeficiência adquirida), alienação mental, cardiopatia grave, cegueira (inclusive monocular), contaminação por radiação, doença de Paget em estados avançados (osteíte deformante), doença de Parkinson, esclerose múltipla, espondiloartrose anquilosante, fibrose cística (mucoviscidose), hanseníase, nefropatia grave, hepatopatia grave, neoplasia maligna, paralisia irreversível e incapacitante, tuberculose ativa.	Laudo pericial (modelo no *site*: www.receitafederal.com.br). Documentos pessoais. Maiores detalhes sobre laudo, consultar o *site*.	Agência da Receita Federal da região. *Online* no *site* da Receita Federal.

AVALIAÇÃO DA RENDA

A renda familiar tem íntima relação com a formação, profissão e estado empregatício do paciente. Contudo, nem sempre recebe a atenção devida na análise, apesar de dever ser sempre conhecida, para que a equipe tenha parâmetros reais para as solicitações futuras.

Exigências que vão além do que a família pode arcar – aqui relacionadas especificamente a custos – costumam inviabilizar a atenção ao paciente e gerar situações de estresse desnecessário para os envolvidos. É importante frisar que as condições socioeconômicas adequadas de vida não são determinantes para o cuidado ou falta deste, mas facilitam, em grande medida, sua manutenção por um período prolongado e condicionam sua garantia até o final de vida do paciente.

Em nenhum momento devemos esquecer que há sempre um aumento nos gastos e a necessidade de adequação do orçamento familiar quando um dos membros adoece. Quanto mais grave for a doença e quanto mais prolongado for o período de cuidados, maiores serão as despesas. Isso é bastante visível na assistência domiciliar de forma geral: o período prolongado de cuidados tende a trazer empobrecimento especialmente para as famílias que já não viviam em situação financeira confortável, o que, infelizmente, quase nunca é discutido pelos serviços de saúde. Todavia, se um dos objetivos da assistência domiciliar é a redução dos custos com as internações, uma certeza fica: esses custos são divididos com as famílias, que nem sempre apresentam a condição de assumi-los. Daí a importância do trabalho do assistente social na inserção dessas famílias nas políticas públicas existentes ou na garantia do recebimento de benefícios disponíveis nos níveis federal, estadual ou municipal.

AVALIAÇÃO DA REDE DE SUPORTE SOCIAL

A rede de suporte social é formada pelas entidades (instituições, grupos formais e serviços) ou pessoas (parentes, amigos, vizinhos) com as quais o paciente e seus familiares podem contar em casos de necessidade. As redes de suporte são tão mais suficientes e eficazes quanto maiores a disponibilidade e a segurança que oferecem aos indivíduos que a elas recorrem.[16] Tal efetividade não se relaciona à renda dos envolvidos, mas sim a vínculos estabelecidos e fortalecidos no decorrer do tempo. Algumas instituições religiosas, por exemplo, oferecem redes mais organizadas e eficazes, principalmente em situações de doença ou fragilidade de seus membros.

Dependendo do local onde o indivíduo reside, há que se perceber a precariedade ou suficiência das redes de suporte social, sejam elas formais ou informais. Da mesma forma, devem ser avaliadas a facilidade ou a dificuldade de comparecer às consultas ou demais procedimentos em caso de necessidade, o que indica a importância da assistência domiciliar. A ciência dessas dificuldades, quando existentes, possibilita ao assistente social viabilizar e encaminhar adequadamente o paciente e seus familiares para os recursos da região e providenciar a solicitação de transporte no território do paciente ou de outras instituições. Dessa forma, busca-se complementar a assistência domiciliar já realizada, uma vez que alguns pacientes precisarão de acompanhamento complementar, principalmente nos casos de cuidados longitudinais.

Quanto à interface com outras instituições e serviços, ao assistente social importa conhecer as principais necessidades dos pacientes em atendimento, bem como os recursos existentes no território do paciente para que os encaminhamentos sejam realizados a contento, entendendo essa abordagem também como uma garantia de direitos. Assim, o Centro de Referência de Assistência Social (CRAS), o Centro de Referência Especializado em Assistência Social (CREAS), o hospital de referência da Unidade Básica onde se encontra a Estratégia de Saúde da Família ou Melhor em Casa (EMADs e EMAPs), a delegacia referência do território, o NASF (Núcleo de Apoio à Família) e o Centro-Dia para Idosos, entre outros, precisam ser de conhecimento do profissional para que realize os encaminhamentos necessários.

CONCLUSÃO

O Serviço Social, no atendimento a idosos internados e no planejamento da alta, atua no reconhecimento dos direitos já garantidos a essa população e na criação de estratégias de intervenção junto à família e ao paciente para as orientações pertinentes. Tal prática inclui acolhimento e avaliação social ampla, levando-se em consideração território de atuação, paciente, família e cuidadores em seus aspectos socioeconômicos e intervenção planejada, de acordo com a necessidade de cada binômio paciente/família. É imprescindível um olhar integral na busca da efetivação dos direitos da população idosa, seja pela família, pelo próprio paciente enquanto sujeito de direitos e pelas instituições de saúde, nem sempre preparadas para essa garantia.

REFERÊNCIAS BIBLIOGRÁFICAS

1. Brasil. IBGE. Projeção da população do Brasil: população brasileira envelhece em ritmo acelerado. IBGE; 2008.
2. Brasil. IBGE. Número de idosos cresce 18% em 5 anos e ultrapassa 30 milhões em 2017. Disponível em: https://tinyurl.com/2wuedadk. Acesso em 03/03/2019.
3. Brasil. IBGE. Censo demográfico 2022. População por idade e sexo. Brasil: grandes regiões e Unidades da Federação. Disponível em: https://tinyurl.com/wmrtmmua.
4. Veras R. Atenção preventiva ao idoso – uma abordagem de Saúde Coletiva. In: Papaléu Netto M. Gerontologia: a velhice e o envelhecimento em visão globalizada. São Paulo: Atheneu; 2005. p. 383-93.
5. Houaiss. Dicionário online. Disponível em: https://houaiss.uol.com.br/. Acesso em 01/12/2024.

6. Paschoal SMP. Epidemiologia do envelhecimento. In: Papaléu Netto M. Gerontologia: a velhice e o envelhecimento em visão globalizada. São Paulo: Atheneu; 2005. p. 26-43.
7. Brasil. IBGE. População brasileira envelhece em ritmo acelerado. Disponível em: https://tinyurl.com/24yk67nh. Acesso em 01/12/2024.
8. Brasil. Lei n. 10.741, de 1º de outubro de 2003. Dispõe sobre o Estatuto da Pessoa Idosa e dá outras providências. Disponível em: https://www.planalto.gov.br/ccivil_03/leis/2003/l10.741.htm. Acesso em 01/12/2024.
9. Andrade L. Paciente em Cuidados Paliativos: abordagens direcionadas às famílias. In: Andrade L (org.). Serviço Social na área da Saúde. São Paulo: Editora Alumiar – Casa de Cultura e Educação; 2019. p. 153-66.
10. Brasil. Portaria n. 280 de 07/04/1999. Disponível em: https://bvsms.saude.gov.br/bvs/saudelegis/gm/1999/prt0280_07_04_1999.html. Acesso em 01/12/2024.
11. Camacho ACLF. Pesquisa revela mapa da violência contra idosos no Brasil. Escola Nacional de Saúde Pública Sérgio Arouca. Disponível em: LINK. Acesso em 01/12/2024.
12. Brasil. Instrução Normativa n. 14, de 07 de janeiro de 2013. Dispõe sobre o reconhecimento e o registro de união estável no âmbito do Conselho Nacional de Justiça. Disponível em: https://atos.cnj.jus.br/atos/detalhar/atos-normativos?documento=1660. Acesso em 01/12/2024.
13. Carvalho MCB (Org.). A família contemporânea em debate. São Paulo: Cortez/EDUC; 2006.
14. Vitale MAF. Famílias monoparentais: indagações. Serviço Social & Sociedade. 2002;71:45-62.
15. Karsch ÚMS (Org.) Envelhecimento com dependência: revelando cuidadores. São Paulo: EDUC; 1998.
16. Biffi RG, Mamede MV. Suporte social na reabilitação da mulher mastectomizada: o papel do parceiro sexual. Revista Escola de Enfermagem USP. 2004;38(3):262-9.

8 Qualidade e a construção de uma linha de cuidado: "um Hospital Amigo do Idoso"

Patricia Bader dos Santos
Thamara Cristina Petrella Saweljew

INTRODUÇÃO

Entre as muitas histórias que a longevidade nos oferece, encontramos trajetórias que, por si só, ilustram os desafios, as conquistas e as possibilidades do envelhecer.

Neste capítulo, a história de Seu Armando, um idoso de 95 anos, nos acompanha para dar vida à construção das etapas de uma linha de cuidados, conectando teoria e prática de forma tangível e sensível.

As linhas de cuidado em saúde representam instrumentos indispensáveis para a organização e a padronização das práticas assistenciais, definindo papéis, responsabilidades e metas terapêuticas esperadas para cada etapa do processo. Além disso, são mais comumente associadas a um protocolo assistencial, unindo descrição e desenho das etapas, por meio de um fluxograma, de acordo com as melhores práticas em saúde e *guidelines* atualizados.

Consideradas um instrumento na saúde, norteiam na prática clínica as condutas da equipe multiprofissional envolvida no processo, bem como contribuem diretamente para redução da variabilidade, minimização de erros e promoção da qualidade e segurança nos atendimentos.

O *Institute for Healthcare Improvement* (IHI) desempenha um papel central no desenvolvimento e na disseminação de estratégias que fortalecem a elaboração e implementação de protocolos. Por meio de abordagens como o Modelo de Melhoria (*Model for Improvement*) e os ciclos PDSA (*Plan-Do-Study-Act*), o IHI estabelece diretrizes práticas e dinâmicas para que as instituições de saúde integrem protocolos às suas rotinas assistenciais de forma eficaz. Esses métodos garantem que os protocolos sejam constantemente adaptados às mudanças no conhecimento científico e nas demandas dos pacientes.

No contexto do envelhecimento populacional, a relevância das linhas de cuidado deve ser individualizada de acordo com as especificidades dessa população e os objetivos esperados para cada segmento de cuidado, seja no quesito diagnóstico, tratamento ou reabilitação, considerando ainda os fatores associados à prevalência de doenças crônicas, fragilidades, funcionalidades e qualidade de vida, entre outros.

A abordagem multiprofissional e o cuidado centrado no paciente se tornam fatores diferenciais e de sucesso para a efetividade da linha de cuidados, considerando sempre, dentro das vertentes de cuidado definidas, os aspectos clínicos, funcionais, psicológicos e sociais.

Ao longo deste capítulo, voltaremos ao cotidiano de Seu Armando, cuja jornada nos ajuda a compreender como uma linha de cuidados bem estruturada pode transformar a experiência do envelhecimento, promovendo dignidade, segurança e qualidade de vida, uma vez que o aumento da expectativa de vida e o crescimento da população idosa são tendências globais.

Dados da Organização Mundial da Saúde (OMS) estimam que, até 2050, a população de pessoas com 60 anos ou mais dobrará, atingindo cerca de 2 bilhões de indivíduos (OMS, 2021). Esse cenário traz desafios crescentes, como o manejo de doenças crônicas, a prevenção de hospitalizações evitáveis e a promoção do envelhecimento saudável.

A construção de uma linha de cuidado voltada ao idoso se torna, então, um componente essencial para alinhar a oferta de serviços hospitalares às necessidades dessa população. Um "Hospital Amigo do Idoso" vai além da atenção médica, incorporando políticas, protocolos e infraestrutura que respeitam a singularidade do indivíduo.

O PAPEL ESTRATÉGICO DAS LINHAS DE CUIDADO

As linhas de cuidados estão associadas a padronizações técnicas que exemplificam as informações relativas à organização de atividades de um sistema de saúde, considerando:

- Descrição das rotinas quanto ao itinerário (jornada) do paciente, associadas às atividades relativas à promoção, prevenção, tratamento e reabilitação, a serem desenvolvidas pela equipe multidisciplinar de cada serviço de saúde.
- Viabilização da comunicação entre equipes, serviços e usuários de uma Rede de Atenção à Saúde, com o intuito de padronizar ações em prol de *continuum* assistencial.

Entre os principais objetivos de sua implementação como estratégia organizacional no segmento da saúde estão:

- Nortear o serviço de saúde na prestação de uma assistência centrada no cuidado ao paciente e em suas necessidades.
- Otimizar fluxos assistenciais, por meio do planejamento terapêutico seguro e oportuno, nos diferentes níveis de atenção.
- Estabelecer as etapas do percurso assistencial, desde seu egresso até o desfecho esperado, nos diferentes níveis de atenção, de acordo com suas necessidades.

Historicamente, as linhas de cuidado foram criadas sob a ótica do cenário de saúde pública brasileira, mais precisamente na Atenção Primária em Saúde, como gestão dos fluxos assistenciais por meio das Redes de Atenção à Saúde.

A sua construção pode estar correlacionada como um adicional contido nos protocolos clínicos e diretrizes terapêuticas, facilitando o processo de compreensão da equipe multiprofissional quanto às informações contempladas em documentos mais estruturados, robustos e complexos, baseados em evidências cientificas, e às regulamentações vigentes.

Ambos, linha de cuidados e protocolos assistenciais, fazem parte da gestão da clínica, considerando a linha de cuidados voltada à organização de um sistema de saúde, e o protocolo, a descrição de uma situação especifica assistencial, por exemplo.

O papel estratégico de uma linha de cuidados em uma instituição Amiga do Idoso é fundamental para garantia da prestação do cuidado de forma integral, acessível e centrado nas necessidades deste perfil e, alinhada aos objetivos estratégicos da instituição, contribui diretamente para a promoção da eficiência operacional, considerando ainda a obtenção de melhores resultados quanto aos desfechos clínicos e reposicionamento da organização no mercado, tornando-a referência no cuidado humanizado e integral ao idoso, fatores essenciais para a sustentabilidade organizacional em meio ao cenário de envelhecimento populacional.

ESTRUTURA DE UM PROTOCOLO E LINHA DE CUIDADOS

A elaboração de protocolos assistenciais requer uma estrutura clara e funcional, que permita sua aplicação prática em diferentes cenários assistenciais, considerando em sua composição:

- Título e identificação: definem o escopo e a aplicabilidade do protocolo.
- Objetivos: explicitam os resultados esperados com a implementação do protocolo.

- Público-alvo: identifica a população beneficiada, com critérios de inclusão e exclusão bem estabelecidos.
- Fluxos de atendimento: descrevem as etapas sequenciais do cuidado, utilizando ferramentas visuais como fluxogramas.
- Definição de responsabilidades: determina as atribuições de cada membro da equipe multiprofissional.
- Indicadores de avaliação: apresenta métricas que monitoram a adesão ao protocolo e seus impactos clínicos e organizacionais.
- Revisão e atualização contínua: estabelecem uma periodicidade para revisão, incorporando novas evidências e regulamentações.

Podemos considerar, entre os requisitos supracitados, que a linha de cuidados quando atribuída a um protocolo assistencial está associada à descrição das etapas sequenciais do cuidado. A seguir, exemplificaremos e diferenciaremos a as etapas a serem consideradas na construção de uma linha de cuidados voltada ao paciente idoso.

- Mapeamento do perfil da população idosa: antes de desenvolver a linha de cuidados, é fundamental compreender o perfil dos pacientes que serão atendidos, considerando: características epidemiológicas, principais condições de saúde, fatores socioeconômicos, condição de acesso aos serviços de saúde e rede de suporte familiar.

Exemplificando:

Em uma região com prevalência de hipertensão arterial entre idosos, é essencial incluir o manejo dessa condição, como controle glicêmico e programas de monitoramento, sensibilização e apoio ao cuidador, de acordo com as necessidades da população.

- Definição do fluxo de cuidados: o fluxo de cuidados consiste no estabelecimento das etapas pelas quais o paciente será atendido, desde a entrada no sistema até a alta ou acompanhamento contínuo, considerando: acesso inicial, triagem no primeiro contato, acompanhamento longitudinal pela equipe multidisciplinar, transição de cuidados entre os níveis de atenção (p. ex.: atenção primária, especializada e hospitalar).

Exemplificando:

Uma linha de cuidado pode se iniciar com a triagem de fragilidade na atenção primária, seguida pelo encaminhamento para um geriatra e, se necessário, internação para condições agudas, com posterior reabilitação.

- Construção de protocolos assistenciais: os protocolos devem ser baseados em evidências científicas e adequados ao contexto local. Eles orientam a prática clínica e garantem uniformidade no atendimento, considerando: avaliação multidimensional (inclui aspectos físicos, cognitivos, emocionais e sociais) e plano de cuidado individualizado.

Exemplificando:

Um protocolo para pacientes com demência pode incluir avaliação neuropsicológica, suporte para cuidadores e monitoramento de alterações comportamentais.

- Papéis e responsabilidades de uma equipe multidisciplinar: os cuidados ao idoso exigem uma equipe integrada, composta por profissionais como: médicos (geriatras, clínicos gerais e demais especialidades), enfermeiros, fisioterapeutas, nutricionistas, psicólogos, assistentes sociais e farmacêuticos, principalmente para o manejo da polifarmácia.

Exemplificando:

No atendimento de um serviço especializado para idosos submetidos a procedimentos cirúrgicos de risco, como correção para fratura de fêmur, a equipe deve incluir ortopedistas para a cirurgia, fisioterapeutas para reabilitação, nutricionistas para otimizar a recuperação óssea.

- Implementação de estratégias educativas: a educação é crucial para empoderar tanto os pacientes quanto os cuidadores e a equipe de saúde, incluindo: educação do paciente e da família para promoção de hábitos saudáveis e adesão ao tratamento e treinamento contínuo da equipe de saúde, considerando a atualização dos protocolos e aprimoramento quanto ao manejo do paciente idoso.

Exemplificando:

Campanhas de educação sobre prevenção de quedas, incluindo exercícios para fortalecimento muscular e adaptações no ambiente domiciliar.

- Monitoramento e avaliação de resultados: estabeleça indicadores para avaliar a efetividade da linha de cuidados e realizar ajustes conforme necessário, considerando: indicadores técnicos (p. ex.: redução de reinternações), indicadores de qualidade de vida (p. ex.: preservação da funcionalidade), qualidade percebida (p. ex.: satisfação do paciente quanto aos resultados do tratamento), indicadores de eficiência (p. ex.: tempo de espera para consultas, custos associados ao atendimento).

Exemplificando:

Um indicador pode ser a redução da taxa de quedas em idosos atendidos na linha de cuidado em um período de 12 meses.

- Integração com Redes de Atenção à Saúde: a linha de cuidados deve estar conectada com outras iniciativas e serviços de saúde para garantir a continuidade do cuidado, incluindo: integração com unidades de atenção primária e especializada, parcerias com serviços comunitários e centros de convivência.

Exemplificando:

Após alta hospitalar, um idoso com AVC pode ser encaminhado a um programa de reabilitação domiciliar e a uma Unidade Básica para monitoramento de fatores de risco.

A construção de uma linha de cuidados para o paciente idoso é um processo complexo, mas fundamental para oferecer um atendimento integral e humanizado. Cada etapa deve ser adaptada às especificidades da população e à realidade local, sempre buscando promover a saúde, prevenir complicações e melhorar a qualidade de vida dos pacientes.

APLICABILIDADE NA PRÁTICA

O cuidado ao paciente idoso requer abordagem integrada e especializada, considerando a complexidade dessa população. A avaliação geriátrica ampla (AGA) é um componente importante, permitindo identificar condições como multimorbidades, fragilidade funcional e polifarmácia.

Protocolos específicos para essa população podem garantir a estruturação de cuidados preventivos, processos de reabilitação, cuidados paliativos, pensando na promoção da funcionalidade, da autonomia e da qualidade de vida.

O IHI destaca que a integração multiprofissional é um pilar fundamental na atenção ao idoso, incluindo o fortalecimento dos canais de comunicação entre equipes, paciente e família, nos diferentes níveis de atenção.

Quando falamos da aplicação de uma linha de cuidados, é na realidade que ele se concretiza. Vejamos o exemplo de Seu Armando: aos 95 anos, lúcido e orientado, mas com desafios de mobilidade e nutrição, ele encontrou no cuidado coordenado uma possibilidade de melhora em relação à sua qualidade de vida.

Sua história começa em um dia comum, que se torna extraordinário pela intervenção cuidadosa da equipe multiprofissional.

Seu Armando é viúvo há três anos e viveu grande parte de sua vida com a esposa em uma casa, contando com o apoio de cuidadores nos últimos cinco anos devido à perda de funcionalidade. A queda da esposa aos 92 anos, que resultou em uma fratura de fêmur e posterior falecimento no pós-operatório, marcou um ponto de virada emocional e funcional em sua vida. Apesar de lúcido e orientado, ele enfrentava limitações significativas no deslocamento e nas atividades da vida diária, como preparar refeições e tomar suas medicações.

A situação culminou em uma internação hospitalar após um episódio de sangramento urinário, revelando uma infecção urinária causada por baixa hidratação. Durante a internação, a equipe médica implementou o protocolo de tratamento para infecção do trato urinário, integrando ações específicas para atender às necessidades de Seu Armando, incluindo-o na participação de seu cuidado. No entanto, ele necessitou permanecer internado por um período prolongado na instituição em detrimento das outras condições clínicas.

Na organização em que Seu Armando permaneceu internado por mais de 14 dias, foi contemplado em Programa de Atenção à Longevidade, considerando o risco de perdas funcionais e redução de reincidência de internações desnecessárias.

O programa de cuidados visa coordenar as ações assistenciais e otimizar a jornada do paciente geriátrico de forma contínua, incluindo seu acompanhamento via ambulatorial, destinado a pacientes a partir dos 60 anos, excluindo pacientes sob cuidados em caráter domiciliar e paliativos.

- **Avaliação inicial:** foi realizada avaliação geriátrica ampla (AGA), que incluiu a aplicação do Índice de Vulnerabilidade Clínico-Funcional (IVCF-20), permitindo classificar Seu Armando como frágil. Essa etapa identificou não apenas a infecção urinária, mas também fragilidades relacionadas à mobilidade, nutrição, saúde emocional e social, e o risco elevado de novas hospitalizações.
- **Planejamento do cuidado:** com base nos achados da avaliação, a equipe multiprofissional elaborou um plano terapêutico individualizado. Esse plano contemplava metas como reabilitação funcional para prevenir quedas, ajustes alimentares para melhorar o estado nutricional, e suporte emocional para lidar com o luto e a resistência a mudanças.
- **Fluxo assistencial:** Seu Armando foi direcionado ao ambulatório de longevidade com o acompanhamento ininterrupto da enfermeira navegadora, onde consultas com geriatras, fisioterapeutas, nutricionistas e psicólogos foram organizadas de forma coordenada e eficiente. Esse fluxo também incluiu a realização de exames complementares para monitorar o aneurisma de aorta abdominal e o histórico de câncer de próstata, além de reavaliações funcionais periódicas.
- **Intervenção multiprofissional**: a equipe geriatra ajustou as medicações para hipertensão e incluiu suplementos nutricionais. O fisioterapeuta trabalhou exercícios de fortalecimento muscular e equilíbrio, reduzindo o risco de quedas. A nutricionista implementou um plano alimentar para corrigir a desidratação e melhorar a ingestão calórica. O psicólogo desenvolveu intervenções focadas no enfrentamento do luto e na aceitação de cuidados externos, envolvendo também os familiares em sessões de apoio.
- **Monitoramento contínuo:** após as intervenções iniciais, Seu Armando passou a ser acompanhado regularmente pela equipe mul-

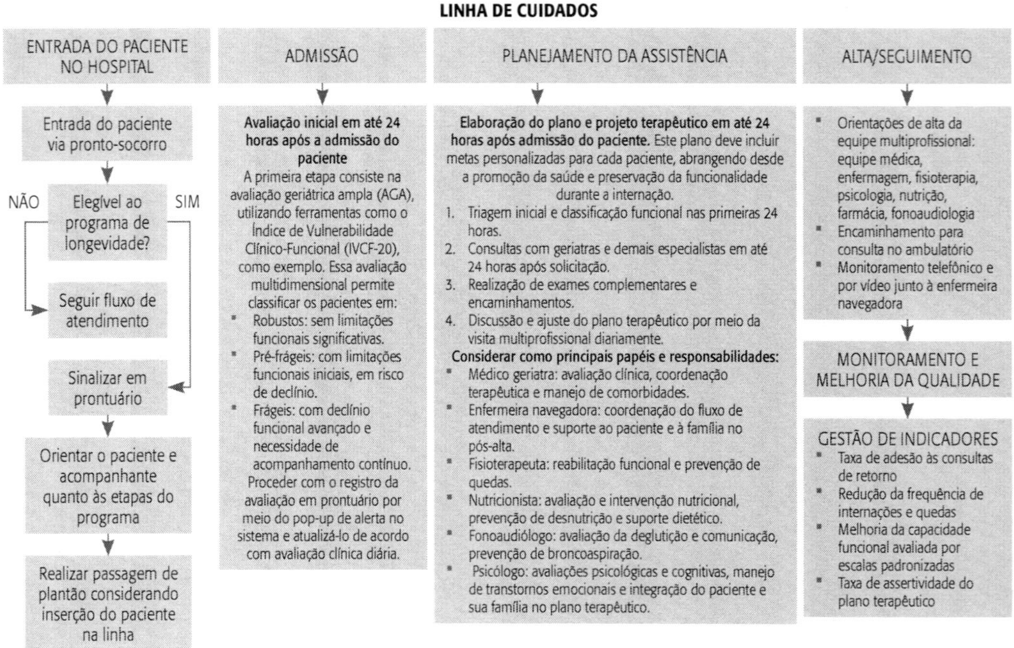

FIGURA 1 Exemplo da linha de cuidados.

tiprofissional, com reuniões periódicas para reavaliar as metas e ajustar o plano de cuidado conforme necessário. Indicadores como melhoria na capacidade funcional, menor dependência de hospitalizações e maior adesão ao plano alimentar foram monitorados.

- **Resultados e transição:** o trabalho integrado permitiu que Seu Armando recuperasse parte de sua funcionalidade e melhorasse sua qualidade de vida. Com o apoio do psicólogo e dos filhos, ele aceitou se mudar para a casa de um deles, onde pôde manter parte de sua autonomia em um ambiente seguro e adaptado às suas necessidades.

Cabe ressaltar que todo o planejamento de cuidados deve ser registrado em prontuário, sendo essa a maior fonte de evidência da clínica e respaldo multiprofissional quanto à assistência prestada. Além disso, é possível desmembrar as ações esperadas para execução de cada especialidade por dia e alinhar junto à equipe multiprofissional (Tabela 1).

TABELA 1 Exemplo do desdobramento das ações da linha de cuidados (diário)

Equipe	D1 – Admissão	D2 – Planejamento	D3 – Alta
Médico	Avaliação clínica e diagnóstico	Elaboração do plano de cuidados a longo prazo	Ajuste do plano de cuidados. Orientações finais
Enfermeiro	Triagem, coleta de sinais vitais, orientação	Implementação de cuidados diários e monitoramento	Orientação sobre cuidados em casa e medicamentos

(continua)

TABELA 1 Exemplo do desdobramento das ações da linha de cuidados (diário) *(continuação)*

Equipe	D1 – Admissão	D2 – Planejamento	D3 – Alta
Fisioterapeuta	Avaliação funcional e prescrição de exercícios	Planejamento de reabilitação e prevenção	Acompanhamento de exercícios e orientação sobre a mobilidade
Psicólogo	Avaliação emocional e psicológica	Planejamento de intervenções psicológicas	Acompanhamento psicológico e apoio na transição
Farmacêutico	Revisão de medicamentos e interações	Planejamento da farmacoterapia	Ajustes nos medicamentos e orientações sobre uso seguro

CONCLUSÃO

A história de Seu Armando ilustra como linhas bem estruturadas e uma abordagem centrada no paciente promovem uma melhor qualidade quanto ao processo de envelhecimento. Cada etapa do processo foi essencial para garantir o alinhamento entre as necessidades clínicas, funcionais e emocionais de Seu Armando e as ações realizadas pela equipe de saúde.

Os protocolos em saúde são ferramentas indispensáveis para a promoção de um cuidado seguro, eficiente e integrado. Quando aplicados ao cuidado ao idoso, como no exemplo apresentado, eles demonstram seu potencial para transformar práticas assistenciais, garantindo melhores resultados clínicos e maior qualidade de vida para os pacientes. Fundamentados em abordagens dinâmicas, como as preconizadas pelo IHI, esses instrumentos promovem uma cultura de melhoria contínua, essencial em um sistema de saúde que enfrenta o desafio do envelhecimento populacional e ainda em constante despreparo para o atendimento às necessidades dessa população.

BIBLIOGRAFIA RECOMENDADA

1. Ministério da Saúde. Orientações técnicas para a implementação de linha de cuidado para atenção integral à saúde da pessoa idosa no SUS. Brasília: Ministério da Saúde; 2018.
2. World Health Organization (WHO). Integrated care for older people: guidelines on community-level interventions to manage declines in intrinsic capacity. Geneva: WHO; 2017.
3. Institute for Healthcare Improvement (IHI). Improvement capability: building and sustaining quality in healthcare. Disponível em: www.ihi.org.
4. Anvisa. Protocolo de segurança do paciente: ferramenta para a gestão da qualidade. Brasília: Anvisa; 2017.

9 Transição do cuidado

Karina Moraes Kiso

"O envelhecimento da população é um dos maiores triunfos da humanidade e também um dos nossos grandes desafios."

Gro Harlem Brundtland, Diretor-Geral da OMS, 1999

INTRODUÇÃO

Há séculos a humanidade estuda dados sobre a situação de saúde da população para gestão de serviços e planejamento do cuidado. As implementações de políticas e modelos de gestão em saúde dependem de estudos sobre o perfil da demanda e da oferta de serviços como norteadores de tomada de decisão.

McKee e Helay[1] fazem uma reflexão sobre a função dos hospitais ao longo dos séculos, identificando o serviço como abrigo para os pobres e excluídos na Idade Média, como último recurso para terminalidade no século XVIII e como símbolo do sistema de saúde moderno no século XX. Até o século XII a maioria dos hospitais eram pequenos e geralmente abrigavam os pobres que necessitavam mais de cuidados de enfermagem e apresentavam alguma doença infectocontagiosa. Naquela época, os hospitais eram lugares para morrer e não para viver, enquanto pessoas ricas eram tratadas em seus domicílios.

Com o avanço da Medicina, os hospitais se tornaram locais de internação para diagnóstico e tratamento de doenças, mais do que por motivo social; os médicos, ao comporem o corpo clínico permanente do hospital, e o avanço na descoberta de novos medicamentos e técnicas cirúrgicas permitiram a cura de diversas enfermidades.[1]

Atualmente, observa-se que mais uma vez o perfil do uso dos leitos hospitalares está mudando: há aumento da taxa de admissão, internações mais curtas e alta taxa de ocupação, com redução do número de leitos para cuidados agudos e aumento de propostas alternativas de cuidado para doenças crônicas e/ou que cursem com perda de funcionalidade, já que o novo perfil de morbimortalidade se alterou ao longo dos séculos, assim como as necessidades sociais e de saúde.

A análise das mudanças demográficas nas últimas décadas evidencia a tendência de envelhecimento populacional na maior parte do planeta. O aumento do número de idosos, convivendo com suas famílias ou vivendo sozinhos, altera antigas dinâmicas socioeconômicas e familiares. Como consequência epidemiológica da evolução desse processo há aumento na prevalência das doenças crônicas de evolução prolongada, geradoras frequentemente de diferentes graus de incapacidade funcional, e a percepção de que os cuidados tradicionais respondem apenas parcialmente às exigências dessa nova demanda.

A repercussão da desorganização do sistema de diante da dificuldade de desospitalização de pessoas que necessitam de cuidados contínuos e prolongados traduz-se em uma situação mundial denominada "*Bed Blocking*".[2] Na ausência de cuidados adequados pela família, comunidade ou outra tipologia de serviço, esses usuários bloqueiam a liberação desses leitos de cuidados intensivos, gerando um significativo contingente de demandas reprimidas e repercussões como consumo desnecessário de recursos e ineficiência quanto à manutenção da funcionalidade e autonomia.

De acordo com o *National Health Service*, a demora na alta hospitalar para pacientes idosos custa um milhão de libras esterlinas por dia para o Reino Unido e cerca de 2,2 milhões de leitos/dia estão bloqueados para uso por ano devido a essa alta tardia.[3]

Em Portugal, idosos representaram, em 2003, 32,3% do total das altas hospitalares e cerca de 48,7% do total de reinternações, 53% das internações com mais de 20 dias e 49,3% das internações com mais de 30 dias. Observou-se também que 24,2% (253.004) das altas hospitalares deveram-se às doenças crônicas conducentes a dependências.[4] A influência dessas informações para o planejamento do sistema de assistência à saúde e financiamento público em Portugal foi de suma importância.

Nos Estados Unidos, um estudo multicêntrico, prospectivo, de coorte analisou as atividades de vida diária (AVD) na pré-admissão hospitalar, na alta e após 3 meses, de 1.279 pessoas com 70 anos ou mais, e observou que 31% da população apresentou diminuição nas AVDs, demonstrando o declínio funcional durante a internação.[5]

Outro estudo realizado em Copenhagen, na Dinamarca, observou que 1.197 pacientes, cujo diagnóstico inicial era acidente vascular cerebral (AVC) na fase aguda, receberam terapia reabilitadora e foram acompanhados por 6 meses com avaliações funcionais periódicas usando escala de Barthel. Cerca de 80% dos pacientes alcançaram seus melhores desempenhos funcionais pós-AVC em 6 semanas de terapia reabilitadora (IC 95% 5,3-6,7),[6] justificando a necessidade de empenho assistencial intensivo nessa fase de convalescença da doença.

O Brasil apresenta taxa de envelhecimento populacional crescente e, segundo as Nações Unidas (*Population Division, Population Estimates and Projections Sections*), em 1950, a população de idosos (idade 65 anos ou mais*) correspondia a 4,9 % (1.606.000 de idosos) da população brasileira. Em 2000, essa taxa representava 8,1% (9.580.000 de idosos) e estima-se que, em 2050, a população idosa alcançará os 28,9% (52.008.000 de idosos) da população total.

Independentemente da riqueza de seu país, o envelhecimento é acompanhado pelo aumento da prevalência de doenças crônicas, de evolução prolongada e com elevado grau de incapacidade funcional e perda de autonomia.[7] O Brasil tem vivenciado um processo de mudança do perfil de adoecimento e morte da população, com queda acentuada da mortalidade por doenças transmissíveis e aumento das doenças crônicas degenerativas não transmissíveis. Na década de 50 no Brasil, até 40% das mortes registradas eram decorrentes das doenças infectocontagiosas e apenas 12% por doenças cardiovasculares. Já em 2000, essas taxas praticamente se inverteram: a principal causa de mortalidade é por doença cardiovascular (40%) e mortes por doenças infectocontagiosas representaram 12%.[8]

O aumento da expectativa de vida da população brasileira nas últimas décadas é acompanhado por aumento de perda de funcionalidade e autonomia relacionadas às doenças cronicodegenerativas, como hipertensão arterial, diabetes, infarto, AVC, doença de Alzheimer, câncer, osteoporose e outros. A doença cerebrovascular é atualmente a segunda causa de óbito no mundo (6,2 milhões de mortes) e apresenta potencial altamente incapacitante gerador de grande contingente de indivíduos portadores de hemiplegia e/ou outras sequelas.[9]

Somam-se a esse processo de transição demográfica e epidemiológica como fatores agravantes do cuidado ao idoso, núcleo fa-

---

* A Organização Mundial da Saúde (OMS) (2002) define o idoso a partir da idade cronológica, portanto, idosa é aquela pessoa com 60 anos ou mais, em países em desenvolvimento, e com 65 anos ou mais em países desenvolvidos.

miliar cada vez menor e alteração da dinâmica familiar, com mulheres se tornando força de trabalho formal e com consequente redução do apoio familiar, aumento do número de idosos vivendo sozinhos (em 1992 eram 1,17 milhão de idosos vivendo sozinhos e em 2012 esse número aumentou para 3,7 milhões, segundo PNAD), sem cuidadores, com dificuldade de acesso a serviços de saúde adaptados às suas necessidades.[10]

CONCEITO DE SAÚDE

O presente conceito sobre deficiência foi ampliando ao longo dos séculos e passou a tomar múltiplas dimensões interativas entre meio social, físico e psíquico, contemplando, agora, o processo degenerativo decorrente do envelhecimento. Nesse novo conceito, a população idosa torna-se o principal foco das atenções dos estudos sobre funcionalidade.

À medida que a população está envelhecendo, modifica-se o conceito de saúde. Com o aumento da proporção de doenças crônicas, saúde não significa ausência de doença. De acordo com a Organização Mundial da Saúde (1948), saúde é o estado de completo bem-estar físico, mental e social e não apenas a ausência de doença.

Marc Lalonde[11] definiu um conceito ampliado de saúde abrangendo *biologia humana*, que compreende a herança genética e os processos biológicos inerentes à vida; *meio ambiente*, que inclui o solo, a água, o ar, a moradia, o local de trabalho; *estilo de vida* e *organização da assistência à saúde*. Para o idoso, saúde se traduz mais pela sua condição de autonomia e independência (funcionalidade) que pela presença ou ausência de doença orgânica.[12]

Define-se como ***funcionalidade*** a capacidade do indivíduo para cuidar de si próprio através do desempenho de tarefas de cuidados pessoais e de adaptação ao seu meio.[13] Deve ser avaliada segundo o que o indivíduo faz no seu cotidiano e com os meios que dispõe[14,15] e relacionada com fatores físicos e/ou mentais e com fatores extrínsecos, de natureza social, econômica ou ambiental, que interfiram na função.[16] A deficiência passou a ser compreendida como parte ou expressão de uma condição de saúde, mas não indica necessariamente a presença de uma doença ou que o indivíduo deva ser considerado doente.[17]

Desde a década de 90, a Organização Mundial da Saúde adotou a expressão "**envelhecimento ativo**" para denominar o processo de otimização das oportunidades de saúde, participação e segurança, com o objetivo de melhorar a qualidade de vida à medida que as pessoas envelhecem, incluindo as frágeis, fisicamente incapacitadas e que requerem cuidados.

A Figura 1 representa a manutenção da capacidade funcional durante o curso de vida. A capacidade funcional (como capacidade ventilatória, força muscular e débito cardíaco) aumenta durante a infância e atinge seu máximo nos primeiros anos da vida adulta, entrando em declínio em seguida. A velocidade do declínio, no entanto, é fortemente determinada por fatores relacionados ao estilo de vida na vida adulta – como, por exemplo, tabagismo, consumo de álcool, nível de atividade física e dieta alimentar – assim como por fatores externos e ambientais. O declínio pode ser tão acentuado que resulte em uma deficiência prematura. Contudo, a aceleração no declínio pode sofrer influências e ser reversível em qualquer idade por meio de medidas individuais e públicas.[10]

A definição de incapacidade (*disability*) também não está padronizada no mundo, limitando a possibilidade de comparações entre os países. Na Europa, de acordo com o *EU Statistics on Income and Living Conditions Survey* (EU-SILCS),[19] em 2011, 42% das pessoas entre 65 e 74 anos relataram ter alguma restrição às atividades de vida diária devido ao estado de saúde. Essa proporção aumenta para 60% nas pessoas mais idosas (acima de 75 anos). A EU-SILCS utilizou a seguinte pergunta para identificar incapacidade: "Pelo menos

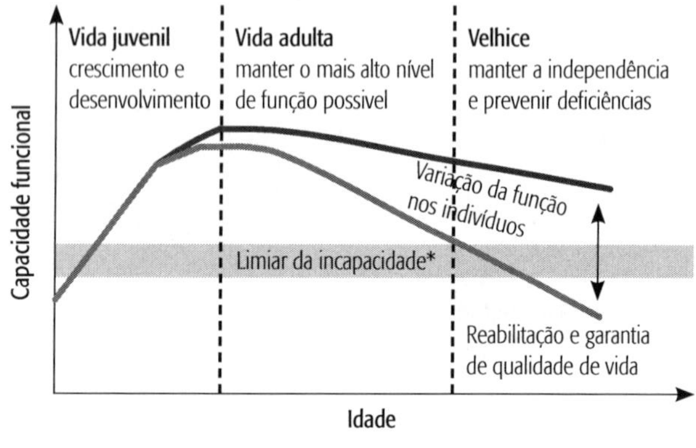

FIGURA 1 Manutenção da capacidade funcional durante o curso de vida.

* Mudanças no ambiente podem diminuir o limiar da deficiência e, assim, reduzir o número de pessoas com incapacidades em uma comunidade.

Fonte: adaptada de Kalache and Kickbusch, 1997.[18]

nos últimos 6 meses você identificou alguma dificuldade para realizar atividades que as outras pessoas costumam fazer na sua idade devido a problemas de saúde?" Se considerarmos demência como uma variedade de desordens cerebrais que progressivamente causam deterioração da capacidade funcional do indivíduo e das relações sociais, o número de pessoas com incapacidade aumentará significativamente nas estatísticas. Segundo a OMS, cerca de 35,6 milhões de pessoas em todo o mundo vivem com demência e, com o envelhecimento populacional, estima-se que em 2030 esse número aumente para 65,7 milhões.[20]

Em Portugal, de acordo com o Censo de 2011, cerca de 50% da população idosa (995.213 idosos) tem muita dificuldade ou não consegue realizar pelo menos uma das seis atividades básicas (ver, ouvir, andar ou subir degraus, memorizar ou concentrar-se, tomar banho/vestir-se, compreender os outros/fazer-se entender). Os problemas musculoesqueléticos e as dificuldades de mobilidade, especialmente andar e subir degraus, constituíram respectivamente o principal problema de saúde e a principal dificuldade para a população inquerida.

No Brasil, a pouca disponibilidade de serviços preparados para atender a essa demanda diferenciada – e de características muito específicas – tem um efeito desorganizador no acesso dos pacientes à rede pública de saúde, gerando altos custos, pouca efetividade e, em última instância, mau atendimento. Exemplo disso: serviços de urgência e emergência superlotados com pacientes de complexidades distintas recebendo tratamento indiferenciado e, muitas vezes, inadequado.

> Moreira,[21] em revisão da literatura, apresentou diversos fatores associados às reinternações no último ano: saída prematura, baixa adesão do paciente ao tratamento, idade do paciente, paciente do sexo masculino, doença crônica, paciente morando sozinho, recidiva não evitável, cuidados de saúde inadequados, procedimentos de reabilitação inadequados.

Em resumo, o cenário no qual surgem as novas necessidades e reclamam por um novo modelo de cuidados tem variáveis múltiplas, dentre as quais se destacam:

- Progressivo envelhecimento da população.
- Carências no nível de cuidados de longa duração e paliativos.
- Ocupação elevada de leitos nos hospitais por doentes crônicos, com doenças incuráveis ou progressivas e doentes em fase de convalescença que geram permanências mais longas e elevação de custos.

- Mecanismos de coordenação ainda fracos entre o nível básico de atenção e os cuidados especializados.
- Existência de cuidados domiciliares na rede de Atenção Básica desarticulados com a oferta dos outros serviços e ainda com cobertura baixa.

ORGANIZAÇÃO DOS SERVIÇOS DE CONTRARREFERÊNCIA DE SAÚDE NO BRASIL

No Brasil, uma forma de organização adotada para melhorar a utilização dos recursos envolvidos nas unidades de urgência e emergência baseia-se nos fluxos de retaguarda de transferência para outros serviços de saúde. Esse processo baseia-se no encaminhamento de pacientes de serviços de maior complexidade tecnológica para outros de menor complexidade.

Existem dois tipos de leitos com características muito distintas e que usualmente recebem a denominação de leitos de retaguarda: os leitos de apoio das emergências dos pronto-socorros e os leitos de apoio para pacientes com necessidade de cuidados prolongados (leitos crônicos). No primeiro, trata-se de leitos com média de permanência pequena, alta taxa de rotatividade e de ocupação onde são admitidos pacientes com patologias agudas ou crônicas agudizadas, para compensação clínica ou intervenção cirúrgica. No segundo, leitos com alta média de permanência, pacientes compensados clinicamente, mas que por alguma razão necessitam de cuidado hospitalar.[22]

De acordo com a Portaria MS n. 2.413 de 23 de março de 1998,23 que define a forma de pagamento dos leitos crônicos/cuidados prolongados, conforme tipologia e tempo de permanência:

- **Cuidados Prolongados I: enfermidades cardiovasculares.**
- **Cuidados Prolongados II: enfermidades pneumológicas.**

- **Cuidados Prolongados III: enfermidades neurológicas.**
- **Cuidados Prolongados IV: enfermidades osteomusculares e do tecido conectivo.**
- **Cuidados Prolongados V: enfermidades oncológicas.**
- **Cuidados Prolongados VI: enfermidades decorrentes da AIDS.**
- **Cuidados Prolongados VII: enfermidades devidas a causas externas.**

Vale ressaltar que a Portaria MS n. 2.413, de 23 de março de 1998,[23] descreve a obrigatoriedade de equipe multidisciplinar para os cuidados dos pacientes que "necessitam de assistência contínua e reabilitação funcional, com vistas à reinserção social" (Quadro 1). No entanto, leitos com a descrição de reabilitação também foram definidos, organizados, hierarquizados e implantados a partir da Portaria MS n. 818, de 5 de junho de 2001.[24] Por essa portaria, leitos de reabilitação são aqueles destinados ao atendimento integral à pessoa portadora de ***deficiência física***, quando, por indicação médica, o regime de internação hospitalar for o mais adequado ao paciente. Apesar do objetivo descrito em portaria ser semelhante do ponto de vista da reabilitação, os leitos de reabilitação não se configuram como leitos de retaguarda das unidades de urgência e emergência no Brasil.

Há ainda serviços destinados aos idosos para atendimento integral institucional, denominados **Instituições de Longa Permanência para Idosos** (ILPI), um tipo especial de instituição de natureza sociossanitária, cujo modelo assistencial se efetiva por meio da construção de uma rede de seguridade social e tem, como apoio, o tripé composto por Previdência, Saúde e Assistência Social.

Em 2005, o atendimento em ILPI enquadrou-se como serviço de Proteção Social Especial de Alta Complexidade, a ser executado em parceria com os estados, municípios e a sociedade civil, ficando estabelecido que os cuidados de longa permanência dirigem-se aos idosos que perderam parte de sua autonomia física ou mental e cujas famílias não possuem meios financeiros, físicos ou emocionais para prestar o cuidado adequado.[25] Essas instituições também preconizam equipes multiprofissionais de saúde que estimulem a autonomia e prevenção de surgimento ou agravamento de incapacidades. No entanto, não há referência à reabilitação de funcionalidades como objetivo principal do cuidado (RDC n. 283, de 26 de setembro de 2005).[25]

Cabe, portanto, nesse momento, uma diferenciação resumida entre leito de reabilitação, leito de cuidado prolongado (crônico) e Instituições de Longa Permanência (Quadro 1).

A partir de 2011, diversas portarias regulamentaram a Rede de Atenção às Urgências e Emergências no Brasil e instituíram incentivos para enfermarias de retaguarda e atendimento domiciliar (Melhor em Casa) no ambiente do Sistema Único de Saúde (SUS), ambos com equipe multidisciplinar de apoio ao cuidado.[24]

A Portaria MS n. 6, de 7 de dezembro de 2012, estabeleceu a organização dos cuidados prolongados para retaguarda à Rede de Atenção às Urgências e Emergências (RUE) e às demais Redes Temáticas de Atenção à Saúde no âmbito do SUS. Pela portaria, cuidados prolongados destinam-se a usuários em situação clínica estável, que necessitem de reabilitação e/ou adaptação a sequelas decorrentes de processo clínico, cirúrgico ou traumatológico e têm como objetivo geral a recuperação clínica e funcional, a avaliação e a reabilitação integral e intensiva da pessoa com perda transitória ou permanente de autonomia potencialmente recuperável, de forma parcial ou total, e que não necessite de cuidados hospitalares em estágio agudo.

Os cuidados prolongados preconizam as seguintes unidades de serviços: Unidades de Internação em Cuidados Prolongados como serviço dentro de um Hospital Geral ou Especializado (UCP); e Hospitais Especializados em Cuidados Prolongados (HCP).

Em resumo, sobre leitos disponíveis para algum tipo de cuidado integral com atividade de reabilitação funcional e/ou estímulo de autonomia, pode-se observar que:

QUADRO 1 Principais diferenças entre leito de reabilitação, leitos de cuidado prolongado e instituição de longa permanência

Categoria avaliada	Leito de reabilitação*	Leito de cuidado prolongado**	Instituição de longa permanência***
Público-alvo	Portador de deficiência física. Em geral, os serviços possuem como critério de elegibilidade usuários com cuidador, excluindo diversas situações de vulnerabilidade social e outros tipos de deficiências.	Paciente convalescente; portador de múltiplos agravos; paciente crônico – aquele portador de patologia de evolução lenta ou portador de sequela que necessita de cuidados médico-assistenciais permanentes, com vistas à reabilitação físico-funcional; paciente em cuidados permanentes – aquele que teve esgotadas todas as condições de terapia especifica e que necessita de assistência médica ou cuidados permanentes.	Pessoas com idade igual ou superior a 60 anos, com ou sem suporte familiar, dependentes ou independentes, durante um período indeterminado. Dispõe de um quadro de recursos humanos para atender às necessidades de cuidados com assistência, saúde, alimentação higiene, repouso e lazer dos usuários e desenvolver outras atividades que garantam qualidade de vida. São exemplos de denominações: abrigo, asilo, lar, casa de repouso, clínica geriátrica. Existem 3 modalidades (I, II e III), de acordo com grau de dependência funcional e autonomia do idoso.

(continua)

QUADRO 1 Principais diferenças entre leito de reabilitação, leitos de cuidado prolongado e instituição de longa permanência (*continuação*)

Categoria avaliada	Leito de reabilitação*	Leito de cuidado prolongado**	Instituição de longa permanência***
Atividades	Prescrição, avaliação, adequação, treinamento para reabilitação, além de acompanhamento e dispensação de órtese, prótese e meios auxiliares de locomoção, quando necessário ao processo de reabilitação durante o período de internação.	Assistência contínua e reabilitação funcional. Não há referência sobre órteses, próteses e meios auxiliares de locomoção.	Atendimento e apoio individual e sociofamiliar; atendimento biopsicossocial aos idosos, de acordo com suas necessidades; atividades lúdicas, sociais, esporte, laborativas, produtivas e de integração social; há referência para utilização de meios auxiliares para locomoção como material disponível no serviço (andador, bengala, cadeira de rodas).

(continua)

QUADRO 1 Principais diferenças entre leito de reabilitação, leitos de cuidadc prolongado e instituição de longa permanência (*continuação*)

Categoria avaliada	Leito de reabilitação*	Leito de cuidado prolongado**	Instituição de longa permanência***
Equipe mínima	Médico fisiatra; enfermeiro; fisioterapeuta; terapeuta ocupacional; fonoaudiólogo; psicólogo; assistente social.	Médico assistente (clínico reumatologista, neurologista ou cardiologista; geriatra é exigido quando existir este profissional na cidade-sede do hospital); enfermeiro; fisioterapeuta; terapeuta ocupacional; fonoaudiólogo; psicólogo; assistente social; nutricionista; farmacêutico.	Modalidades II e III: médico, fisioterapeuta, fonoaudiologia, terapeuta ocupacional, psicólogo, assistente social, enfermeiro, farmacêutico, dentista, nutricionista.
Serviços de apoio obrigatórios na unidade	Laboratório de patologia; serviço de medicina de imagem; serviço de medicina nuclear; setor de avaliação funcional dotado de equipamentos para a realização de eletrocardiograma, espirometria e ergoespirometria; serviços diagnósticos de eletroneuromiografia e potenciais evocados e urodinâmica.	Não há referência de serviços de apoio obrigatórios na unidade.	Não há referência de serviços de apoio obrigatórios na unidade.

Fontes: *Portaria n. 818, de 5 de junho de 2001; **Portaria n. 2.413, de 23 de março de 1998; ***Portaria MPAS/SEAS n. 73, de 10 de maio de 2001.

- Existe uma dissociação entre as necessidades sociossanitárias para usuários com algum grau de dependência funcional e/ou perda de autonomia e os serviços disponíveis para o seu cuidado integral.
- Os serviços com leitos de reabilitação são unidades de grande especialização e recursos tecnológicos mais dispendiosos, com capacidade reduzida de oferta de leitos; em geral, possuem dentre os critérios de elegibilidade os usuários com a presença de cuidador, excluindo diversas situações de vulnerabilidade social.
- Os serviços com leitos de cuidados prolongados (crônicos) atualmente são utilizados por muitos usuários com doenças crônicas e/ou sem possibilidades de reabilitação, cuja reinserção social não é alcançada pela equipe do hospital. Há, portanto, um prolongamento da internação a ponto de poder se caracterizar como "institucionalização hospitalar".
- As instituições de longa permanência no Brasil são unidades de serviços voltadas mais à institucionalização do sistema de proteção social do que reabilitação funcional e reinserção social e consideram, como público-alvo, apenas idosos.

Os serviços de retaguarda à Rede de Urgência e Emergência, cujos objetivos primários são recuperação e reabilitação de situações de perda de funcionalidade recente, foram regulamentados e instituídos recentemente no Brasil (desde 2012) e ainda estão em processo de desenvolvimento quanto ao entendimento da tipologia do serviço e construção dos processos de trabalho da equipe multiprofissional para planejamento do cuidado a curto, médio e longo prazo e integrado à atenção básica.

OBJETIVOS DO CUIDADO INTEGRAL

São objetivos do cuidado integral com foco na transição do cuidado:

1. Prestação de atenção individualizada ao usuário hospitalizado, que necessite de cuidados de reabilitação – intensivos, semi-intensivos ou não intensivos – para o restabelecimento de funções e atividades e/ou recuperação de sequelas.
2. Equidade no acesso e na atenção prestada.
3. Garantia de cuidado por equipe multidisciplinar.
4. Incentivo à autonomia do usuário e ao autocuidado.
5. Articulação e integração das ações entre as equipes multidisciplinares das unidades hospitalares, equipes de atenção básica e de atenção domiciliar, centros de referência em reabilitação, e demais equipes de outros pontos de atenção existentes no território, permitindo a efetivação da integralidade da assistência e a continuidade do cuidado.
6. Garantia da alta hospitalar responsável.
7. Eficiência e qualidade na prestação dos cuidados.
8. Corresponsabilização da família no cuidado.
9. Intersetorialidade.

CONTINUIDADE DO CUIDADO

A **continuidade do cuidado** pressupõe a articulação de todos os serviços relacionados ao atendimento em saúde, com o intuito de garantir a continuidade assistencial, incrementar a congruência entre as intervenções, aumentar a efetividade em tarefas complexas interdependentes e promover a integração entre os níveis de assistência.

A conexão entre os serviços em saúde deve se caracterizar pela efetiva transferência/troca de informações, permitindo a elaboração de planos unificados de cuidados aos pacientes e viabilizando sua execução de forma complementar e coordenada no tempo, evitando que se desperdicem ou se multipliquem planos de investigação diagnóstica e terapêutica.

A responsabilidade pela articulação entre os diversos níveis de assistência é das Equipes de Gestão do Paciente, que desempenham

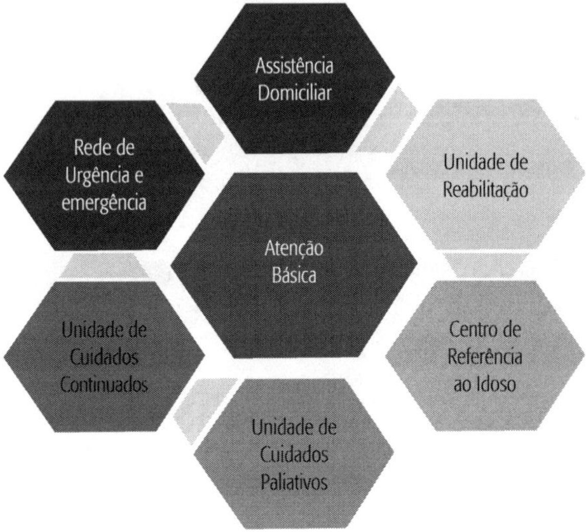

FIGURA 2

as funções de avaliação, planejamento, facilitação da escolha de opções e serviços que deem resposta às necessidades do indivíduo. Por meio dos mecanismos de comunicação e dos recursos disponíveis, cabe a elas promover resultados de qualidade, eficientes e eficazes.

Para melhor articulação da abordagem multidisciplinar requerida pelos cuidados continuados, adota-se a estratégia de designar um Gestor de Caso. Desempenhando o papel de um "provedor" do doente e da família, no contexto da prestação dos cuidados de saúde, ele se torna também o interlocutor entre os vários serviços assistenciais. O Gestor de Caso é o elemento de articulação entre todos os interventores, facilitando a comunicação e a coordenação entre as equipes prestadoras de cuidados e o acesso aos recursos disponíveis.

Outra instância de suma importância é a Equipe de Gestão de Alta, constituída nos hospitais tradicionais, composta preferencialmente por equipe multiprofissional e que tem papel fundamental na identificação dos pacientes com necessidades complexas.

1. São competências da Equipe de Gestão de Alta:
2. Facilitar a identificação e a avaliação biopsicossocial precoce dos pacientes que requeiram continuidade de cuidados após alta hospitalar.
3. Recomendar opções para a continuidade dos cuidados adequados às necessidades identificadas.
4. Estabelecer ligação com os recursos disponíveis na comunidade, de modo a promover o acesso dos pacientes a eles. A decisão de qual unidade receberá o paciente e a sua referência devem ser feitas com antecedência mínima de 48 horas em relação à alta hospitalar.
5. Articular-se diretamente outras unidades assistenciais e efetuar as comunicações e procedimentos necessários, com uma antecedência mínima de 48 horas da data prevista para a alta, para garantir o acesso dos pacientes à alternativa de continuidade que mais o beneficiará.
6. Colaborar com o paciente, família/cuidador e equipe clínica do hospital, no planejamento e na facilitação da alta.
7. Garantir apoio e acompanhamento ao paciente e à família/cuidador, durante o processo de planejamento de alta hospitalar.
8. Dar apoio às equipes clínicas do hospital na identificação e sinalização de pacientes que necessitarão de cuidados continuados, após a alta hospitalar.

Criar registros e/ou relatórios adequados, referentes a todas as fases do processo de transferência, com a identificação das ações, das intervenções, da situação dos pacientes e eventuais incidentes críticos.

Há também as alternativas não institucionais, nas quais o paciente pode ser ter alta e ser cuidado em seu domicílio, quando houver condições satisfatórias nesse sentido, considerando tanto apoio familiar necessário quanto os aspectos físicos da sua moradia, além da existência de serviços operados por equipes de assistência domiciliar ou da própria atenção básica adequados ao caso.

Avaliação multiprofissional para plano terapêutico

Uma vez admitido no hospital, o paciente deverá passar por uma avaliação integral, completa, baseada em um modelo funcional de caracterização do paciente que contempla:

1. ***Função física:*** avaliação da capacidade funcional, das doenças existentes e terapêuticas utilizadas.
2. ***Função cognitiva:*** avaliação de memória, capacidade de compreensão e capacidade de tomar decisões.
3. Função social: avaliação do suporte familiar e financeiro disponível.

A avaliação do paciente exige um trabalho em equipe multidisciplinar, para que se identifiquem todas as necessidades envolvidas na recuperação da saúde do indivíduo. Essa avaliação sistêmica tornará possível planejar a abordagem e o tratamento de todos os aspectos intervenientes em cada caso, consolidando-os em um **Projeto Terapêutico Singular**.

A construção do plano terapêutico deverá ser realizada em conjunto pelos membros da equipe multidisciplinar, no momento da internação, destacando-se que ele deverá ser revisto com periodicidade. Para cada plano, a equipe multidisciplinar também definirá metas mensuráveis – de curto, médio e longo prazos –, que servirão tanto para orientar adequações necessárias no decorrer do tratamento, como para garantir que ele seja executado dentro de padrões controláveis de qualidade.

Note-se que essa própria abordagem – integral e articulada de forma multidisciplinar –, *per se*, já favorece a melhora significativa na funcionalidade do paciente: diminui a quantidade de fármacos a serem administrados (polifarmácia) pela detecção de prescrições conflitantes, redundantes ou desnecessárias; permite organizar e otimizar os cuidados gerais; oferece escalas específicas de avaliação para cada caso; define protocolos de atendimento mais adequados a cada caso.

A equipe responsável pelo atendimento deve estar composta por:

- Assistente social.
- Enfermeiro(a).
- Farmacêutico(a).
- Fisioterapeuta.
- Fonoaudiólogo(a).
- Médico(a).
- Nutricionista.

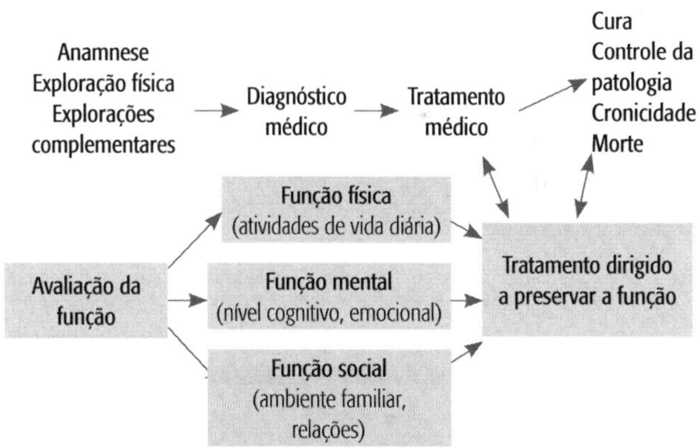

FIGURA 3

- Psicólogo(a).
- Terapeuta ocupacional.

O Quadro 2 apresenta os instrumentos de avaliação (escalas) propostos para a realização da abordagem integral ao paciente, preconizada para construção do plano terapêutico.

QUADRO 2 Escalas para abordagem integral do paciente

Atividades básicas da vida diária
▪ Barthel
▪ Katz
Atividades instrumentais da vida diária
▪ Lawton e Brody
Avaliação cognitiva
▪ Minimental
Avaliação de mobilidade/marcha e equilíbrio
▪ Tinetti
▪ *Get Up and Go*
▪ Dowton (risco de queda)
Detecção de fragilidade
▪ Questionário de Barber
Avaliação do risco de úlcera de pressão
▪ Braden
Avaliação da comorbidade
▪ Charlson
Avaliação do risco de desnutrição
▪ MAN
Avaliação do humor
▪ Escala geriátrica de depressão

METODOLOGIA DE EXECUÇÃO

Sinalização e gestão da alta hospitalar

Com o objetivo de organizar o fluxo de referência dos pacientes desde o hospital que os acolhe na ocorrência aguda até seu encaminhamento para alta, há uma série de ações a serem desencadeadas, envolvendo, basicamente, três etapas:

1. Sinalização.
2. Planejamento da alta.
3. Alta.

A alta de pacientes deve ser preparada, idealmente, no momento mais precoce possível. E o trabalho da equipe multidisciplinar, juntamente com a família, deve ser estruturado, desde o início, de forma articulada com a equipe multiprofissional.

O processo de planejamento da alta começa no momento em que o paciente é admitido no hospital. A equipe clínica se encarrega de realizar a *identificação* precoce e fazer a *sinalização* dos pacientes cuja evolução exigirá continuidade de cuidados.

A **Equipe de Gestão de Alta (EGA)** traça, então, um plano global de necessidades, a partir da observação dos aspectos biológicos, psicológicos e sociais do paciente (modelo biopsicossocial), em um processo que envolve também, como elementos participantes ativos, o paciente e a família/cuidador.

A *alta hospitalar responsável*, preconizada pela **Política de Cuidados Continuados**, visa a preparar o usuário para seu retorno ao domicílio, com qualidade e segurança quanto à continuidade dos cuidados, à promoção de sua autonomia e de sua reintegração familiar e social.

A avaliação global do usuário para uma *alta hospitalar responsável* é realizada por equipe multidisciplinar, identificando estratégias mais adequadas e respectivos riscos potenciais, considerados sempre os aspectos físicos, psicossociais, econômicos e o ambiente familiar do usuário.

REFERÊNCIAS BIBLIOGRÁFICAS

1. McKee M, Helay J. Hospitals in a changing Europe. European Observatory on Health Systems and Policies. World Health Organization; 2002. Disponível em: http://www.euro.who.int/__data/assets/pdf_file/0004/98401/E74486.pdf. Acesso em 17 de dezembro de 2024.
2. Hall D, Bytheway B. The blocked bed. Definition of a problem. Soc Sci Med. 1982;16(22):1985-91.
3. National Health Service. Executive. Inpatient admissions and bed management in NHS acute hospitals. Report by the Controller and Auditor General. HC 254 session 1999-2000. 24 de fevereiro 2000. Disponível em: http://www.nao.org.uk/wp-content/uploads/2000/02/9900254.pdf. Acesso em 16 de dezembro de 2024.
4. Gesaworld. Relatório final da fase I de diagnóstico da situação actual. Projecto de Apoio e Assessoria à Implementação de um Modelo de Rede de Cuidados Continuados Integrados e Progressivo Desenvolvimento dos Serviços Comunitários de Proximidade em Portugal para Promoção e Desenvolvimento de Cuidados de Saúde e Apoio Social a Pessoas em Situação de Dependência. Gesaworld; setembro 2005.
5. Sager MA, Franke T, Inouye SK, et al. functional outcomes of acute medical illness and hospitalization in older persons. Arch Intern Med. 1996;156:645-52.
6. Jorgensen HS, Nakayama H, Raaschou HO, et al. Outcome and time course of recovery in stroke. Part II: Outcome. The Copenhagen Stroke Study. Arch Phys Med Rehabil. 1995;76.
7. Moraes EN. Atenção à saúde do idoso: aspectos conceituais. Brasília: Organização Pan Americana de Saúde; 2012.
8. Gordilho A, Sergio J, Silvestre J, Ramos LR, Freire MPA, Espindola N, et al. Desafios a serem enfrentados no terceiro milênio pelo setor saúde na atenção integral ao idoso. Rio de Janeiro: Universidade Aberta da Terceira Idade, Universidade do Estado do Rio de Janeiro; 2000.
9. OMS. Organização Mundial da Saúde. The 10 leading causes of death in the world, 2000 and 2011. Disponível em: http://www.who.int/mediacentre/factsheets/fs310/en/. Acesso em: 19 mar. 2014.

10. OMS. Organização Mundial da Saúde. Envelhecimento ativo: uma política de saúde. Brasília: Organização Pan-Americana da Saúde, 2005.
11. Lalond M. A new perspective on health of Canadians. Ottawa: Canadian Department of National Health and Welfare; 1974.
12. Brasil. Ministério de Estado da Saúde. Portaria n. 2.528 de 19 de outubro de 2006. Aprova a Política Nacional de Saúde da Pessoa Idosa. Brasília: Ministério da Saúde; 2006. Disponível em: https://bvsms.saude.gov.br/bvs/saudelegis/gm/2006/prt2528_19_10_2006.html.
13. Fillenbaum G. The wellbeing of the elderly: approaches to multidimensional assessment. WHO Offset Publ. 1984;84:1-99.
14. Bowling A. The measurement of functional hability. In: Bowling A (ed.). Measuring health. A review of quality of life measurement scales. 2. ed. Buckingham: Open University Press, 1997. p. 17-37.
15. Katz S, Ford AB, Moskowitz RW, Jackson BA, Jaffe MW. Studies of illness in the aged. The index of ADL: a standardized measure of biological and psychosocial function. JAMA. 1963;185(12):914-9.
16. Botelho MA. Funcionalidade dos idosos. In: Paúl C, Fonseca AM (eds.). Envelhecer em Portugal. Lisboa: Climepsi Editores; 2005. p. 111-35.
17. OMS. Organização Mundial da Saúde. CIF: Classificação Internacional de Funcionalidade, Incapacidade e Saúde (Centro Colaborador da Organização Mundial da Saúde para a Família de Classificações Internacionais, org.; coordenação da tradução Cassia Maria Buchalla). São Paulo: EDUSP; 2003.
18. Kalache A, Kickbusch I. A global strategy for healthy ageing. World Health. 1997;50:4-5.
19. European Comission Eurostat. European Union statistics on income and living conditions survey (EU-SILCS). Disponível em: http://epp.eurostat.ec.europa.eu/portal/page/portal/microdata/eu_silc. Acesso em 04 de agosto de 2014.
20. OCDE. Organisation for Economic Co-Operation and Development Health at a glance 2013: OCDE Indicators. OCDE Publishing. Disponível em: http://dx.doi.org/10.1787/health_glance-2013-en.
21. Moreira ML. Readmissões no sistema de serviços hospitalares no Brasil. Tese (doutorado) submetida ao Programa Medicina Preventiva da Faculdade de Medicina da Universidade de São Paulo. 2010. Disponível em: http://www.teses.usp.br/teses/disponiveis/5/5137/tde-31082010-155750/pt-br.php.
22. Observatório de Saúde da Região Metropolitana de São Paulo. Leitos de retaguarda: definições e perfil dos leitos na região metropolitana de São Paulo/ Observatório de Saúde da Região Metropolitana de São Paulo. São Paulo: FUNDAP; 2011.

23. Brasil. Ministério da Saúde. Portaria n. 2.413 de 23 de março de 1998. Estabelece requisitos para credenciamento de Unidades Hospitalares e critérios para realização de internação em regime de hospital-dia geriátrico. Brasília: Ministério da Saúde; 1998.
24. Brasil. Ministério da Saúde. Portaria n. 818, de 05 de junho de 2011. Brasília: Ministério da Saúde; 2001.
25. Pinto SPLC, Simson ORMV. Instituições de longa permanência para idosos no Brasil: sumário da legislação. Rev Bras Geriatr Gerontol. 2012;15(1):169-74. Disponível em: http://www.scielo.br/scielo.php?script=sci_arttext&pid=S1809-98232012000100018&lng=en&nrm=iso. Acessado em: 25 de maio de 2015.
26. RDC. Resolução da Diretoria Colegiada n. 283, de 26 de setembro de 2005.

O cuidado com o cuidador: o cuidado com a família e com os cuidadores

10

Cecília Galetti
Fernanda Pretti Chalet Ferreira

O CUIDADO E O CUIDADOR

O processo de envelhecimento populacional e o aumento da prevalência de doenças crônico-degenerativas trazem como coadjuvante a inclusão de pessoas para prover ou facilitar a funcionalidade dos idosos. Esse cenário impulsiona um processo indispensável para a sobrevivência humana: o cuidado.

A palavra cuidar tem sua origem no latim "*cogitare*", que significa "pensar", "refletir". Logo, o verbo "cuidar" passou a ter o sentido de "preocupar-se com" ou "tratar de" alguém ou algo.[1] Essa evolução semântica reflete a ideia de que, ao pensar ou refletir sobre algo, se desenvolve uma preocupação ou atenção especial, resultando no cuidado.[2]

A Política Nacional de Saúde do Idoso[3] estabeleceu a definição de cuidador como sendo uma pessoa que realiza o cuidado do idoso dependente ou doente no desempenho de suas atividades de vida diárias (AVDs). Utiliza-se o termo "cuidador informal" para nomear uma pessoa com vínculo afetivo ou familiar com o indivíduo dependente e "cuidador formal" é o profissional que presta serviços remunerados de cuidados. Os cuidadores formais de idosos são identificados na Classificação Brasileira de Ocupações (CBO) com formação em cursos livres com carga horária preestabelecida.[4] O cuidador permanente é a pessoa que disponibiliza cuidados integrais 24 horas por dia com substituição esporádica. Normalmente, o cuidador principal é o perfil mais atingido por sobrecarga de cuidados.[5]

De acordo com as mudanças dos arranjos familiares ocorridas nas últimas décadas, em que as famílias não se configuram como instituições apenas nucleares, qualquer pessoa é um cuidador familiar em potencial.[6] A escolha do cuidador familiar na maioria das vezes é feita com base em critérios quase compulsórios: a filha solteira, o filho médico, a irmã ou a filha aposentada, desempregada, entre outros. Esses critérios são articulados em cada contexto familiar, sendo de responsabilidade das equipes de saúde a orientação adequada sobre os cuidados prestados. Muitas famílias se organizam para prover cuidados familiares e contratam cuidadores formais como alternativa de suporte. Seja para poupar a saúde de um familiar que muitas vezes também é idoso, ou para ofertar cuidados especializados diante das demandas mais complexas de saúde, cuidar é um ato de envolvimento que abrange camadas físicas, mentais e espirituais.[7]

Historicamente, as mulheres são provedoras de cuidado na sociedade e o mesmo padrão se repete na área da saúde, na qual mulheres, normalmente esposas ou filhas entre 50 e 55 anos, cuidam informalmente de um idoso. Algumas cuidadoras deixam suas atividades laborais para assumir essa função por conta de uma herança cultural da feminização do cuidado. Porém, a inserção das mulheres no mercado de trabalho reitera a necessidade de rever a participação dos homens como cuidadores, uma vez que a mulher também deverá flexibilizar sua carreira profissional para se dedicar ao cuidado de um familiar. Ainda se faz necessária a elaboração de políticas públicas que incluam as necessidades e o suporte aos cuidadores, em especial os familiares de pessoas idosas, a fim de melhorar a qualidade de vida dos cuidadores e a qualidade dos cuidados prestados às pessoas idosas.[8] As questões culturais do Brasil e a limitação de serviços de cuidados de longa duração mantêm a família como principal responsável pelo cuidado da pessoa idosa.[9]

O CUIDADOR NO AMBIENTE HOSPITALAR

O internamento hospitalar implica em alterações de ordem afetiva, social, cultural e financeira.[10] A rotina, não só do paciente, mas também de sua família e de seu cuidador, muda. Há uma quebra na dinâmica da vida, na qual o cuidador se torna o "acompanhante" do idoso, permanecendo uma boa parte do tempo dentro do hospital. O ambiente hospitalar e sua dinâmica (pela natureza do próprio contexto) não favorecem uma atmosfera relaxante, ao contrário. A rotina de cuidados adentra o quarto a qualquer hora do dia ou da noite, quarto que pode ser compartilhado com outros pacientes e seus cuidadores, não só tolhendo-os da privacidade ou liberdade, mas também expondo o Sr. A aos eventos vividos pelo Sr. B, e vice-versa – é certo que existem quartos privativos, porém, mesmo nesses casos, a rotina de cuidado se mantém dia e noite. O barulho dos aparelhos, da limpeza, da conversa no corredor, as luzes, o sofá/poltrona oferecido para o cuidador não propiciam o descanso ou uma boa noite de sono.

Os fatores relacionados ao contexto da internação: se foi abrupta; se o idoso está em estado grave e internado em unidade de urgência e emergência;[11] a própria doença e suas limitações (aguda, crônica, incapacitante, neurodegenerativa);[12] a espera de um diagnóstico; o prognóstico; e a possibilidade de morte do idoso na internação propiciam o estresse. Além disso, o tempo de internamento, quanto mais prolongado, expõe o cuidador informal a situações que facilitam perturbações à própria saúde e no autocuidado, impactando negativamente a tarefa de cuidar do outro.[13]

Fatores emocionais e da psicodinâmica do cuidador, tais como a qualidade do vínculo da relação com a pessoa idosa, aspectos de sua personalidade, como a capacidade de resiliência e flexibilidade emocional, também influenciam, de forma importante,[14] na percepção e vivência das situações relacionadas ao cuidado como mais ou menos estressantes.

No contexto de hospitalização, o cuidador pode vivenciar preocupações, incertezas, insegurança, medos, fantasias, angústias, sentindo-se vulnerável diante do sofrimento do outro e do papel que precisa assumir durante a internação e após a alta hospitalar.[15]

No hospital, os cuidados passam a ser realizados pela equipe de saúde. Neste ponto, as linhas definidoras do que é cuidado, e quem cuida do que, podem ficar confusas. Quando se fala do cuidador informal, ao mesmo tempo que pode ser um alívio ter seu familiar cuidado por profissionais, por outro lado, a falta de familiaridade com a linguagem técnica, com a rotina hospitalar, e a ausência de uma definição objetiva do que se espera dele durante a internação, bem como sua capacitação para fazê-lo, pode causar desconforto, insegurança e medos. Com relação ao cuidador formal, pode haver um descompasso entre as expectativas por parte da família e por parte da equipe sobre quais são suas tarefas dentro do hospital.

Ou seja, ser cuidador de uma pessoa idosa hospitalizada traz impactos emocionais[16] e pode suscitar ou amplificar sentimentos de sobrecarga, desamparo, falta de controle e domínio.[17]

DO ESTRESSE À SÍNDROME DO *BURNOUT* DO CUIDADOR

Cuidar de um familiar idoso pode ser gratificante – como um ato de retribuição ao cuidado e carinho já recebidos, aprendizado e para encontrar um sentido para a vida –, mas também estressante[18,19] – perda de liberdade, solidão e cansaço. Existe um desgaste natural no ato de cuidar, e sua intensidade depende de alguns fatores que podem ser agrupados em estressores primários, secundários e os mediadores.[20] Na categoria dos estressores primários está o grau de sobrecarga que a doença e o contexto exigem do cuidador. Quanto maior o grau de dependência para tarefas de vida diária, maior o nível de sobrecarga físico e emocional.[21] Sabe-se que doenças que implicam em cuidados a longo prazo, como doenças crônicas incapacitantes ou neurodegenerativas, expõem o cuidador a situações de maior estresse. Dos estressores secundários, estão os problemas financeiros e a baixa autoestima, entre outros. Dos mediadores, encontram-se os fatores psíquicos e sociais, que modulam a qualidade emocional da vivência das situações que envolvem o cuidado com o outro, como, por exemplo, as estratégias de enfrentamento e a capacidade de resiliência, e a oferta/aceite do suporte social.[20]

O estresse pode surgir de forma leve, e se não tratado, pode desencadear a síndrome do estresse do cuidador ou síndrome de *burnout* do cuidador. A síndrome de *burnout* é comumente atribuída ao estresse profissional, neste caso relacionado aos que trabalham no cuidado de outros. A sobrecarga de trabalho do cuidador formal pode acarretar consequências físicas, mentais e sociais, como estresse, ansiedade, depressão e insônia, afetando a qualidade de vida do profissional e do paciente, aumentando o risco de adoecimento do cuidador.[22] A falta de preparo dos cuidadores formais, a ausência de apoio por parte dos profissionais de saúde e de orientações adequadas para o cuidado do idoso ampliam a possibilidade de sobrecarga e suas consequências.

Porém, na literatura também se encontra o termo *burnout* do cuidador aplicado para cuidadores principais informais.[23] Não se pode esquecer que cuidadores informais nem sempre possuem uma formação específica voltada para os cuidados da pessoa idosa. Eles acabam, muitas vezes, por aprender a desempenhar seu papel de forma intuitiva, através de tentativas, de acertos e erros.

Os sinais e sintomas do *burnout* do cuidador se assemelham aos do estresse e da depressão, podendo o cuidador sentir-se irritado, frustrado, exausto, sozinho e triste.

O *burnout* do cuidador, formal ou informal, pode chegar ao extremo de expor a pessoa idosa ao risco de sofrer algum tipo de violência. Portanto, é crucial olhar para quem cuida e considerar o estresse do cuidador como um sinal de alerta e fornecer o suporte necessário para melhorar tanto sua própria saúde quanto a do idoso sob seus cuidados.

POR QUE CUIDAR DO CUIDADOR?

Segundo Gonçalves,[24] a presença de um cuidador familiar pode trazer benefícios, minimizando as dificuldades da hospitalização ao auxiliar a pessoa idosa a superar os impactos psicoemocionais da internação. Além disso, o suporte do cuidador contribui com as atividades da equipe de saúde para a recuperação e a alta do paciente.[25] A saúde física e emocional do cuidador impacta diretamente na qualidade do cuidado ofertado.

O cuidador principal é a conexão do paciente idoso com a equipe. É ele quem conhece em detalhes o funcionamento físico e psicoafetivo da pessoa idosa. Portanto, precisa ser visto como um parceiro, e deve ser inserido como parte integrante e ativa no cuidado.

Um cuidador que se encontra estressado provavelmente não conseguirá ajudar o paciente, estimulá-lo à melhora. Por exemplo, não terá a devida calma para aguardar que o paciente termine de levar o garfo a boca e tenderá a apressá-lo ou fazer por ele; ou não terá a paciência para esperar que o paciente ande vagarosamente ao banheiro, adotando a cadeira de rodas ou uso da fralda ao invés de estimulá-lo a caminhar. Quando falamos sobre um comportamento mais impaciente e irritadiço direcionado à equipe, se estimulará o surgimento de um ambiente hostil, favorecendo também o estresse da equipe.

Desta forma, no "pacote de cuidados" dentro do hospital, o cuidador precisa ser considerado.

O EIXO CENTRAL DO CUIDADO: COMUNICAÇÃO

Identificando as necessidades do cuidador

Uma das questões principais abordadas neste capítulo diz respeito às ferramentas assistenciais pautadas em tecnologias leves descritas por Merhy[26] (2006). Essas tecnologias são de relações do tipo produção de vínculo, autonomização, acolhimento e gestão como uma forma de governar processos de trabalho. A observação, o acolhimento e a escuta ativa das demandas trazidas pelos cuidadores no contexto hospitalar são exemplos de recursos de tecnologias leves amplamente utilizados.[27] O estabelecimento do vínculo entre a equipe de saúde e o cuidador acontece naturalmente através da comunicação eficiente na qual o cuidado se torna ampliado e ainda mais eficaz quando a demanda de saúde está alinhada com os valores do serviço ofertado. A compreensão dessa demanda depende da boa comunicação entre os profissionais de saúde que seguem normas e procedimentos estabelecidos dentro de uma instituição. O cuidado com o cuidador transcende as tecnologias estruturais disponibilizadas pelo serviço, a capacitação e instrumentalização de procedimentos; ele se estabelece na identificação do cuidador como extensão do paciente e da sua família.

O ambiente hospitalar permite que os profissionais de saúde tenham contato direto entre si durante a permanência do paciente idoso em internação. Esse fator pode facilitar as discussões de casos e a identificação das necessidades do cuidador. Normalmente, o contato mais frequente do paciente e do cuidador é com a equipe de enfermagem, porém outros profissionais da equipe multidisciplinar devem estar atentos aos sinais de estresse do cuidador. Algumas escalas são utilizadas para avaliar a tensão excessiva associada ao cuidado, como a escala *Zarit Burden Interview* (ZBI) já validada para o Brasil com questões que avaliam condição de saúde, bem-estar psicológico, finanças e vida social.[28] Os impactos da oferta de cuidados na qualidade de vida do cuidador podem ser mensurados com a versão em português do questionário *World Health Organization Quality of Life* (*WHOQOL-bref*).[29]

O perfil do cuidador de um idoso internado varia conforme a história pregressa da família. Inicialmente, ao avaliar um cuidador familiar, a equipe pode identificar características que vão impactar na sua saúde. Os comportamentos de um cuidador centralizador, por exemplo, são diferentes de um cuidador familiar esporádico que pode pernoitar no hospital, mas não costuma acompanhar o paciente no seu domicílio. Na primeira condição, quando os cuidados não são delegados ou divididos com outras pessoas, aumentam as chances de sobrecarga. Principalmente se fora do contexto de internação esse cuidador residir na mesma moradia que o idoso.[8]

Em relação aos cuidadores formais, as necessidades apresentadas podem ser diferentes de um cuidador informal, por exemplo em relação à sobrecarga física do suporte nas transferências e trocas posturais do idoso internado.[30] Dependendo das relações estabelecidas com a família, o papel realizado pelo cuidador formal no domicílio é mantido dentro do hospital, inclusive para tomada de decisões de procedimentos importantes. Em alguns contextos, essa responsabilidade pode ultrapassar as atribuições do cuidador formal que trabalha em regime de contrato.

Instrumentalizando o cuidador

Como já mencionado anteriormente, a instrumentalização de cuidadores de idosos hospitalizados se inicia na comunicação. A equipe deve fornecer informações e recursos para que o cuidado seja desempenhado com habilidade diante das demandas de cuidados decorrentes da condição mental e funcional dos idosos para diminuir a sobrecarga, reduzindo o estresse e aumentando a qualidade de vida dos cuidadores e de seus familiares doentes.[8]

Para facilitar a compreensão dessa abordagem, podemos elencar etapas de instrumentalização que envolvem a atenção ao bem-estar do cuidador:[31]

- Educação em saúde: conhecimento da condição de saúde do idoso de forma clara, assim como os resultados esperados durante a internação; desenvolvimento de habilidades na assistência das AVDs.
- Comunicação: discussão de plano de cuidados com o cuidador e instruções sobre comunicação com diferentes profissionais da equipe e, quando necessário, ajuda especializada.
- Manejo de equipamentos: demonstração do uso correto dos equipamentos durante a internação, como cadeira de rodas e camas hospitalares, entre outros.
- Apoio emocional: oferta de apoio psicológico, informações de grupos de apoio ou associações de doenças; identificação de fatores estressores do cuidador e mediadores de estresse.
- Prevenção de complicações: orientações sobre a mobilidade do idoso, prevenção de acidentes e quedas, complicações respiratórias, monitoramento de sinais vitais.
- Informações administrativas, apoio social e encaminhamentos para serviços de reabilitação.

Esse contexto desafiador de cuidados em Gerontologia incentiva os pesquisadores para discussões mais abrangentes sobre cuidados com o cuidador. O ambiente hospitalar é um cenário de cuidados mais intensivos que foge da realidade de vida dos indivíduos inseridos em comunidades diversas. Dependendo dos desfechos em saúde e após os desafios intra-hospitalares, os cuidadores continuarão movidos por demandas mais ou menos complexas no ambiente domiciliar.

O amparo emocional ao cuidador

Quando o cuidador informal possui informações, existe a propensão de se consolidar como uma ajuda. Porém, se o contrário prevalece, o processo pode ser prejudicado.[32] A educação em saúde através da instrução e instrumentalização do cuidador ajuda a minimizar angústias e medos.

Além disso, investigar e compreender o que o cuidador deseja e está apto a fazer para auxiliar na estadia do paciente no hospital é fundamental. Será a partir deste ponto que se esclarecerão os limites entre o que cuidador pode ou não fazer, bem como o ajuste das expectativas do que se espera *versus* o que é possível ser feito tanto da parte do cuidador quanto da equipe.

O suporte técnico através das orientações da equipe traz repercussões emocionais positivas aos cuidadores, pois se sentirão mais capacitados e apoiados.

Todos da equipe devem estar atentos e disponíveis para ofertar uma escuta ativa aos cuidadores. O fato de ser ouvido por alguém traz um alívio da sobrecarga emocional, além de contribuir para que se estabeleça um vínculo de confiança com a equipe, ou seja, um ambiente afetivo de segurança favorecendo um melhor desempenho tanto do cuidador quanto da equipe.

A equipe deve estar atenta, portanto, aos sinais e sintomas do estresse/*burnout* do cuidador, já discutidos anteriormente, para melhor orientar o cuidador. Neste caso, o autocuidado deve ser estimulado, pois é fundamental para que o cuidador esteja bem para conseguir cuidar do outro. Encorajar o cuidador a pedir e aceitar ajuda; dividir as tarefas do cuidado com os demais familiares (quando existirem); estabelecer expectativas e metas realistas; focar no que é capaz de controlar e oferecer; atentar-se às exigências irracionais e ao perfeccionismo para si e para o outro; manter-se conectado com o mundo; participar de grupos de apoio para ter um espaço para dividir experiências e ter sentimentos compartilhados com pessoas que estão vivendo situações semelhantes; buscar apoio social; estabelecer metas pessoais de saúde e consultar um médico se necessário; estabelecer objetivos/propósitos de vida que abarquem outras coisas que não só o cuidado com seu ente são algumas das orientações.

A prática da espiritualidade também tem se mostrado muito eficaz no combate ao estresse. Assim, motivar o cuidador para que reserve um tempo do seu dia para se conectar com sua fé e/ou praticar algum ritual que lhe inspire a conexão com o divino, como por exemplo frequentar a capela do hospital (caso haja uma), é um cuidado ao cuidador.

Incentivar o fortalecimento das redes de apoio e os laços socioafetivos dos cuidadores é de extrema importância, pois estudos mostram que a percepção de alto ou bom suporte/apoio social diminui sintomas de ansiedade e depressão em cuidadores,[33,34] sendo um fator protetivo para esses desfechos. Desta forma, deve-se pensar em desenvolver grupos psicoeducativos e de apoio ao acompanhante da pessoa idosa internada, com o objetivo de criar um espaço de comunicação informativa e de suporte psicoafetivo.

Encorajar e encaminhar o cuidador para ajuda psicológica também deve ser praticado. No atendimento psicológico, além da escuta, também se trabalha o fortalecimento dos recursos emocionais de enfrentamento, bem como a flexibilidade e capacidade de resiliência. Estudos mostram que cuidadores com maior resiliência e flexibilidade emocional possuem menores índices de sobrecarga do cuidador[35,36] e melhor qualidade de vida.

TRANSIÇÃO PARA CUIDADOS DOMICILIARES

Aproximadamente 20% dos idosos apresentam eventos adversos, incluindo readmissões hospitalares, após um mês da alta, erros medicamentosos e até mesmo óbitos que estiveram associados com cuidados não planejados na transição entre o ambiente hospitalar e o domiciliar.[37] Os cuidados de transição começaram a ser incorporados para diminuir esses riscos de eventos adversos e incluem a participação dos pacientes, famílias, cuidadores e profissionais da saúde. A transição do hospital para casa é muitas vezes um processo ternário e o objetivo comum é que os idosos sejam capazes de fazer transições saudáveis após a alta hospitalar de acordo com as metas estabelecidas ou sejam apoiados em transições problemáticas de cuidados.[38]

A eficácia dos cuidados de transição ainda é um assunto controverso na literatura e um estudo foi conduzido para esclarecer quais são os fatores facilitadores e limitantes da transição dos cuidados hospitalares para domiciliares de idosos com multicomorbidades.[39] Os autores sugerem que a transição de cuidados hospitalares para domiciliares seja feita de maneira coordenada entre os serviços, incluindo a presença de um profissional responsável pelo gerenciamento do cuidado que deverá ser baseado em:

- Identificação de facilitadores e inibidores individuais focados na comunidade.
- Avaliação do estado psicológico dos idosos e cuidadores na alta, além do estado físico do paciente.
- Adequação da comunicação da equipe de saúde para melhorar a capacidade de educação do paciente, família e cuidadores.
- Construção de relações de confiança entre profissionais de saúde, pacientes e seus cuidadores.
- Avaliação das percepções dos profissionais de saúde sobre as transições de cuidados, a fim de melhorar os cuidados de transição no nível do sistema organizacional.

Esses achados podem motivar a adaptação a um novo ambiente doméstico com relações humanas e conexões para a construção de parcerias entre diferentes equipamentos de saúde. A enfermagem é destacada como a coordenadora do planejamento dos cuidados de transição para o domicílio e a comunicação deve ser clara e segura para aderência do processo terapêutico. As evidências científicas também apontam para o melhor planejamento de políticas públicas de saúde para idosos em cuidados de transição com o objetivo principal de evitar erros ou ausência do cuidado quando o idoso retorna para a sua comunidade após internação. Os serviços devem estar articulados e engajados em uma comunicação em rede, sem hierarquia de cuidados e aberta para a efetividade na referência e contrarreferência entre eles.[40]

REFLEXÕES CRÍTICAS

O cuidado com o cuidador é um tema de amplo significado em Gerontologia, mas ainda temos dificuldade de encontrar serviços sensibilizados com essa temática na prática hospitalar. A revolução da longevidade é um fato e empregar ações com foco no cuidador é de extrema importância nos serviços assistenciais. Quais são os pontos críticos que dificultam essas ações? Será que ainda temos uma mentalidade geral sobre tratamento da doença e não do doente, incluindo seu cuidador?

A prevenção da sobrecarga do cuidador requer uma abordagem em nível de gestão de serviços com ênfase em recursos físicos e humanos, capacitações multiprofissionais e sobretudo disponibilidade de tempo para um cuidado com qualidade. Precisamos discutir e planejar o cuidado com o cuidador de maneira longitudinal, multiprofissional com embasamento em políticas públicas para novos planos de cuidados nos diferentes cenários assistenciais.

REFERÊNCIAS BIBLIOGRÁFICAS

1. Houaiss A, Villar M de S. Dicionário Houaiss da Língua Portuguesa. Rio de Janeiro: Objetiva; 2009.

2. Contatore OA, Malfitano APS, Barros NF de. Os cuidados em saúde: ontologia, hermenêutica e teleologia. Interface – Comunicação, Saúde, Educação. 2017 Mar 20;21(62):553-63.
3. Brasil. Ministério da Saúde. Portaria n. 1395, de 10 de dezembro de 1999. Aprova a Política Nacional de Saúde da Pessoa Idosa. Brasília: ministério da Saúde; 1999.
4. Brasil. Ministério do Trabalho e Emprego. Portaria n. 397, de 10 de dezembro de 1999. Institui a Classificação Brasileira de Ocupações. Brasília: Ministério do Trabalho e Emprego; 2002.
5. Nogueira J, Brauna M. Documento orientador de políticas de apoio ao cuidador familiar no Brasil. Organização Internacional Italo-latino-Americana com apoio do Governo Federal através da colaboração do Ministério da Mulher; 2021.
6. Silva CA da, Paschoalino WJ, Gouveia DR de, Ribeiro CB, Bazon SD, Jovetta R. O conceito de família sob as novas perspectivas sociais. Revista Científica do Centro Universitário de Araras "Dr Edmundo Ulson." 2019;19(2).
7. Hirata H, Araujo Guimarães N. Cuidado e cuidadoras: as várias faces do care. São Paulo: Atlas; 2012.
8. Nunes DP, de Brito TRP, Duarte YA de O, Lebrão ML. Caregivers of elderly and excessive tension associated to care: Evidence of the sabe study. Revista Brasileira de Epidemiologia. 2018;21(2).
9. Camarano AA. Cuidados de longa duração para a população idosa: um novo risco social a ser assumido? Rio de Janeiro: IPEA; 2010.
10. Dallana TM, Batista MGR. Qualidade de vida do cuidador durante internação da pessoa cuidada em Unidade de Urgência/Emergência: alguns fatores associados [Internet]. Ciência & Saúde Coletiva. 2014;19(11):4587-94. Disponível em: https://www.scielo.br/j/csc/a/RmcHxQfbbcTD894BxvNfVhm/?lang=pt. doi: 10.1590/1413-812320141911.16592013.
11. Barth AA, Weigel BD, Dummer CD, Machado KC, Tisott TM. Estressores em familiares de pacientes internados na unidade de terapia intensiva [Internet]. Rev Bras Ter Intensiva. 2016;28(3):323-9. Disponivel em: https://www.scielo.br/j/rbti/a/M7ChSXWFNv86SBQhxBNKMXh/.
12. Lopez RM, Fernandez LG, Garrido MNA. Abordaje de la sobrecarga del cuidador principal de pacientes con demencia desde su prevalencia, factores de protección y de riesgo [internet]. European Journal of Health Research. 2023;9(1):1-18. Disponível em: https://revistas.uautonoma.cl/index.php/ejhr/article/view/2232.

13. Grelha PASS. Qualidade vida dos cuidadores informais de idosos dependentes em contexto domiciliário [dissertation on the internet]. Lisboa: Faculdade de Medicina, Universidade de Lisboa, Portugal; 2010. Disponível em: http://hdl.handle.net/10451/1090.
14. Antoniadi AM, Galvin M, Heverin M, Hardiman O, Mooney C. Prediction of caregiver burden in amyotrophic lateral sclerosis: a machine learning approach using random forests applied to a cohort study [internet]. BMJ Open. 2020 Feb 28;10(2):e033109. Disponível em: https://bmjopen.bmj.com/content/bmjopen/10/2/e033109.full.pdf.
15. Andrade, LM, Costa MF, Caetano JA, Soares E, Beserra EP. A problemática do cuidador familiar do portador de acidente vascular cerebral [internet] Rev Esc Enferm USP. 2009;43(1):37-43. Disponível em: https://doi.org/10.1590/S0080-62342009000100005.
16. Cunha MGF da, Wanderbroocke ACNS, Antunes MC. As vulnerabilidades dos cuidadores de idosos hospitalizados [internet]. Boletim – Academia Paulista de Psicologia [Internet]. 2016; 6(91):418-36. Disponível em: http://pepsic.bvsalud.org/scielo.php?script=sci_arttext&pid=S-1415-711X2016000200011.
17. Simonetti JP, Ferreira JC. Estratégias de coping desenvolvidas por cuidadores de idosos portadores de doença crônica [internet]. Rev Esc Enferm USP. 2008;42(1):19-25. Disponível em: https://www.scielo.br/j/reeusp/a/JVq8kdGGj6QwfD7J5FrRWFd/?format=pdf&lang=pt.
18. Liew TM, Luo N, Ng WY, Chionh HL, Goh J, Yap P. Predicting gains in dementia caregiving [internet]. Dementia and Geriatric Cognitive Disorders. 2010;29(2):115-22. Disponível em: https://pubmed.ncbi.nlm.nih.gov/20150732/.
19. Baronet AM. The impact of family relations on caregivers' positive and negative appraisal of their caretaking activities [internet]. Family Relations. 2003;52(2):137-42. Disponível em: https://onlinelibrary.wiley.com/doi/abs/10.1111/j.1741-3729.2003.00137.x.
20. Pavarini SC, Bregola AG, Luchesi BM, Oliveira Na de, Ottaviani AC. Fatores sociodemográficos, clínicos e psicossociais associados á sobrecarga de cuidadores de idosos: um estudo transversal [internet]. Dement Neuropsychol 2023;17:e20220030. Disponível em: https://doi.org/10.1590/1980-5764-DN-2022-0030.
21. Lopez RM, Fernandez LG, Garrido MNA. Abordaje de la sobrecarga del cuidador principal de pacientes con demencia desde su prevalencia, factores de protección y de riesgo [internet]. European Journal of Health Research.

2023;9(1):1-18. Disponível em: https://revistas.uautonoma.cl/index.php/ejhr/article/view/2232 https://doi.org/10.32457/ejhr.v9i1.2232.

22. Souza LR de, Hanus JS, Dela Libera LB, Silva VM, Mangilli EM, Simões PW, et al. Sobrecarga no cuidado, estresse e impacto na qualidade de vida de cuidadores domiciliares assistidos na atenção básica [internet]. Cadernos Saúde Coletiva. 2015;23(2):140-9. Disponível em: https://www.scielo.br/j/cadsc/a/44RVyk93hQNqy6GY4MmhHNP/abstract/?lang=pt.
23. Pizarro SM. Síndrome de burnout do cuidador. Rev Clin Med Fam. 2020;13(1).
24. Gonçalves LHT, Tourinho FSV (Orgs.). Enfermagem no cuidado ao idoso hospitalizado. São Paulo: Manole; 2012.
25. Rocha LS, Beuter M, Neves ET, Leite MT, Brondani CM, Perlini NMOGR. O cuidado de si de idosos que convivem com câncer em tratamento ambulatorial [internet]. Texto & Contexto Enfermagem, Florianópolis. 2014;23(1):29-37. Disponível em: https://www.scielo.br/j/tce/a/CrjLj55dsvtcpr88BKQs6Z-v/?format=pdf&lang=pt.
26. Merhy EE, Magalhães Júnior HM, Rimoli J, Franco TB, Bueno WS. Trabalho em saúde: olhando e experienciando o SUS no cotidiano. 3. ed. São Paulo: Hucitec; 2006.
27. Vieira Júnior DN, Rodrigues VES, Neves I de S, Barbosa IH da SS, Pereira MK de A, Bastos SNMAN, et al. Aplicabilidade de tecnologias leve-duras como estratégia para cuidadores de idosos: relato de experiência. Revista Enfermagem Digital Cuidado e Promoção da Saúde. 2019;4(2).
28. Scazufca M. Brazilian version of the Burden Interview scale for the assessment of burden of care in carers of people with mental illnesses. Revista Brasileira de Psiquiatria. 2002;24(1).
29. Fleck MP, Louzada S, Xavier M, Chachamovich E, Vieira G, Santos L, et al. Aplicação da versão em português do instrumento abreviado de avaliação da quali-dade de vida "WHOQOL-bref." Revista de Saúde Pública [Internet]. 2000;34(2).
30. Diniz MAA, Melo BR de S, Neri KH, Casemiro FG, Figueiredo LC, Gaioli CCL de O, et al. Comparative study between formal and informal caregivers of older adults. Ciencia e Saude Coletiva. 2018;23(11):3789-98.
31. Pearlin LI, Mullan JT, Semple SJ, Skaff MM. Caregiving and the stress process: an overview of concepts and their measures. The Gerontological Society of America [Internet]. 1990;30(5). Disponível em: https://academic.oup.com/gerontologist/article-abstract/30/5/583/564941.
32. Waldow VR. O cuidado na saúde: as relações entre o eu, o outro e o cosmos. Petrópolis, RJ: Vozes; 2004.

33. Priego-Cubero E, Orgeta V, López-Martínez C, del-PinoCasado R. The relationship between social support and anxiety symptoms in informal carers: a systematic review and metaanalysis [internet]. J Clin Med. 2023;12:1244. Disponível em: https://doi.org/10.3390/jcm12031244.
34. Gutiérrez-Sánchez B, Orgeta V, López-Martínez C, del-Pino-Casado R. Association between social support and depressive symptoms in informal caregivers of adult and older dependents: a systematic review and meta-analysis [internet]. J Clin Med. 2023;12:6468. Disponível em: https://doi.org/10.3390/jcm12206468.
35. Machado ME. Resiliência dos familiares cuidadores de pacientes idosos e sua relação com a sobrecarga do ato de cuidar. Dissertação de Mestrado. Canoas: Universidade LaSalle, Programa de Pós-graduação em Saúde e Desenvolvimento Humano; 2018.
36. Tan KP, Ang JK, Koh EBY, Pang NTP, Mat Saher Z. Relationship of psychological flexibility and mindfulness to caregiver burden, and depressive and anxiety symptoms in caregivers of people with dementia [internet]. Int J Environ Res Public Health. 2023;20:4232.
37. Forster AJ, Clark D, Menard A, Dupuis N, Chernish R, Chandok N, et al. Adverse events among medical patients after discharge. Canadian Medical Association Journal. 2004;170(3).
38. Ibrahim A, Messias H. Experiencing transitions: an emerging middle-range theory. Advances in Nursing Science. 2000;23(1).
39. Sami W, Suksatan W, Royal Academy C, Simin Jahani T, Liu L, Rosa DR, et al. Facilitators and inhibitors in hospital-to-home transitional care for elderly patients with chronic diseases: A meta-synthesis of qualitative studies. Frontiers in Public Health [Internet]. 2023. Disponível em: www.crd.york.ac.uk/prospero/.
40. Menezes TM de O, de Oliveira ALB, Santos LB, de Freitas RA, Pedreira LC, Veras SMCB. Hospital transition care for the elderly: an integrative review. Revista Brasileira de Enfermagem. 2019;72:294-301.

11 Envelhecimento e cuidados paliativos

Fernanda Parra dos Anjos
Luciana Capelli Araújo

"A verdadeira viagem da descoberta consiste não em buscar novas paisagens, mas em ter olhos novos."

Marcel Proust

INTRODUÇÃO

O cuidado é parte essencial do tratamento de qualquer enfermidade e é importante lembrar que nem sempre pode-se curar uma doença, mas isso não significa que não seja possível fornecer conforto e suporte à pessoa enferma; e que o cuidado ao paciente, respeitando seus desejos, preferências e objetivando os melhores interesses dele, deve ser aplicado em todas as circunstâncias, independentemente da gravidade da doença ou da impossibilidade de cura; e é esse o enfoque dos Cuidados Paliativos.

A palavra paliativo vem do latim *pallium*, que significa manto, cobertor, expressando um propósito de proteção contra as intempéries do caminho. Dessa forma, Cuidado Paliativo (CP) pode ser entendido como "cuidado de proteção", dentro das várias dimensões do ser humano. A Associação Internacional de Hospice e Cuidados Paliativos desenvolveu uma definição de CP em um consenso, também já aceito e utilizado pela Organização Mundial da Saúde (OMS): cuidados holísticos ativos a indivíduos de todas as idades, com sérios sofrimentos relacionados à saúde em razão de doenças graves, e especialmente àqueles próximos ao fim da vida, e que têm como objetivo melhorar a qualidade de vida de pacientes, familiares e cuidadores.[1]

Os CP não devem e nem visam substituir os cuidados curativos apropriados, entretanto, preconiza-se uma melhor e mais precoce integração dos CP com o tratamento modificador de doença, como demonstrado na Figura 1.

No plano de cuidados visa-se controlar a dor, sintomas estressantes, trabalhar a questão da morte como um processo natural, oferecer suporte à família possibilitando a compreensão do processo de doença nas diferentes fases, promover suporte para que o indivíduo viva ativamente e com o máximo de autonomia possível, integrando o aspecto clínico com os aspectos psicológico, familiar, social e espiritual

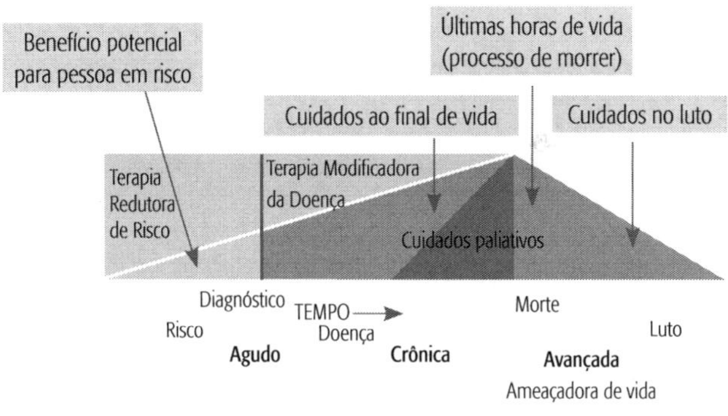

FIGURA 1

Fonte: adaptada de Comissão Permanente de Cuidados Paliativos da Sociedade Brasileira de Geriatria e Gerontologia (SBGG), 2014.

ao trabalho através dos esforços de uma equipe multidisciplinar, para oferecer o cuidado mais abrangente possível, tendo sempre em foco que a melhora da qualidade de vida pode influenciar positivamente no tempo que resta à pessoa e que, portanto, o cuidado deve ser iniciado precocemente.[2] Lembrando que durante o curso de uma doença e o processo de luto, pacientes e familiares apresentarão necessidades variáveis de CP, de acordo com a intensidade dos problemas que surgem de forma dinâmica, o que é sistematizado na Figura 2.

PANORAMA DE DEMANDAS DE CP E ENVELHECIMENTO

O impacto provocado pelo aumento da população mundial tem trazido importantes questões ao setor da saúde, especialmente onde se verifica o envelhecimento populacional, com um aumento proporcional de idosos. Concomitantemente, verifica-se uma maior prevalência das doenças crônicas não transmissíveis, sendo especialmente essa população de idosos suscetível à ocorrência de várias morbidades associadas, como, por exemplo, câncer, diabetes e doenças cardiovasculares, muitas delas em estágio muito avançado de evo-

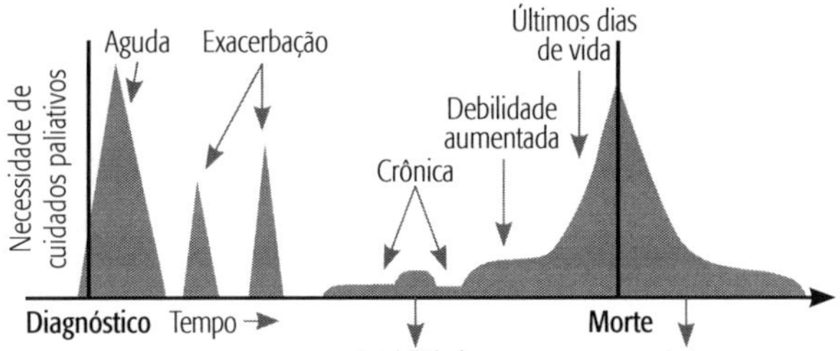

FIGURA 2

Fonte: adaptada de Comissão Permanente de Cuidados Paliativos da Sociedade Brasileira de Geriatria e Gerontologia (SBGG). Vamos falar de Cuidados Paliativos. SBGG, 2014.

lução e acompanhadas de incapacidades decorrentes de menor funcionalidade e maior dependência.

A necessidade por CP aumenta progressivamente a cada ano e há uma expectativa de que a demanda por CP na fase final de vida dobre até o ano de 2060.[3] Estima-se que mais de 56 milhões de pessoas ao redor do mundo tenham necessidade de cuidados paliativos. Destes, mais de 25 milhões encontram-se próximos da fase final de vida. Porém, infelizmente, em estudos sobre a demanda mundial de CP, reconhece-se que 80% do total estimado de pessoas com doenças ameaçadoras à vida têm acesso limitado até mesmo a intervenções básicas de CP, como controle de dor.[4]

AVALIAÇÃO CLÍNICA E INDICAÇÕES DE CP

A avaliação funcional em CP é fundamental para a vigilância da curva evolutiva da doença e se constitui em elemento valioso na tomada de decisões, previsão de prognóstico e diagnóstico da terminalidade. Entretanto, uma pergunta que pode despertar em qualquer profissional da saúde a percepção de que o paciente necessita ser acompanhado pelos CP é: "Você se surpreenderia se este paciente falecesse ao longo do próximo ano?". Se a sua resposta for não, ele precisa de CP, e toda a equipe (profissionais, paciente e familiares), de um plano de cuidados.

Definir quais pacientes enquadram-se nos cuidados paliativos, nas diversas etapas do adoecer, está se tornando um desafio na presente prática clínica. Diversas organizações mundiais têm proposto escalas de triagem no intuito de diferenciar esses pacientes.[4,5]

A escala PCST (Tabela 1) criada pelo *Center Advance Palliative Care* avalia quatro critérios: doença de base, doenças associadas, condição funcional do paciente e condições pessoais do paciente. A indicação ou não para cuidados paliativos segundo a escala PCST ocorre em função do somatório dos itens e se caracteriza da seguinte forma: até dois pontos, sem indicação de cuidados paliativos; até três pontos, o paciente deve ser mantido em observação clínica; igual ou acima de quatro pontos, considerar indicação de CP.[6]

TABELA 1 Escala *Palliative Care Screening Tool*® (PCST)

Critério número 1

Doenças de base – Dois pontos para cada subitem:

1. Câncer – metástase ou recidivas
2. Doença pulmonar obstrutiva crónica (DPOC) avançada – repetidas exacerbações
3. Sequela de acidente vascular cerebral (AVC) – decréscimo de função motora ≥ 50%
4. Insuficiência renal grave – *clearance* de creatinina < 10 mL/min
5. Doença cardíaca grave – insuficiência cardíaca congestiva (ICC) com fração de ejeção (FE) do ventrículo esquerdo FE < 25%, miocardiopatia e insuficiência coronariana significativa
6. Outras doenças limitantes à vida do paciente

Critério número 2

Doenças associadas – um ponto para cada subitem:

Doença hepática

Doença renal moderada – clearance de creatinina < 60 mL/min

DPOC moderada – quadro clínico estável

ICC moderada – quadro clínico estável

Outras doenças associadas – o conjunto delas vale 1 ponto

Critério número 3

Condição funcional do paciente – Esse critério avalia o grau de dependência do paciente, levando em consideração a capacidade de realizar atividades habituais do cotidiano, atos de cuidados pessoais e número de horas diárias confinado ao leito ou à cadeira de rodas.

Pontua-se de 0 (paciente totalmente independente, ativo, que não possui restrições) até 4 (completamente dependente, necessita de ajuda em período integral, confinado à cama ou ao cadeirante)

A soma dos subitens justificará a indicação ou não de cuidados paliativos:

Até dois pontos – sem indicação de cuidados

Até três pontos – observação clínica

Maior ou igual a quatro pontos – considerar cuidados paliativos

(continua)

TABELA 1 Escala *Palliative Care Screening Tool*® (PCST) (*continuação*)

Critério número 4
Condições pessoais do paciente – um ponto para cada subitem:
7. Necessidade de ajuda para decisões complexas de tratamento e questões psicológicas ou espirituais não definidas
8. Histórico de internações recentes em serviços de emergência
9. Hospitalizações frequentes por descompensação da doença de base
10. Internações prolongadas em Unidades de Terapia Intensiva (UTI) ou paciente já internado em UTI com mau prognóstico

Fonte: adaptada por Lucchetti do *Center to Advance Palliative Care* (CAPC). Brasil, 2018.

Outra escala muito utilizada é o *Palliative Perfomance Scale* (PPS) (Tabela 2), que pode ser utilizado como instrumento de comunicação, descrevendo rapidamente o estado funcional atual do paciente. Essa escala analisa cinco parâmetros: mobilidade, atividade e evidências de doenças, autocuidado, ingestão e estado de consciência e atribui valores de 0% a 100%, sendo que 0% significa a morte, e 100% que o doente não possui alteração funcional. A escala PPS avalia CP se o paciente apresenta escore menor do que 40%.

Portanto, considera-se que o cuidado paliativo deve ser iniciado precocemente e, para tal, a avaliação desses indivíduos deve ser multidimensional, possibilitando a compreensão dos problemas e subsidiando o planejamento de uma abordagem multifacetada, dirigida ao paciente e ao cuidador, contexto em que é indispensável a utilização das escalas e ferramentas de avaliação para melhor entendimento da condição clínica e prognóstica.[7]

SOFRIMENTO, MULTIDIMENSIONALIDADE E COMPLEXIDADE: DIAGRAMA DE AVALIAÇÃO MULTIDIMENSIONAL (DAM)

Em se tratando da perspectiva ética de cuidado cotejada pela concepção paliativista, tem-se a instauração do paradigma biopsi-

TABELA 2 *Palliative Perfomance Scale* (PPS)

%	Deambulação	Atividade e evidência da doença	Autocuidado	Ingesta	Nível de consciência
100	Completa	Atividades e trabalho normais, sem evidência de doença	Completo	Normal	Completa
90	Completa	Atividades e trabalho normais, alguma evidência de doença	Completo	Normal	Completa
80	Completa	Atividades normais com esforço, alguma evidência de doença	Completo	Normal ou reduzida	Completa
70	Reduzida	Incapaz para o trabalho, doença significativa	Completo	Normal ou reduzida	Completa
60	Reduzida	Incapaz para hobbies ou trabalho doméstico, doença significativa	Assistência ocasional	Normal ou reduzida	Completa ou períodos de confusão

(continua)

TABELA 2 *Palliative Perfomance Scale* (PPS) (*continuação*)

%	Deambulação	Atividade e evidência da doença	Autocuidado	Ingesta	Nível de consciência
50	Maior parte do tempo sentado ou acamado	Incapacitado para qualquer trabalho, doença extensa	Assistência considerável	Normal ou reduzida	Completa ou períodos de confusão
40	Maior parte do tempo acamado	Incapaz para a maioria das atividades, doença extensa	Assistência quase completa	Normal ou reduzida	Completa ou sonolência +/- confusão
30	Totalmente acamado	Incapaz para qualquer atividade, doença extensa	Dependência completa	Normal ou reduzida	Completa ou sonolência +/- confusão
20	Totalmente acamado	Incapaz para qualquer atividade, doença extensa	Dependência completa	Mínima a pequenos goles	Completa ou sonolência +/- confusão
10	Totalmente acamado	Incapaz para qualquer atividade, doença extensa	Dependência completa	Cuidados com a boca	Sonolência ou coma +/- confusão
0	Morte				

Fonte: adaptada do Manual de Cuidados Paliativos do Victoria *Hospice Society*. Brasil; 2009.

cossocial em saúde – portanto, compreende-se que o binômio saúde-doença é atravessado por uma série de determinantes cuja natureza não se reduz à dimensão biológica do ser humano, mas que também leva em consideração suas múltiplas dimensões, palpáveis ou não.[8]

Tal perspectiva é colocada em pauta a partir da crítica ao método de investigação e tratamento clínico que postula o paciente a partir do lugar de objeto de intervenção; assim, o cuidado tem como principal premissa a multissetorialidade e interdisciplinaridade, campo em que os diversos saberes simultaneamente cruzam-se e, também, delimitam suas fronteiras enquanto especialidade.

É dentro dessa lógica que se insere a possibilidade de instrumentalização do Diagrama de Avaliação Multidimensional (DAM), ferramenta proposta enquanto intervenção visual e didática visando abordagem holística do sofrimento observado (ou percebido) por aquele paciente (Figura 3).

Pelo que se observa na Figura 3, depreendem-se quatro quadrantes, cada um deles respectivo a uma dimensão do sofrimento; as circunferências, por sua vez, dizem respeito a: identificação do paciente, queixa relatada/problema constatado, possibilidades de intervenção e seus objetivos. Assim, por meio dessa ferramenta, são listados de maneira prática pontos do cuidado que possam parecer nebulosos ou de difícil resolução, bem como sua estética pode vir a chamar atenção para questões pouco abordadas e que devem fazer parte do escopo de intervenção da equipe.

Portanto, elucida-se um instrumento que centraliza o paciente e sua família no cuidado, convidando-os ao diálogo e ao dizer de si. No caso de pacientes idosos, por vezes supostos no lugar de *infans* (etimologicamente, aquele que não fala), é importante que a ética subescrita a técnica permita que ele se aproprie das queixas, incômodos e sofrimento que lhe são tão singulares. Neste sentido, a seguir convoca-se à reflexão acerca da importância do sujeito, que se narra

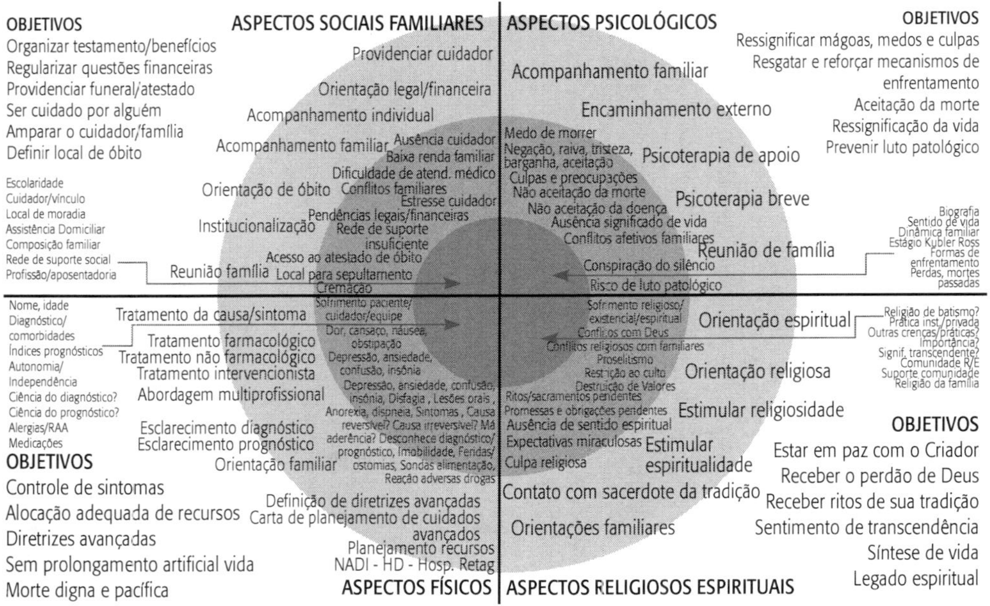

FIGURA 3 Diagrama de Avaliação Multidimensional (DAM). Fonte: Manual da ANCP (2012).[3]

aos outros e a partir destes, enquanto necessidade premente para uma terapêutica bem conduzida.

ENVELHESCÊNCIA, ADOECIMENTO E NARRATIVA

Discutir acerca da experiência do envelhecer adoecido (senilidade), ou até mesmo da "envelhescência" (processo de desenvolvimento esperado em todas as suas potencialidades e perdas, portanto, senescência),[9] requer um olhar cauteloso ao percurso histórico daquele sujeito, dado que as etapas maturacionais, em especial a velhice, constituem-se em um *continuum* de eventos, hábitos e experiências. Desta feita, o desafio posto consiste em identificar, para além do momento presente, sobre quem se fala ao se escutar um paciente idoso defrontado com as reverberações de um adoecimento – limite cercado de limite.[10]

Neste ponto, ao dizer da história/estória, a literatura torna-se uma ferramenta de reflexão relevante e provocativa – atemporal em sua intenção, ainda que datada e circunscrita à sua respectiva época. Trata-se de um instrumento cujo valor crítico retorna à questão supracitada um respaldo e um fôlego, como que uma forma de expressão socialmente compartilhada e, portanto, potente em seu alcance. Assim, de forma breve, o conto "O Espelho", de Machado de Assis, será norteador na discussão acerca dos impasses do envelhecimento em se tratando do contexto de saúde.[11]

Uma alma tecida a várias mãos

No conto, o narrador, assumindo uma roupagem na figura de Jacobina (já envelhecido), ao ser convocado por um grupo de cavalheiros a discorrer acerca de sua opinião sobre elementos da vida, dispõe-se a descrever sobre certa vivência a si muito cara e peculiar. Comenta sobre tempos de juventude, quando de sua nomeação enquanto *alferes* e o impacto do título em sua identidade, agora já forjada na honra disposta no discurso por aqueles a seu redor. Uma tia querida presenteia-lhe com um espelho como uma forma de engrandecimento perante o lugar conquistado – como nunca antes, a imagem do alferes parece lhe ser refletida da maneira mais nítida e palpável possível.

Aqui, uma conclusão se faz premente: desde o nascimento, o lugar do sujeito no mundo, inclusive em seu próprio corpo, é pontuado e descrito por aqueles que o rodeiam – os cuidadores, os espaços de convívio social, as hierarquias, os pares; por exemplo, os desconfortos de um bebê lhe são sinalizados enquanto fome, sono, cansaço, irritação etc... Assim, tem-se uma construção de si inevitavelmente social, que torna imprescindível a alteridade (os espelhos fornecidos por quem está ao redor).[12] Ainda neste ponto, Jacobina comenta sobre a existência de uma duplicidade da alma humana, a saber, interna (de dentro pra fora) e externa (de fora pra dentro) – em sua lembrança, ser alferes sobrepuja o "ser homem", de maneira que a alma externa imputa-lhe o significado e propósito de uma vida. No cuidado a pacientes idosos, uma escuta atenta parece alcançar lugares semelhantes: um sujeito cujo traçado histórico é levado em consideração em seu tratamento diz dos nomes, títulos, características, descrições e relações com os quais se defrontara até o presente momento. Desta forma, a comunicação e o acolhimento prestados a ele também representam importante momento de reconstituição de si, agora a partir da experiência de um corpo já bastante limitado e por vezes desconhecido/incontrolável.

Identidade solapada

Em determinado momento, Jacobina encontra-se distante e isolado daqueles que o elevavam à posição de alferes: escravos, agora fugidos; parentes, atolados sem suas preocupações. A partir de então, o narrador percebe-se como que morto por dentro: "Oh! Fora bom se eu pudesse ter medo! Viveria. Mas o característico daquela situação é que eu nem sequer podia ter medo, isto é, o medo vulgarmente entendido. Tinha uma sensação inexplicável. Era como um defunto andando, um sonâmbulo, um boneco mecânico"[12]. Despido das vestes simbólicas de alferes, o que sobrou? Tem-se semelhante questionamento direcionado aos pacientes idosos: diante de um adoecimento amputador e limitador, o que sobrou?

O filósofo Paul Ricoeur[13] propõe a subdivisão da identidade em dois componentes: mesmidade e ipseidade – enquanto aquela diz respeito ao que permanece no tempo, esta diz da continuidade temporal, ainda que na ausência da similitude; em outras palavras, discorrer acerca da identidade de um sujeito não é somente reconhecer aquilo que permaneceu, mas a possibilidade de conjunção entre momentos (e corpos) díspares. De acordo com ele, a sutura entre os tempos se dá através da identidade narrativa, ou seja, permitir que o sujeito se reconheça em seu traçado, ainda que não tenha permanecido o mesmo. O que há de alferes no homem e vice-versa?

Portanto, observa-se aqui uma tensão típica do cuidado a pacientes idosos, dado que seus corpos, agora frágeis, retornam-lhe questões acerca de sua própria identidade, levando-os ao atino com o que já foram, são e podem ser no futuro, por vezes colocando-se face a face com a finitude. O tratamento clínico proposto, tanto em sua vertente biológica quanto comunicativa, tem, assim, um importante papel no auxílio a este paciente em suas travessias pela própria identidade, já potencial e radicalmente alterada, mas cuja costura também se transforma enquanto possibilidade de cuidado daquela equipe.

Cuidado clínico e envelhecimento

Ao final, Jacobina, após muita relutância, propõe-se a mirar-se no espelho, fardado, momento em que algo de sua integridade, aqui relacionada às reminiscências de sua identidade, retorna-lhe de maneira a restituir-lhe algo de si. Resolução frágil, pois evanescente –

a imagem não se mantém, os retornos ao espelho tornam-se frequentes e necessários.

Envelhecer e adoecer, portanto, é defrontar-se com um espelho fragmentado[13] por vezes com uma profunda sensação de desconhecimento de si. Os lugares dantes ocupados são agora revisados, cuidadores passam a assumir funções básicas, um dia consideradas simples.

O cuidado em seu viés clínico, portanto, também pode vir a auxiliar este idoso no reconhecimento de sua situação atual e no traçado de possíveis perspectivas, permitindo que ele entre em contato com inevitáveis perdas e possíveis remanejamentos. A comunicação e o acolhimento, por sua vez, servem a uma importante realocação temporal, convocando sujeito idoso (e limitado duplamente pelo adoecimento) a compor a percepção de si pelo outro levando em consideração sua trajetória e biografia.

Um reajuste fino, imperfeito – os espelhos sempre serão necessários, ainda que insuficientes na tarefa de reconstituição atemporal daquele sujeito. Ao levar em consideração a concepção holística e ética dos CP, o cuidado pela dimensão biográfica e relacional torna-se um elemento necessário a qualquer intervenção que se proponha terapêutica e proporcional.

DIRETIVAS ANTECIPADAS DE VONTADE: "NADA SOBRE MIM, SEM MIM"

A tarefa mais importante é determinar como identificar e avaliar as necessidades do paciente. Os cuidados paliativos começam com a compreensão de que cada paciente tem sua própria história, relacionamentos e cultura e merece respeito como indivíduo único. Esse respeito inclui a prestação dos melhores cuidados médicos disponíveis, para que possam utilizar o seu tempo de forma adequada, e pressupõe a atuação interdisciplinar de uma equipe para que sejam cuidados de forma holística, partilhando requisitos e responsabilidades.

Para o desempenho de um plano de cuidados centrado na pessoa é importante entendê-la não apenas como uma pessoa com uma doença, mas como alguém que tem um papel na sociedade, que tem experiência de vida, crenças, expectativas e necessidades próprias, que influenciam a sua resposta diante do adoecimento. Esse modelo de plano de cuidado, centrado na pessoa, requer que os profissionais de saúde respeitem valores e preferências individuais, promovendo a autonomia através da participação nas tomadas de decisão, isso feito através de informação clara e com linguagem adequada que possibilite a realização de escolhas bem informadas, dando-lhes, assim, o direito de decisão real sobre seu tratamento, atendendo às necessidades de conforto e suporte emocional.

A equipe multidisciplinar deve sempre buscar o diálogo e o esclarecimento das questões com a família e outros envolvidos para que as decisões tomadas sejam as mais prudentes e respeitem os valores e preferências da pessoa. Infelizmente, uma minoria dos pacientes chegam aos serviços de saúde com um plano de cuidado bem estabelecido previamente, com a escolha por CP por meio de Diretivas Antecipadas de Vontade (DAV).

Ao acompanhar pacientes que passam por doenças crônicas ou graves, com pouco ou nenhum prognóstico de melhora ou reversão do quadro, os profissionais e familiares notaram a necessidade da formalização de decisões dos pacientes que, ao se aproximarem de um determinado momento no processo de vida e morte, já não são capazes de expressar sua vontade. Levando em consideração alguns dos direitos dos doentes, como autonomia, informação, vontade previamente manifestada, privacidade, não discriminação e não estigmatização, entre outros, bem como o entendimento do direito de escolha em relação ao tratamento médico a ser submetido e do direito à morte com dignidade, tem-se hoje no país um documento onde é possível oficializar as manifestações de vontade sobre tratamentos médicos no período do fim da vida, as chamadas Diretivas Antecipadas de Vontade (DAV).

O Conselho Federal de Medicina, por meio da Resolução CFM n. 1.995/2012, publicada em 31 de agosto de 2012, dispôs sobre as DAV dos pacientes. Contudo, considerando que no Brasil ainda não existe nenhuma legislação específica sobre o tema para garantir a validade e eficácia caso uma pessoa, plenamente capaz, declare sobre o tipo de tratamento médico a que quer ser submetida no fim da sua vida, recomenda-se proceder ao registro do documento em Cartório de Notas e entregar uma cópia ao seu médico assistente, familiares e/ou amigos.

Mesmo que o paciente em questão tenha consciência das suas vontades de final de vida e anuncie aos seus familiares e representantes, ainda assim eles podem se deparar com conflitos dentro das instituições de saúde. Logo, sugere-se a confecção de um documento com especificações gerais e pontuais a respeito de todas as vontades do paciente, dentro de todas as esferas que possam ser relevantes a ele. Oficializar perante o poder judiciário e deixar as pessoas mais próximas de posse desse documento dará uma maior garantia caso os mesmos precisem defender seus desejos de fim de vida. Assim, se as pessoas souberem dos seus direitos e se prontificarem a discutir a esse respeito com seu médico ou outros profissionais da rede de apoio da saúde, o trabalho de conscientização já ajudará em todo o processo de morte, desde sua aproximação até sua passagem e aceitação como parte do ciclo da vida e única certeza ao nascermos.

É importante esclarecer que o CFM já determinou que as DAV prevalecem sobre pareceres não médicos, inclusive sobre a vontade dos familiares. Entretanto, no dia a dia, o mais prático é que todas as decisões já estejam alinhadas com a família, lembrando que as DAV podem sempre ser modificadas de acordo com a vontade do paciente. Assim, fica claro o valor da conscientização desse direito e da devida confecção do documento em questão com suporte médico, de equipes multiprofissionais da área da saúde e do direito. Mas, em especial, da construção ou pelo menos do alinhamento das decisões com os familiares e pessoas mais próximas que acompanharão o processo, garantindo assim que, mesmo inconsciente, sejam respeitadas suas vontades e valores – nada sobre mim, sem mim.

CONCLUSÃO

O paciente idoso, ao lidar com perdas inerentes ao envelhecimento acrescidas dos desafios impostos pela doença, convoca-nos a um lugar áspero de nossa existência – afinal, cuidar do outro em sua lida com a finitude é também contemplar a nossa própria. De fato, trata-se de um cuidado mobilizador, que pode tanto nos impulsionar a um olhar cuidadoso quanto a uma desimplicação defensiva (caso tais questões não sejam devidamente observadas). Assim, é importante que lhe sejam esclarecidos acerca de suas propostas de tratamento, reabilitações esperadas e planejamentos a médio e longo prazo.

Por vezes, serão pacientes portadores de doenças crônicas durante longos anos, de forma que uma comunicação honesta e diretiva também auxilia na construção de vínculo e reposicionamento deste paciente enquanto alguém constituinte e participante de seu próprio cuidado.

A complexidade do cuidado exigida por este perfil de paciente, que cresce a cada ano conforme as estatísticas apresentadas, representa uma conjunção à ética paliativista de forma indissociável e necessária, construindo, portanto, um paradigma de intervenção que pode contribuir para com possíveis mudanças em relação à notabilidade e o lugar do idoso em nossa sociedade.

É importante que o profissional de saúde, em sua dimensão coletiva e específica, esteja apto para reconhecer a complexidade desta demanda, dispondo-se também à consideração do idoso para além do portador da fala, mas também para a potencialidade de sua inclusão em seu próprio planejamento de vida (ainda que, neste processo, a partir de sua condição clínica, a presença dos cuidadores seja cada vez mais exigida). Desta feita, disponibilidade e esclarecimentos clínicos tornam-se fundamentais para uma condução baseada na alteridade e, assim, permeável à mudança e redefinições necessárias.

REFERÊNCIAS BIBLIOGRÁFICAS

1. International Association for Hospice & Palliative Care (IAHPC). palliative care definition. IAHPC [Internet]. 2018. Disponível em: https://hospicecare.com/what-we-do/projects/consensus-based-definition-of-palliative-care/definition.
2. D'Alessandro MPS, et al. (ed.). Manual de cuidados paliativos. 2. ed. São Paulo: Hospital Sírio-Libanês; Ministério da Saúde; 2023.
3. Academia Nacional de Cuidados Paliativos (ANCP). Manual de cuidados paliativos. São Paulo: ANCP; 2012.
4. Fischer SM, Gozansky WS, Sauaia A, Min SJ, Kutner JS, Kramer A. A practical tool to identify patients who may benefit from a palliative approach: the CARING criteria. J Pain Symptom Manage. 2006;31(4):285-92.
5. Fergus CJ, Nicol JS, Russell PB. Is a STAS-based tool valid to triage patients at a specialist palliative care inpatient unit? Int J Palliat Nurs. 2008;14(1):24-9.
6. Santa Clara MG, Silva VR, Alves R, Coelho MCR. Escala Palliative Care Screening Tool como instrumento para indicação de cuidados paliativos em idosos. Rev Bras Geriatr Gerontol. 2019;22(5):e190143.
7. Instituto Nacional de Câncer (INCA). A avaliação do paciente em cuidados paliativos. Rio de Janeiro: INCA; 2022.
8. Mendes JMR, Lewgoy AMB, Silveira EC. Saúde e interdisciplinaridade: mundo vasto mundo. Ciência & Saúde. 2008;1(1):24-32.
9. Vilhena JD, Novaes JDV, Rosa CM. A sombra de um corpo que se anuncia: corpo, imagem e envelhecimento. Revista Latinoamericana de Psicopatologia Fundamental. 2014;17(2):251-64.
10. Motta, G. Uma abordagem do trágico no conto "O espelho", de Machado de Assis. Palimpsesto – Revista do Programa de Pós-graduação em Letras da UERJ. 2007;6(6):1-11.
11. Mucida Â. Identificação e envelhecimento: do espelho que não se quebra e outros espelhos. Revista Kairós-Gerontologia. 2009;12.
12. Assis M. O espelho. Esboço de uma nova teoria da alma humana. Obra completa. v.2. Rio de Janeiro: José Aguilar; 1962. p.345-52.
13. Castro AC. Tensões da identidade pessoal no espelho de Machado de Assis. Psicologia & Sociedade. 2012;24(3):619-27.

Seção 2

Multidisciplinaridade e Gerontologia no Hospital

12 Psicologia

Valmari Cristina Aranha Toscano

Viver muitos anos já é uma realidade para muitos. O aumento da expectativa de vida e do seu prolongamento traz consigo a necessidade de reorganização e implementação dos serviços que cuidam da pessoa idosa em suas necessidades e diversidade subjetiva. Com a Psicologia e seus campos de atuação não pode ser diferente. O cuidado com a pessoa idosa requer conhecimento específico e formação adequada, não só no que tange às abordagens psicológicas, mas também ao processo de envelhecimento em seus aspectos físicos, psíquicos, sociais e culturais.

Velhice não é doença. Por muito tempo se associou o envelhecimento com o período da vida em que perdas, dores e doenças seriam o destino de todos que vivem muito. A condição de saúde vivenciada na velhice será resultante de um conjunto de fatores presentes na biografia de cada um. O envelhecimento é marcado pela heterogeneidade, história de vida e autocuidado dispensado durante toda a vida e inadvertidamente atribuído à passagem do tempo.[1]

Embora o adoecimento não seja unicamente atribuído à idade cronológica, pode acontecer com mais frequência nesta fase da vida, principalmente no que se refere a doenças crônicas e degenerativas, que envolvem atenção e cuidados integrados por equipe competente e qualificada.

A maneira como a pessoa idosa entende e vivencia sua saúde e sua doença passa diretamente por características de sua personalidade e de seus recursos psíquicos. Para uma coerente intervenção é essencial a realização do diagnóstico diferencial entre alterações físicas, cognitivas, afetivas e sociais.

Diferentemente de outras faixas etárias, a presença da pessoa idosa no hospital suscita questionamentos sobre diversos aspectos da intervenção psicológica e suas interfaces com as necessidades emergenciais do paciente, da família e da equipe que a assiste.[2]

Entender o processo de envelhecimento e suas implicações psicossociais é fundamental ao psicólogo, pois atitudes inadequadas e preconceituosas, carregadas de boa intenção, podem aumentar a exposição a fatores de risco clínico e potencializar comprometimentos emocionais.

A PESSOA IDOSA NO HOSPITAL

O cuidado da pessoa idosa que, além de doenças físicas, apresenta também problemas de saúde mental e/ou sociais é o grande desafio ao sistema de saúde hoje.[3] O trabalho em equipe interdisciplinar é algo preconizado, mas nem sempre as equipes contemplam profissionais das diversas áreas necessárias.

O adoecimento remete ao contato com limitações, impotências e inversões de papéis independentemente da idade que se tenha. No caso da pessoa idosa, muitas de suas atitudes diante da doença e de seu tratamento são atribuídas erroneamente à sua idade. Reforçando preconceitos e estereótipos quanto ao envelhecimento e suas limitações, o *ageismo* ainda é muito praticado nos cuidados à pessoa idosa, seja desconsiderando sua capacidade de compreensão e decisão quanto ao seu tratamento, quanto no exercício de sua autonomia em outros aspectos da sua vida.

Para o profissional de saúde, algumas posturas podem denotar certa dificuldade, como superproteger, minimizar características comportamentais negativas, distanciar-se ou ter atitudes de exclusão e repulsa. Tratar a pessoa idosa como se trata alguém da própria família também costuma ser estratégia utilizada diante de limitações de ordem emocional.[2]

A pessoa idosa, por sua vez, também pode desenvolver atitudes que dificultam o tratamento e a relação com membros da equipe, como não confiar nos profissionais que a atendem por serem mais jovens ou tornar-se dependente e ansiosa diante do adoecimento e da morte.

A presença de acompanhantes ou familiares durante o tratamento também oferece peculiaridades aos cuidados para com a pessoa idosa. Dependendo do quadro clínico e das limitações, a participação de outras pessoas no tratamento se faz essencial e, em alguns casos, a única possibilidade de intervenção.

Para tanto, os cuidados à pessoa idosa devem se basear na articulação entre diversos saberes de forma organizada e respeitosa, sendo o papel do psicólogo de extrema relevância neste cenário.

PSICOLOGIA E ENVELHECIMENTO

Considerando a complexidade do processo de envelhecimento e as demandas que o adoecimento traz, cabe ao psicólogo o desenvolvimento de modalidades assistenciais que sustentem de forma ética e coerente as suas intervenções no contexto hospitalar.

Para além de sua formação técnica e teórica, é preciso entender o processo de envelhecimento em seus vários aspectos. A Gerontologia traz contribuições infindáveis sobre como envelhecer e cuidar de quem envelhece. Habilidades de comunicação e do trabalho em equipe também são requisitos básicos.

Neste contexto, para além do cuidado com o sofrimento emocional associado ao adoecimento e aos cuidados de saúde, cabe ao psicólogo o desenvolvimento de práticas que propiciem a ruptura das resistências causadas pelos estereótipos e preconceitos associados ao envelhecimento, colaborando na resolução de conflitos, na elaboração de perdas e lutos, na ressignificação de si e de sua história, além de contribuir para que a identidade da pessoa idosa seja preservada de forma ética e coerente.[4]

O corpo envelhecido é um corpo inadvertidamente associado a limitações, fragilidades e doença. Cuidar de um corpo doente é cuidar de um sujeito doente, de alguém que traz sua história, seus desejos, sua sexualidade e sua autonomia. Características naturalmente consideradas em adultos e frequentemente negligenciadas na pessoa idosa, por dificuldades pessoais, resultantes de identificações e projeções, mas também por preconceitos e dificuldades pessoais.

O adoecer e a necessidade de cuidados podem trazer à tona conflitos negligenciados, redes de suporte social frágeis e transtornos de personalidade subdiagnosticados. Para muitos, a doença surge como ruptura de posturas idealizadas e onipotentes antes sustentadas sob bases tênues, colocando a pessoa idosa em contato com a finitude e seus desfechos. O medo do sofrimento e da morte nem sempre se apresenta de forma clara, pode também ser identificado por meio de resistências e não adesão aos tratamentos propostos.

Até bem pouco tempo atrás o trabalho do psicólogo com pessoas idosas se resumia à elaboração de perdas, lutos e limitações. Hoje, preconiza também a instrumentalização crítica e consciente de um idoso ativo, desejante e vinculado à vida,[5] cuja doença é obstáculo a ser transposto para que a vida e seus propósitos possam seguir sem interrupções.

Ao psicólogo cabe a utilização de conhecimento teóricos quanto a características estruturais de personalidade e suas implicações comportamentais, bem como dos determinantes afetivos envolvidos na forma como o sujeito se constitui e se relaciona nas diversas fases da vida, não só na velhice.

O contato direto com pessoas idosas é algo interessante e denso, ao mesmo tempo que muitos se mostram afetivos e ternos, oferecem lições de vida, sofrimento e superação, podendo mobilizar no outro angústias e identificações nem sempre positivas. Reações a essas angústias podem surgir de forma inadequada por parte da equipe e manifestadas por meio de desatenção e intolerância para com as necessidades da pessoa idosa, bem como pela atribuição indevida de responsabilidades quanto à sua doença e tratamento.

PSICOLOGIA HOSPITALAR: ENCAMINHAMENTOS E DEMANDAS

A compreensão do encaminhamento psicológico é tópico fundamental. Como, quando e por que a pessoa idosa foi encaminhada para a Psicologia é o ponto de partida. Não raro há solicitação para que a pessoa idosa seja atendida por dificuldades dos familiares ou de membros da equipe, tocados e misturados afetivamente com a figura idosa ali representada.

O papel do psicólogo no hospital com a pessoa idosa se inicia na identificação das questões apresentadas conjuntamente com as queixas e justificativas associadas ao quadro clínico e à doença. É imprescindível diferenciar dores físicas, coerentemente justificáveis e passiveis de tratamento, de alterações cognitivas, sofrimentos emocionais e sociais inadequadamente atribuídos ao corpo. Um corpo que envelheceu, mudou e que pode estar sendo usado como forma de expressão e tradução de sofrimentos de outra ordem.

O estudo do envelhecimento em diversas culturas permite constatar a diversidade nas formas de se viver e envelhecer. A velhice e o envelhecimento deixaram de ser encarados como simples fatos naturais para serem considerados fenômenos profundamente influenciados pela cultura. Deste ponto, considerar como a doença e a reação aos seus desfechos e tratamentos se realizam na pessoa idosa é fundamental para evitar diagnósticos tendenciosos ou inconclusivos, simplesmente levando em conta idade cronológica, estereótipos e as queixas dos que a cercam.

O principal desafio é o diagnóstico diferencial entre sintomas das doenças orgânicas, quadros emocionais, alterações cognitivas, demandas sociais e dificuldades de manejo da pessoa idosa por parte da equipe. Uma correta avaliação passa não só pela formação profissional, mas pela revisão das próprias representações do que seja o envelhecimento e a pessoa que envelheceu; só assim será possível identificar sua real condição e os possíveis encaminhamentos e intervenções. De nada vale a aplicação de escalas, protocolos e demais instrumentos de avaliação sem coerente interpretação e discussão interdisciplinar.

Alterações cognitivas, psiquiátricas e emocionais são comuns e podem se manifestar durante períodos de internação, quando rotinas se alteram e o contato pessoal se torna mais frequente.[6] Para muitas pessoas idosas, a internação pode ser o ponto de partida para diagnóstico e tratamento de quadros psíquicos já presentes de longa data.

Dentre os principais temores do adoecimento na velhice estão o câncer e seus desfechos. O medo da morte, da dependência, a culpa pela doença e por hábitos de vida pregressa são focos de atenção nesses casos. O câncer na velhice pode ter a tendência de tornar a experiência do ser-velho ainda mais complexa. A pessoa que se encontra nessa etapa de vida precisa, ainda, lidar com perdas que vão além do corpo como, por exemplo, de seu *status* social, de seu lugar de poder no âmbito laboral, de entes queridos, dentre outras tantas que podem ocasionar um sofrimento psíquico intenso.[9]

PSICOLOGIA HOSPITALAR NA PRÁTICA: MODALIDADES DE INTERVENÇÃO

Uma vez identificada a natureza específica do problema de saúde e suas implicações emocionais, a escolha pelos instrumentos de avaliação e modalidades assistenciais passa necessariamente pelo referencial teórico do psicólogo e da capacidade de comunicação dos seus resultados aos demais membros que compõem a equipe interdisciplinar.

Partindo de hipótese diagnóstica e contextual, define-se o plano de avaliação, que pode contemplar somente a pessoa idosa, ela e seu(s) acompanhante(s) ou cuidador(es), bem como sua família como unidade de cuidados. A depender da disponibilidade afetiva e cognitiva dos envolvidos, dentro do hospital, cabe ao psicólogo o desenvolvimento de modalidades de intervenção próprias de suas atribuições e competências como em qualquer outro espaço de atuação. Desde que espaços de privacidade e respaldo ético sejam garantidos e viabilizados, a Psicologia se aplica no contexto hospitalar de forma adaptada e integrada às demais áreas de atuação com resultados bastante satisfatórios.

Para a pessoa idosa, a psicoterapia breve focal é modalidade bastante utilizada, podendo ser realizada durante períodos de internação ou realização de procedimentos ou enquanto fizer sentido ao paciente e ao profissional. A possibilidade de seguimento ambulatorial pós-alta e de encaminhamentos também deve ser utilizada quando necessário.

Para pacientes em seguimento ambulatorial no hospital, além da psicoterapia breve individual, o atendimento em grupo se mostra técnica possível e muito bem aceita pela população idosa. Ainda é modalidade pouco difundida como prática psicológica por dificuldade na adequação de espaços físicos e na formação do psicólogo.

Grupos psicoeducativos interdisciplinares com a participação da Psicologia são muito úteis durante o tratamento. Permitem educar, informar e trocar experiências quanto ao adoecer e suas implicações de forma segura e supervisionada,[7] evitando sofrimentos físicos e emocionais decorrentes de desconhecimentos e mitos comumente identificados na realidade hospitalar.

A atenção aos cuidadores e acompanhantes é fundamental, principalmente porque é deles a função de motivar e facilitar os cuidados para além da permanência no hospital. A qualidade da prestação de cuidados será influenciada pela relação existente entre pacientes e cuidadores anteriormente ao adoecimento.[8] Ao psicólogo cabe considerar essa relação e atuar no que for possível para melhorar esse processo. Nem sempre será suficiente o tempo de permanência no hospital para que todas as questões sejam abordadas. O seguimento ambulatorial pós-alta ou encaminhamento para outros serviços são possibilidades a serem exploradas.

A família como unidade de cuidado participa do tratamento principalmente quando há incapacidade da pessoa idosa, seja física, social e/ou cognitiva. O psicólogo atua conjuntamente com demais membros da equipe na comunicação de diagnósticos, tratamentos e intervenções. A depender da demanda, conferências familiares podem ser realizadas a fim de resolver questões desencadeadas pelo adoecimento e desdobramentos do tratamento. Importante atentar para a dinâmica familiar já estruturada e qual a necessidade de abordagem. Nem todos os conflitos serão resolvidos no contexto hospitalar; respeito e responsabilidade são marcadores de limite e foco nesta abordagem.

O trabalho em equipe interdisciplinar traz possibilidades exitosas de trabalho, mas também desafios. Comunicação e clareza de objetivos são pontos fundamentais aos seus membros. Ao psicólogo cabem a atenção e o cuidado com as emoções emergentes desta relação, não só entre seus pares, mas também com as questões emocionais mobilizadas pelo contato com a pessoa idosa e seu sofrimento. Patologias específicas são possíveis a profissionais de saúde, mas não regra; envelhecer, sim. Identificações, projeções e reações contratransferenciais são entraves quando não identificadas. Identificar e comunicar essas condições de forma ética e respeitosa, encaminhar propostas de intervenção e de autocuidado estão entre as atribuições do psicólogo neste cenário.

CONSIDERAÇÕES FINAIS

A atuação da Psicologia com a pessoa idosa pode se dar de formas diversas no contexto hospitalar, desde que leve em consideração as especificidades do envelhecimento e sua relação com o adoecer. Refletir sobre essa prática pode trazer novas possibilidade de atuação para o psicólogo.

A população idosa é a camada que mais cresce no mundo e no Brasil. A diversidade do envelhecer e da relação com esse processo se dá de forma heterogênea, seja na saúde, na busca pela qualidade de vida e do autocuidado, seja no adoecer, no contato com a finitude e o processo de morrer. Cabe ao psicólogo que se propõe enveredar por esse universo tão rico e denso, não só o conhecimento da Gerontologia, bem como humildade, abertura ao novo e autoconhecimento. Somente assim conseguirá desenvolver práticas éticas e eficientes que contemplem pacientes idosos, familiares, cuidadores e equipe de forma realizadora e gratificante.

REFERÊNCIAS BIBLIOGRÁFICAS

1. Aprahamian I, Aranha VCA, Silva MMB da, Galetti C. Aspectos psíquicos do envelhecimento. In: Auler Jr JOC, Yu L, Jacob Filho W. Geriatria. Série Manual do Médico Residente do Hospital das Clínicas da Faculdade de Medicina da Universidade de São Paulo. 1. ed. Rio de Janeiro: Atheneu; 2019.
2. Drucker C. Atenção ao idoso em unidades de internação. O enfoque da psicologia. In: Gerontologia: os desafios nos diversos cenários da atenção. Me-

deiros SL, Domingues MA, Lemos ND, Nascimento ML, Marucci MFN. São Paulo: Manole; 2010.
3. Söllner W. Integrated mental health care could improve treatment of older hospital inpatients with complex health needs. Lancet Psychiatry. 2024;11(9):666-7.
4. Aranha VC. Envelhecimento, memória e doenças crônicas. O que é preciso lembrar. In: Santos NO. Psicologia hospitalar, neuropsicologia e interlocuções. Avaliação, clínica e pesquisa. Rio de Janeiro: Rocca; 2016.
5. Aranha VC. Psicologia. In: Jacob Filho W, Kikuchi EL. Geriatria e Gerontologia básicas. Rio de Janeiro: Elsevier; 2011.
6. Saab AAG, Aranha VC. Tratamento dos sintomas psicológicos e comportamentais na demência. In: Ventura MM. Cuidado integral ao idoso hospitalizado: abordagem interdisciplinar e discussão de protocolos. São Paulo: Zagodoni; 2015.
7. Jacob Filho W. Prática a caminho da senecultura. São Paulo: Atheneu; 2003.
8. Lahan CF, Aranha VC. Motivação, satisfação de vida e resiliência. In: Perracini MR, Fló CM. Funcionalidade e envelhecimento. 2. ed. Rio de Janeiro: Guanabara Koogan; 2019.
9. Baptista CHV, Toscano VC. Psico-oncologia e as especificidades em Oncogeriatria. In: Caron FMM, Vilaça APO, Oliveira GZ. Psico-Oncologia. Teoria e prática. Barueri: Manole; 2024.

BIBLIOGRAFIA RECOMENDADA

1. Silva FN, Pessoa MC. Reflexões acerca da atuação dos(as) profissionais de psicologia (no contexto) hospitalar frente à violência institucional contra a pessoa idosa. Revista Eletrônica. Estácio Recife. 2022;7(2).
2. Toscano VCA. Aspectos psicológicos e estratégias de comunicação na abordagem da sexualidade no idoso.
3. Toscano VCA. Resiliência e aspectos psicológicos: Como envelhecer melhor? In: Geriatria: prática baseada em evidências. In: Curiati JAE, Jacob Filho W, Cabral KN, Gil Junior LA, Curiati PK. Geriatria: prática baseada em evidências. São Paulo: Editora dos Editores; 2023.

13 Fisioterapia

Aline Costa de Paulo
George Jerre Vieira Sarmento
Luana de Oliveira Dutra
Leonardo Alcântara

INTRODUÇÃO

Quando falamos do público idoso, à medida que a idade avança, é comum ocorrer um aumento das doenças crônicas e perda de funcionalidade. Sendo assim, cresce o desafio de oferecer a essa população os cuidados adequados para atenção à saúde, pois há diversas particularidades que devem ser reconhecidas e consideradas.

O Conselho Federal de Fisioterapia e Terapia Ocupacional (COFFITO) aprovou em 2016 as Resoluções n. 476 e n. 477 que, a partir de janeiro de 2017, passaram a regulamentar a especialidade de Fisioterapia em Gerontologia. Nesse contexto, a Fisioterapia Gerontológica tem como objetivo promover a independência para as tarefas básicas de vida diária no paciente idoso, visando minimizar as consequências das alterações que ocorrem no envelhecimento, garantindo a melhoria da mobilidade, favorecendo uma qualidade de vida satisfatória, além de conservar a função motora e cognitiva.

Também é importante registrar que a Fisioterapia não atua apenas na reabilitação. A atuação do fisioterapeuta representa uma estratégia importante para contribuir para um estilo de vida mais ativo e na promoção de saúde. Além de estar envolvido nos processos de reabilitação, o fisioterapeuta cuida também da avaliação, dos exames complementares de saúde, do tratamento e da prevenção de distúrbios cardiovasculares, pulmonares, neuromusculares e musculoesqueléticos que acarretam no comprometimento do movimento, em limitações e incapacidades funcionais da pessoa idosa.

Tudo isso só é possível quando conhecemos o idoso como um todo, desde o seu contexto social, cognitivo até o emocional e adequamos o melhor programa de tratamento visando o objetivo específico. Para isso, seguimos alguns pilares e etapas que servem como norteadores do sucesso da terapia.

COMO DEFINIR OS OBJETIVOS DE FORMA ADEQUADA?

Avaliação

Todo o planejamento se inicia com uma avaliação detalhada do paciente que envolve toda a equipe multiprofissional no processo, incluindo histórico médico, exame físico, identificação de fatores de risco e lesões existentes.

No ambiente hospitalar, há várias escalas já validadas que avaliam as limitações funcionais do paciente idoso. A escala de Katz é uma das mais utilizadas para avaliar o desempenho nas atividades da vida diária. Ela foi desenvolvida em 1963 para realizar a avaliação em idosos e o prognóstico de doentes crônicos. Nela, constam seis itens que medem o desempenho do indivíduo nas atividades de autocuidado, os quais obedecem a uma hierarquia de complexidade: alimentação, controle de esfíncteres, transferência, higiene pessoal, capacidade para se vestir e tomar banho. Ao final, podemos classificar esse idoso com dependência, dependência parcial ou independência.

QUADRO 1 Escala de Katz

1. Banho [ ] Sem ajuda [ ] Com ajuda parcial [ ] Com ajuda total	4. Transferência [ ] Sem ajuda [ ] Com ajuda parcial [ ] Com ajuda total
2. Vestuário [ ] Sem ajuda [ ] Com ajuda parcial [ ] Com ajuda total	5. Continência [ ] Sem ajuda [ ] Com ajuda parcial [ ] Com ajuda total
3. Higiene pessoal [ ] Sem ajuda [ ] Com ajuda parcial [ ] Com ajuda total	6. Alimentação [ ] Sem ajuda [ ] Com ajuda parcial [ ] Com ajuda total
RESULTADO: 0 – Independente para todas as atividades 1 – Dependente para uma atividade 2 – Dependente para duas atividades 3 – Dependente para três atividades 4 – Dependente para quatro atividades 5 – Dependente para cinco atividades 6 – Dependente para todas as atividades	

Diagnóstico clínico

Com base na avaliação, teremos uma resposta do estado geral do idoso naquele momento.

O idoso em questão é capaz de compreender e realizar as orientações dadas durante as sessões de fisioterapia? O paciente faz uso de dispositivo auxiliar de marcha? Consegue realizar exercícios ativos? Necessita de auxílio para realizar transferência da cama para a poltrona? Tem rede familiar para treinamento do cuidador? A casa daquele idoso está adequada para as demandas funcionais do dia a dia?

Nesse contexto e já pensando na desospitalização do paciente idoso de maneira segura, é importante que a família seja o alicerce nas demandas educativas, tanto no período da internação hospitalar quanto no período pós-alta.

Para garantir uma alta com segurança, a equipe pode solicitar fotos do mobiliário da residência do idoso para adequar os riscos identificados, como, por exemplo, de queda em algum tapete, o assento sanitário muito baixo, pouca iluminação nos degraus.

Intervenção e plano terapêutico

Nessa etapa define-se qual intervenção será usada para alcançar os objetivos, incluindo escalas de mensuração (*Medical Research Council* - MRC), exercícios aeróbicos ou anaeróbicos, mobilizações, prancha ortostática, eletroterapia, musicoterapia, realidade virtual.

Quando falamos de exercício físico, a adesão e a constância das atividades se tornam o grande empecilho para o sucesso do plano terapêutico.

Dessa forma, conhecer o idoso e suas limitações, além de indicar o melhor ambiente para a realização da terapia, assim como a melhor modalidade e horário de realização, se torna de extrema importância para que aquela prática não seja exclusiva do paciente idoso apenas no período de internação hospitalar.

REALIDADE VIRTUAL

Por conta do aumento da população idosa, do desequilíbrio prevalente nessa população, do aumento do risco de quedas, e também da necessidade de estudar as novas tecnologias que aumentem a adesão do paciente ao exercício físico, a realidade virtual vem sendo cada vez mais utilizada no ambiente hospitalar.

Sabemos que o controle postural é resultado de uma interação bastante complexa dos sistemas sensoriais (visual, vestibular e somatossensorial), do sistema motor e do sistema nervoso central.

Pesquisas com idosos saudáveis e não saudáveis mostram um padrão de disparidade na utilização de informações sensoriais e motoras como consequência do processo de envelhecimento, demonstrando que as alterações desses sistemas causam alterações do equilíbrio.

Exercícios preventivos que visam melhorar a força muscular e o controle postural têm sido frequentemente recomendados para adultos idosos. Sendo assim, visando aumentar a gama de opções terapêuticas no engajamento dessa população, a cada dia é mais consolidado o uso das tecnologias da área da informática aplicadas à saúde, ampliando as possibilidades de estudo e aplicação de técnicas e procedimentos terapêuticos.

A realidade virtual é uma nova maneira de interação homem-máquina, que propicia a movimentação, a visualização dos movimentos, interação em tempo real com personagens, atividades e ambientes tridimensionais, criados pelo computador, mas com representações cada vez mais próximas da realidade.

A terapia com realidade virtual pode ser dividida entre realidade virtual não imersiva (RVNI), na qual o idoso é parcialmente transportado para o mundo virtual por uma janela, como, por exemplo, um monitor, mas continua a se sentir predominantemente no mundo real.

Já a realidade virtual imersiva (RVI) é o tipo mais avançado de realidade virtual. Em uma experiência totalmente imersiva, o usuário coloca os óculos que bloqueiam toda a luz externa e proporcionam um campo de visão completo. Além disso, algumas configurações podem incluir luvas, que permitem ao usuário tocar e sentir objetos no ambiente virtual.

Com a RVI, o profissional possui total controle da intervenção planejada, limitado apenas por características do *software* utilizado no conteúdo da experiência. Assim, o profissional poderá oferecer um contexto seguro e privado para o paciente, facilitando sua adesão, engajamento e aderência, ou seja, a mediação da experiência virtual por parte do profissional é de suma importância para a adesão e o sucesso terapêutico.

É importante frisar que a realidade virtual, seja ela imersiva ou não, é um recurso terapêutico que precisa ser combinado à Fisioterapia e às intervenções motoras.

MUSICOTERAPIA

A reabilitação desenvolveu-se durante a Segunda Guerra Mundial, com desdobramentos na Alemanha, Inglaterra, União Soviética e Estados Unidos. Nessa época, na antiga União Soviética, Alexander Luria e seus colaboradores trabalharam com reabilitação neuropsicológica em militares vítimas de traumatismos cranianos. Em 1943, Luria havia tratado cerca de 800 soldados com lesões cerebrais por arma de fogo utilizando Musicoterapia.

A Fisioterapia e a Musicoterapia são utilizadas na reabilitação e na promoção de saúde, como em terapias realizadas em grupo, auxiliando o idoso na realização dos movimentos funcionais, melhorando o equilíbrio, a marcha e posturas.

A música pode ser uma grande aliada no ritmo, ajudando os pacientes a melhorarem a marcha, controle motor, linguagem, cognição e promoção de qualidade de vida.

ELETROTERAPIA

Pensando no controle da dor, fortalecimento de musculatura e na estimulação de movimentos, a eletroterapia surge como uma ferramenta já consolidada no ambiente hospitalar.

O aparelho de Eletroestimulação Nervosa Transcutânea (ENT) é um gerador de pulsos balanceados que envia impulsos elétricos através da pele. É um aparelho de corrente de baixa frequência, do tipo bidirecional e assimétrico, que pode variar de 1 Hz a 250 Hz, não provocando ionização. Possui dois canais independentes, com quatro eletrodos que foram desenvolvidos para evitar a formação de pontos quentes e, consequentemente, lesões cutâneas do tipo queimadura.

A corrente elétrica gerada pelo aparelho é transmitida através dos fios elétricos até o eletrodo aplicado sobre a pele do paciente. O eletrodo mais comum é o de borracha de silicone, impregnada com carbono. Ele fará contato com a pele através de um elemento de condução intersticial (gel) e será fixadospor película adesiva. Existem também eletrodos do tipo autoadesivo.

Nas síndromes dolorosas agudas e crônicas normalmente são necessários 25 a 30 minutos de estimulação, variável de duas a três horas, para se obter o efeito analgésico, chegando, muitas vezes, até a 12 horas. Pode ser necessária uma nova aplicação.

Já na aplicação para ganho de força, temos protocolos que podem ser seguidos por série e tempos, dependendo do tamanho da área e musculatura a ser estimulada.

É importante se atentar às indicações e contraindicações das terapias com eletroestimulação. Em alguns casos, podem ocorrer irritação ou erupções cutâneas alérgicas ao redor ou debaixo da colocação dos eletrodos. Havendo persistência dessa irritação, o uso deve ser suspenso.

CONCLUSÃO

A Fisioterapia Gerontológica cresce conforme a demanda pela especialidade aumenta, fazendo com que os profissionais se habilitem e procurem inovações para alcançar a satisfação do paciente idoso, visando uma reabilitação mais eficiente e rápida no ambiente hospitalar e promoção de saúde e cuidado no ambiente domiciliar.

BIBLIOGRAFIA RECOMENDADA

1. Almeida BM, Silva FEB, Santos AP, Madureira JR, Machado TPG. Efeito das atividades rítmicas nas habilidades motoras de paciente atáxico: um estudo de caso. R Bras.Ci e Mov. 2013;21(3):71-9.
2. Bower KJ, Clark RA. McGinley JL. (2014). Clinical feasibility of the Nintendo Wii™ for balance training post-stroke: a phase II randomized controlled trial in an inpatient setting. Clin Rehabil. 2014; 28(9):912-23.
3. Carvalho CJA, Bocchi SCM. Idoso reconhecendo-se vulnerável a quedas na concretude da fratura do fêmur. Revista Brasileira de Enfermagem. 2017;70(2):296-303.
4. Ferreira CHJ, Beleza ACS. Abordagem fisioterapêutica na dor pós-operatória: a eletroestimulação nervosa transcutânea (ENT). Revista do Colégio Brasileiro de Cirurgiões. 2007;34(2):127-30. Disponível em: https://doi.org/10.1590/S0100-69912007000200012.
5. Mussato R, Brandalize D, Brandalize M. Nintendo Wii e seu efeito no equilíbrio e capacidade funcional de idosos saudáveis. R Bras Ci e Mov. 2012;20(2):68-75.
6. Vieira GP, Araújo DFGH, Leite MAA, Orsini M, Correa CL. Realidade virtual na reabilitação física de pacientes com doença de Parkinson. J Hum Growth Dev. 2014;24(1):31-41.

14 Terapia Ocupacional

Andreia dos Santos Pina
Fabia Cilene Dellapiazza

"Incentivar o cuidado otimiza a capacidade física e cognitiva."

A Assembleia Geral das Nações Unidas declarou em dezembro de 2020 que estamos na década do envelhecimento saudável (2021/2030), convenção que vem de encontro com a nova constituição da pirâmide de crescimento populacional, na qual registramos a longevidade em âmbito mundial.

Felizmente, o envelhecimento vem sendo mais discutido nos últimos tempos, o que acreditamos ser um bom sinal.

Apesar de conhecermos a fisiologia celular, incluindo a do envelhecimento, experimentá-lo na prática é algo individual, intransferível e desconhecido.

Estereótipos e discriminação ainda existem, mas consideramos *démodé* e cada vez mais fora do nosso cenário, tendo em vista o número de artigos científicos, fóruns e simpósios debatendo a relação entre idade e liberdade etária e, consequentemente, saúde mental, física e cognitiva, assim como o impacto que essa natureza nos impõe quando relacionamos compromisso e responsabilidade.

Talvez esta seja uma das tarefas mais importantes do terapeuta ocupacional, incluir em sua avaliação hábitos e comportamentos pregressos e atuais mapeando prognósticos para o futuro. Aliás, uma palavra que devemos desmistificar, pois muitos pacientes se amedrontam quando falamos em futuro.

Quando ampliamos o leque de oportunidades "de trânsito e feitos" do idoso, estamos sinalizando qualidade e coragem em suas ações, independência e/ou semi-independência, assim como autonomia nas escolhas.

Enquanto profissionais da saúde e "reabilitadores da vida", devemos nos unir à sociedade civil, agências internacionais e nacionais (federais, estaduais, municipais) e órgãos reguladores de programas assistenciais à pessoa idosa para melhorar e/ou ampliar estratégias e abordagens. Pois velhice não é doença!

Recentemente, em "acalorada" discussão, cogitou-se incluir a velhice no CID-11 (*Classificação Internacional de Doenças*). Felizmente, a 11ª versão revisada e atualizada, lançada em janeiro/2022, não incluiu o envelhecimento como patologia.

Envelhecer de forma saudável é uma tarefa que se inicia na infância e as futuras gerações precisam ser conscientizadas desse fato.

Hábitos saudáveis nas áreas do desporto; alimentação; cultura; espiritualidade; realização de consultas preventivas e exames regulares são dicas importantes e, em todos os segmentos, trabalhamos na ambientação adaptada, reabilitação e cuidados paliativos.

RECONHECIMENTO DA ESPECIALIDADE DO TERAPEUTA OCUPACIONAL EM GERONTOLOGIA, SUAS FUNÇÕES E PRÁTICA

O Conselho Federal de Fisioterapia e Terapia Ocupacional (COFFITO) reconhece a especialidade do profissional de Terapia Ocupacional em Gerontologia através da Resolução n. 477, de 20 de dezembro de 2016, e disciplina uma prática que regulamenta a integralidade e humanização na atenção à pessoa idosa. Segundo essa Resolução, cabe ao terapeuta ocupacional:

- Realizar consulta, avaliação, solicitar interconsulta, pareceres para definir o diagnóstico e o prognóstico terapêutico ocupacional, voltados para autonomia e independência das pessoas idosas.
- Realizar estratégias de promoção, prevenção, manutenção e/ou reabilitação das funções cognitivas (memória, atenção, concentração, linguagem, orientação espacial e temporal), sensoriais e motoras no âmbito do desempenho ocupacional da pessoa idosa.
- Elaborar e realizar atividades educativas em todos os níveis de atenção à pessoa idosa, familiares e cuidadores, equipe multiprofissional.
- Aplicar e interpretar as escalas, questionários e testes funcionais, uni e multidimensionais, validados para pessoas idosas.
- Prescrever, confeccionar, testar, avaliar, adaptar, treinar, gerenciar e aplicar métodos, técnicas, recursos e procedimentos tecnológicos, assistivos, de realidade virtual e práticas integrativas e complementares adequadas à pessoa idosa, familiares, cuidadores e comunidade para a execução das atividades humanas e participação social, assim como para facilitação ambiental.
- Prescrever, gerenciar e treinar o uso de órtese e prótese necessárias à otimização do desempenho ocupacional e integração da pessoa idosa.
- Promover a adequação e o gerenciamento de rotinas em diferentes âmbitos.
- Prescrever, analisar e intervir no desempenho ocupacional nas Atividades de Vida Diária (AVDs) básicas, intermediárias e avançadas; nas Atividades Instrumentais da Vida Diária (AIVDs); na produtividade envolvendo trabalho remunerado ou não; no manejo das atividades domésticas, educação, descanso, sono, lazer e participação social e em seus padrões de desempenho (rotinas

e hábitos, rituais e papéis ocupacionais), considerando os diferentes contextos culturais, religiosos, físicos, sociais.

- Avaliar posicionamento no leito, mobílias, cadeiras de roda e banho, transferências, ortostatismo, deambulação e orientar e capacitar o idoso e seus cuidadores visando otimização, manutenção e recuperação do desempenho ocupacional, seja em ambiente doméstico, hospitalar, instituição de longa permanência ou outros contextos sociais, considerando parâmetros de acessibilidade, funcionalidade, segurança e redes de apoio para as pessoas idosas.
- Coordenar grupos, oficinas terapêuticas e educativas para as pessoas idosas e/ou seus familiares e cuidadores.
- Emitir laudos, atestados, pareceres e relatórios terapêuticos ocupacionais.
- Estabelecer e executar plano de cuidados paliativos para as pessoas idosas, tanto no campo terapêutico ocupacional quanto no contexto da equipe interdisciplinar.
- Realizar consultoria em Gerontologia, elaborando plano de gestão de cuidados e rotina para família e idosos.
- Desenvolver, por mediação sócio-ocupacional, atividades orientadas para a participação e facilitação no desempenho ocupacional e expressivo de idosos com deficiência, com processos de ruptura de rede de apoio, desvantagem e vulnerabilidade social para desenvolver suporte e trocas afetivas, econômicas e de informações.
- Desenvolver estratégias de pertencimento sociocultural e econômico, adaptações ambientais, organização da vida cotidiana, construção de projetos de vida, acessibilidade e outras tecnologias de suporte para inclusão sociocomunitária e de favorecimento do diálogo intercultural.

REABILITAÇÃO/HABILITAÇÃO DA PESSOA IDOSA

Equivocadamente, a reabilitação cognitiva é conhecida e prescrita para o processo do envelhecimento e patologias associadas a essa fase, como doença de Alzheimer e demências, porém adventos clínicos, acidentes vasculares, confusões mentais e outros eventos traumáticos podem provocar alterações significativas nas funções cerebrais, ocasionando o que chamamos de declínio cognitivo e motor. Exemplo disso, a pandemia SARS-CoV-2, marco sem precedentes na história mundial, tomadas as devidas proporções, com perdas humanas e econômicas, isolamento e distanciamento social. Mesmo considerando o século XXI avançado em termos de pesquisas, tecnologia e estrutura cientifica, o vírus deixou um rastro de destruição, ceifou vidas e desmantelou diferentes setores, incluindo nossas emoções; vivemos uma enxurrada de sinais e sintomas de estresse, suicídios, síndrome de *burnout* (nos profissionais da saúde) e transtorno de ansiedade generalizada, entre outros.

A intervenção específica de reabilitação cognitiva junto a esses pacientes pode manter ou restaurar a percepção, atenção, habilidades de raciocínio, comunicação, memória e linguagem, entre outros, com temáticas específicas e direcionadas para história ocupacional, fase do desenvolvimento, rotina e hábitos de interesse do paciente.

Nosso olhar semiológico, como profissionais reabilitadores, deve estar atento para esses eventos, observando sinais como:

- Corpo retraído; olhar abatido; comportamento introspectivo, sonolência.
- Discurso ofegante, mãos ou voz trêmula; insegurança para falar em público, batimento cardíaco acelerado, sudorese.
- Ausência nos compromissos agendados.
- Isolamento ou distanciamento.
- Atitude agressiva ou apática (oscilações de humor).
- Dificuldade para planejar atividades e executá-las do início ao fim.
- Dificuldade em memorizar etapas das tarefas propostas em seu labor ou do seu dia a dia.
- E outros relacionados com as funções cognitivas.

CONDUTAS PRECONIZADAS AO TERAPEUTA OCUPACIONAL

Serão analisadas as condutas preconizadas ao terapeuta ocupacional nos contextos:

1. Instituição de longa permanência para idosos (ILPIs).
2. Centro-dia para idosos (CDIs).
3. Atendimento domiciliar e cuidado ao idoso.
4. Atendimento hospitalar e cuidado ao idoso.

Em todos esses contextos, avaliamos os cuidados a fim de preservar a vida, o desempenho e a qualidade das atividades de vida diária, prática e seus instrumentos na execução das tarefas cotidianas. Respeitamos o tempo de planejamento, execução, suas preferências, limitações e possíveis adaptações.

Também ressaltamos a importância das intervenções, as quais o terapeuta ocupacional realiza de forma preventiva nessa população, como palestras educativas na prevenção de quedas, adequação de mobiliário e uso de tecnologia assistiva como facilitador no cumprimento da independência ou semi-independência da pessoa idosa.

Instituição de longa permanência para idosos (ILPIs)

Integrado à equipe multidisciplinar das instituições de longa permanência, o terapeuta ocupacional desempenha uma de suas principais funções logo na chegada da pessoa idosa a ILPI; o acolhimento do primeiro dia.

Quando descrevemos o envelhecimento dentro de uma instituição, avistamos um cenário repleto de desafios, contudo, rico em possibilidades.

Desafios porque estamos diante da ruptura da vida cotidiana; perda de referências do espaço físico já conhecido; padronização da rotina; uniformização do tempo; limitação da privacidade e autonomia.

Possibilidades, pelo recomeço. Uma nova fase está nascendo e nascer significa ter esperança em uma etapa em que, muitas vezes, já não havia expectativa de dias salutares.

A partir da identificação das demandas demonstradas nos atendimentos individuais ou coletivos, iniciamos a construção do "novo cotidiano".

O olhar atento e semiológico do terapeuta ocupacional nas atividades rotineiras assegura a assistência integral à pessoa idosa, assim como a resolutividade das intervenções, desde a escolha dos protocolos de avaliação, até objetivos estabelecidos, métodos e recursos terapêuticos utilizados.

É fundamental considerar as características individuais, a heterogeneidade do processo de envelhecimento da população atendida e a consonância com as características e recursos do equipamento disponível.

Destacam-se:

- Desempenho funcional em AVDs (atividades da vida prática) e AIVDs (atividades instrumentais da vida diária); histórico sócio-ocupacional; identificação de atividades significativas ao longo das fases da vida (infância, vida adulta e atual); mapeamento de habilidades remanescentes, potencialidades e desejo para descoberta de novas habilidades; repertório de atividades cotidianas atuais (rotina e hábitos); análise do ambiente físico-funcional a acessibilidade do espaço físico.
- Promoção, manutenção e recuperação de função; otimização das capacidades remanescentes; preservação da autonomia e independência nas AVDs e possibilidade de realização de AIVDs; promoção do engajamento ocupacional através da ampliação e do enriquecimento da rotina; oportunidade de participação ativa e manutenção da capacidade funcional, por meio da aborda-

gem grupal e individual, conforme condições biopsicossociais; resgate do desempenho de atividades significativas; diminuição da inatividade; busca de sentido para o cotidiano com valorização da memória autobiográfica; ampliação do sentimento de pertencimento e inserção social por meio do acesso aos locais e serviços disponíveis na comunidade; desenvolvimento de estratégias e atividades de mediações sócio-ocupacionais; organização, adaptação funcional e acessibilidade, individualização e personalização do espaço físico; monitoração, reavaliação e registro da evolução funcional.

- Análise das atividades, assimilação do problema, conhecimento dos princípios da compensação, sugestão de solução, pesquisa de recursos alternativos para resolução do problema, treino e manutenção periódica das adaptações nas AVDs e AVPs (atividades da vida prática).

Centro-dia para idosos (CDIs)

As ações do terapeuta ocupacional no CDI também acontecem de forma integrada à equipe multidisciplinar e particularmente mais próximo à família do idoso.

As avaliações são realizadas de forma individual, através das escalas já mencionadas neste capítulo e sistematicamente observando a rotina durante permanência da pessoa idosa no equipamento; posteriormente, o Plano Individual de Atendimento (PIA) será estabelecido, assim como objetivos e estratégias de intervenção.

Destacamos as principais funções do terapeuta ocupacional no CDI:

- Possibilitar e incentivar através da escuta qualificada aspectos que possam interferir na vida cotidiana.
- Supervisionar, orientar e adaptar atividades realizadas nas oficinas terapêuticas do CDI, abordando a função socializadora, o de-

senvolvimento das habilidades motoras e cognitivas, de trocas, manifestação da criatividade e incentivo a participação ativa.

- Orientar os cuidadores e familiares quanto à importância da sequência deste aprendizado em casa. É fundamental que cuidadores e familiares incentivem a autonomia e independência da pessoa idosa durante a prática das atividades de vida diária, considerando ritmo, riscos e limitações do que realizará em segurança e sob supervisão.
- Esclarecer e sensibilizar sobre as alterações decorrentes do processo natural do envelhecimento e oferecer ajuda quando necessário.
- Garantir o direito de suas escolhas seguras e preferências, mantendo sua capacidade funcional.
- Avaliar a necessidade do ingresso de tecnologias assistivas.
- Conhecer e avaliar *in-loco* o ambiente físico-funcional domiciliar para orientações e sugestões de modificações ambientais que visam a prevenção de quedas e acidentes domésticos, otimização da independência e autonomia da pessoa idosa em suas atividades cotidianas e acessibilidade.
- Realizar o monitoramento funcional durante a participação da pessoa idosa nas atividades ofertadas, rotina de autocuidado e reavaliações com métodos de registro.
- Realizar atendimentos grupais e individuais que estimulem a realização de AVDs e AIVDs.
- Elaborar junto à equipe multidisciplinar estratégias assistenciais, caso sejam identificadas possíveis situações de violência e abuso.
- Fortalecer vínculos comunitários.
- Prevenir situações de risco, exclusão e isolamento.

Atendimento domiciliar

Geralmente, o atendimento e o acompanhamento do terapeuta ocupacional no ambiente domiciliar com a pessoa idosa manifestam-

-se através do encaminhamento médico ou de parte da equipe multidisciplinar que já a assistiu.

O profissional avaliará o desempenho ocupacional e funcional da pessoa idosa, incluindo habilidades preservadas e limitações temporárias ou permanentes que ocasionaram a demanda do tratamento.

O acompanhamento domiciliar pode ser de curta, média ou longa permanência.

Testes padronizados, estruturados ou adaptados serão aplicados a fim de obter dados quantitativos e/ou qualitativos referentes ao desempenho funcional e ocupacional relacionados às AVDs, AIVDs, labor e lazer.

Posterior ao diagnóstico terapêutico ocupacional será definido o plano terapêutico, o qual incluirá métodos e técnicas preconizadas ao terapeuta ocupacional, incluindo as práticas integrativas e complementares e, quando necessário, a prescrição de recursos e auxílio técnico na adequação ou adaptação do ambiente residencial, ergonômico, mobiliário e de labor; estimulação e treino de auxiliares de marcha como andadores, cadeira de roda, muletas, bengalas e adaptadores para escrita e recursos de acessibilidade em banheiro, entre outros cômodos da residência.

A ressocialização da pessoa idosa em seu convívio pertinente, respeitando as atividades comuns à sua rotina e preferência, também deve ser acompanhada e monitorada, assim como as comorbidades, se houver doença crônica presente, como hipertensão, diabetes, obesidade e doenças autoimunes. Pouco discutida e não menos importante é a sexualidade da pessoa idosa, que deve ser orientada com profissional capacitado.

Atendimento hospitalar

O ambiente hospitalar, diferente de todos os outros contextos de atendimento à pessoa idosa, é temporário ou de curta duração.

As intercorrências hospitalares estão relacionadas ao quadro clínico do idoso, sendo as mais frequentes desidratação, confusão mental, crise hipertensiva ou relacionada ao quadro glicêmico, afecções respiratórias, cardíacas, vasculares e traumas mecânicos, como queda, acidentes automobilísticos ou pós-cirúrgicos.

A retaguarda do acolhimento e do desenvolvimento das atividades difere da atenção em unidades de terapia intensiva ou enfermaria.

Cuidados paliativos e luto são temas potencialmente trabalhados com a pessoa idosa, familiares e equipe hospitalar.

Os atendimentos são direcionados segundo a demanda do paciente e a rotina dinâmica que as unidades hospitalares mantêm. Citaremos os aspectos funcionais, emocionais e subjetivos mais comuns a serem organizados e estimulados nestes serviços:

- Orientação para mobilidade e posicionamento no leito.
- Orientações de princípios e técnicas de conservação de energia.
- Acolhimento e esclarecimento quanto à situação do adoecimento.
- Escuta ativa sobre os sentimentos relacionados ao período de internação.
- Reorganização de hábitos e de autocuidado considerando as limitações temporárias ou permanentes pós-alta com familiares e cuidadores.
- Planejamento, desenvolvimento e execução de atividades com o idoso durante a hospitalização, seguindo objetivos comuns entre equipe e paciente. Acreditamos que esse alinhamento seja fundamental para uma reabilitação breve, segura e eficaz, diminuindo e otimizando tempo de internação e melhoria das capacidades funcionais e emocionais do usuário.

Os atendimentos disponibilizados pela equipe de reabilitação são fundamentais para evitar complicações decorrentes da hospitalização, somadas as possíveis e previsíveis alterações das funções sensoriais (táteis, dor e percepção corporal, entre outras), neuromusculoesqueléticas relacionadas ao movimento (mobilidade articular, força e tônus muscular), cognitivas (atenção, memória, raciocínio, orientação espacial/temporal) e emocionais.

Terapeutas ocupacionais costumam adotar técnicas de estimulação sensorial com materiais de diferentes texturas, massagens, mobilização ativa e passiva de membros para redução de edemas, prevenção de feridas, melhora da capacidade respiratória, incluindo atividades com equipamentos estéreis para identificar e favorecer amplitude de movimento, relaxamento e técnicas de consciência corporal.

As funções cognitivas e executivas são trabalhadas através de jogos, calendários, revistas, segundo a demanda e o perfil do paciente em consonância com sua vida cotidiana, acontecimentos e atualidades de interesse do paciente.

Atividades envolvendo música e expressões corporais também são utilizadas como facilitadores no desenvolvimento da criatividade, ritmo, expressão, sociabilização, flexibilidade, relação interpessoal, noções corporais, espontaneidade e comunicação, auxiliando na promoção da saúde.

Estratégias de posicionamento no leito, poltronas, cadeira de banho, mudanças de decúbitos, introdução de rolos e travesseiros também auxiliam na prevenção de escaras e deformidades.

Esclarecer diagnóstico e prognóstico no processo de adoecimento e restauração em linguagem acessível é uma estratégia vinculada ao *setting* de atendimento humanizado, destacando a pertinência do terapeuta ocupacional em abordar e acolher o sofrimento relacionados ao adoecimento e à hospitalização.

Em todos os contextos de intervenção, caberá ao terapeuta ocupacional avaliar os seguintes componentes:

- Avaliação de componentes pessoais: demanda do sujeito, do ambiente e atividades desempenhadas; autorrelato de dificuldades e facilidades, avaliação de funções comprometidas e independência funcional, nível de esforço.

- Avaliação de componentes do ambiente: objetos e suas descrições sensoriais.
- Avaliação de acessibilidade: edificações, ergonomia e mobília.
- Avaliação de tecnologias assistivas: auxiliadores das AVDs e AVPs (abotoadeira, talher com engrossador...); recursos de acessibilidade ao computador e telefone celular (recursos de acessibilidade do Android, IOS, Windows); órteses e próteses: auxílio de mobilidade (dispositivos para marcha, cadeira de rodas, andador, bengalas); comunicação ampliada e alternativa (visiobook, PCS – *picture comunication symbols*); projetos arquitetônicos de acessibilidade (rampas de acesso, remoção de degraus, instalação de barras de apoio, reorganização de móveis, piso tátil); sistema de controle do ambiente (despertador, acender luz – programado); adequação postural (almofada de posicionamento); auxílio para pessoas com surdez ou déficit auditivo (aparelho auditivo); auxílio para qualificação de acuidade e habilidade visual, recursos que ampliem a informação para as pessoas com baixa visão ou cegas (lupas, alto contraste, bengala longa); gerontotecnologia: grade de cama, utensílios adaptados, alto contraste (letras escuras, fundo claro); rastreamento GPS (palmilhas, colares, relógios).
- Equipe multidisciplinar: salientamos que em todos os contextos de atendimento à pessoa idosa, o trabalho em equipe é fundamental para manter a assistência integral, ampliando intervenções, minimizando danos e identificando possibilidades para preservar seu bem-estar físico, mental, social e espiritual; solicitamos interconsultas, encaminhamentos, discussão de casos, serviços de capelania, intervenções compartilhadas com os demais setores.

SUGESTÕES DE ESCALAS E INSTRUMENTOS DE AVALIAÇÃO DAS ATIVIDADES DE VIDA DIÁRIA E AUTOCUIDADO

As escalas de avaliação das atividades básicas de vida diárias (Índice de Barthel, Índice de Katz, Medida de Independência Funcional, Índice de Autocuidado de Kenny) e das atividades instrumentais de vida diária (Índice de Pfeffer, Índice de Lawton-Brody) se relacionam com os itens referentes ao domínio Atividade na CIF. A avaliação geriátrica ampla (AGA), a avaliação funcional breve do idoso (AFB), e o Sistema de Avaliação de Idosos (EasyCare) são avaliações mais amplas e que possuem vários aspectos dos domínios Função e Estrutura do Corpo da CIF. Já a Mensuração Canadense de Desempenho Ocupacional (COPM) apresenta uma proposta diferente das outras escalas de avaliação, pois avalia quais as atividades mais importantes em seu cotidiano que se encontram em dificuldade. Oferece ainda uma quantificação das prioridades de desempenho ocupacional do cliente. No que se refere aos itens avaliados nos instrumentos relacionados às medidas de desempenho (Teste de Alcance Funcional, *Time Up And Go Test*, Teste de Caminhada, Escala de Berg, *Short Physical Performance Baterry* – SPPB, Índice de Tinetti), são contemplados nos domínios funções psicomotoras, funções vestibulares, função proprioceptiva, funções da mobilidade das articulações, funções da estabilidade das articulações, funções da força muscular, funções do tônus muscular, funções de controle do movimento voluntário, funções dos movimentos involuntários, funções relacionadas com o padrão de marcha, sensações relacionadas com os músculos e as funções do movimento. Teste do Relógio, *Montreal Cognitive Assessement* – Moca e o Exame Cognitivo de Addenbroke são correlacionados com funções da orientação, funções intelectuais, funções da atenção, funções da memória, funções de percepção, funções mentais da linguagem, funções de experiência pessoal e do tempo.

Lembrando que escalas e testes, entre outros instrumentos avaliativos, são importantes, mas não substituem a escuta ativa e o atendimento humanizado e direcionado ao idoso.

1. Índice de Barthel: é um instrumento amplamente usado no mundo para a avaliação da independência funcional. Pertence ao campo de avaliação das atividades da vida diária (AVDs) e mede o nível de independência do indivíduo na realização de dez atividades básicas: alimentação, banho, vestuário, higiene pessoal, eliminações intestinais, eliminações vesicais, uso do vaso sanitário, passagem cadeira-cama, deambulação e escadas. A pontuação varia de 0 a 100, em intervalos de cinco pontos, e as pontuações mais elevadas indicam maior independência.
2. Índice de Katz: também denominado Índice de Atividades Básicas de Vida Diária (ABDV), foi desenvolvido por Sidney Katz e sua equipe. É, ainda hoje, um dos instrumentos mais utilizados nos estudos de Gerontologia nacionais e internacionais. O instrumento avalia as AVDs hierarquicamente relacionadas, sendo organizado para mensurar a capacidade funcional no desempenho de seis funções: tomar banho, vestir-se, ir ao banheiro, transferir-se, ter continência e alimentar-se. Para cada função são descritas três funções nas quais o profissional classifica o desempenho do idoso de acordo com a descrição mais apropriada. O formulário de avaliação possui três categorias de classificação: independente, parcialmente dependente ou totalmente dependente.
3. Índice de Autocuidado de Kenny: trata-se de um instrumento de avaliação das atividades instrumentais de vida diária que contém 17 tarefas distribuídas e agrupadas em seis categorias: locomoção, transferências, atividades básicas, vestuário, higiene pessoal e alimentação. Cada item avaliado possui uma pontuação correspondente; sendo assim, atribui-se nota 0 para dependência total, 1 para assistência intensiva, 2 para assistência moderada, 3

para assistência mínima e 4 quando não há necessidade de assistência. O escore total do instrumento foi estabelecido da seguinte maneira: 0 para pacientes totalmente dependentes e 24 para pacientes totalmente independentes, ou seja, quanto maior a pontuação no teste, maior é o nível de independência.

4. Mensuração da Independência Funcional (MIF): é um instrumento que avalia a incapacidade de pacientes com restrições funcionais decorrentes de variadas origens. O instrumento é composto de dois campos: o motor e o cognitivo. No campo motor existem 13 itens para avaliação que se subdividem em quatro categorias: cuidados pessoais, controle de esfíncter, mobilidade/transferência e locomoção. No campo cognitivo existem cinco itens para avaliação que se subdividem em duas categorias: comunicação e cognição social. Para cada item avaliado é atribuída uma nota que varia de 1 a 7 pontos. A pontuação máxima é de 126 pontos, que indica total independência, e a pontuação mínima é de 18 pontos, que indica dependência total. A MIF é um instrumento que é aplicado através de entrevista com o paciente e/ou cuidador, ou ainda pelas observações diretas do desempenho das atividades.
5. Avaliação Funcional de Pfeffer – Questionário de Atividades Funcionais – *Functional Activities Questionnaire* – FAQ: desenvolvido por Pfeffer et al., em 1982, é o instrumento de avaliação das AIVD mais amplamente utilizado em estudos brasileiros envolvendo a população com demência. O FAQ avalia o desempenho em dez AIVDs, que envolvem também habilidades cognitivas: controlar as próprias finanças, fazer compras, esquentar água e apagar o fogo, preparar refeições, manter-se atualizado, assistir notícias e discuti-las, manter-se orientado andando pela vizinhança, lembrar-se de compromissos, cuidar de sua própria medicação e ficar sozinho em casa. A pontuação varia de 0 a 30, sendo que quanto menor a pontuação obtida pelo indivíduo, maior

a sua independência e autonomia. A presença de pontuação superior a 5 sugere a presença de declínio funcional e, portanto, indica a necessidade de uma avaliação mais completa deste idoso.

6. Medida Canadense de Desempenho Ocupacional – COPM: caracteriza-se por ser uma medida individualizada, realizada através de entrevista semiestruturada, em que o sujeito pontua as atividades mais importantes em seu cotidiano que se encontram em dificuldade. É uma medida individual da autopercepção do cliente sobre os problemas encontrados no seu próprio desempenho ocupacional ao longo do tempo. É utilizada para identificar áreas-problema no desempenho ocupacional; oferecer uma quantificação das prioridades de desempenho ocupacional do cliente; avaliar o desempenho e satisfação relacionados às áreas-problema; e medir as mudanças na percepção do cliente sobre seu desempenho ocupacional ao longo do programa de intervenção de terapia ocupacional. A medida abrange três áreas de desempenho ocupacional: atividades de autocuidado (cuidados pessoais, mobilidade funcional e funcionamento na comunidade), atividades produtivas (trabalho remunerado ou não, manejo das tarefas domésticas, escola e brincar) e atividades de lazer (ação tranquila, recreação ativa e socialização). Na avaliação atribui-se um grau de importância a essas atividades, que varia em uma escala de 1 a 10. O terapeuta pontua, com o cliente, os cinco principais problemas de desempenho ocupacional vivenciados, listando as atividades comprometidas conforme o grau de importância estabelecido. Em seguida, o sujeito autoavalia seu desempenho e satisfação com esse desempenho também por meio de duas escalas de variação de 1 a 10 pontos para as respectivas tarefas funcionais.

Instrumentos de Medidas de Desempenho

Também denominados testes de comprometimento, envolvendo a observação direta do paciente enquanto ele realiza uma determinada tarefa. Dentre os instrumentos de medidas de desempenho, estão os relacionados ao equilíbrio, força, resistência corporal, que também se relacionam aos parâmetros para identificar os riscos de queda em idosos e atuam como responsáveis pela recuperação da estabilidade.

1. Teste de Alcance Funcional (*Functional Reach Test* – FR e *Lateral Reach* – LR): instrumento de baixo custo e de fácil aplicabilidade, utilizado para avaliar o alcance funcional anterior e lateral, respectivamente, mensurando o limite da estabilidade quando o indivíduo está na posição ortostática, o que identifica as alterações dinâmicas do controle postural. O alcance funcional é definido como a distância máxima que o indivíduo consegue alcançar além do comprimento do seu braço. Tem uma forte associação com o risco aumentado de quedas em idosos, sendo utilizado como um teste preditivo para esse evento nesta população. É também amplamente utilizado para avaliar pacientes com acidente vascular encefálico, doença de Parkinson, lesão medular, disfunção vestibular, esclerose múltipla e fratura de quadril. Ao lado de uma parede ou superfície, o paciente deve ficar em pé com os seus pés ligeiramente separados (pés alinhados com os ombros). Pede-se que ele se incline para a frente com o membro superior direito próximo à parede, estendido horizontalmente. Ele deve alcançar o mais longe possível sem retirar os calcanhares do chão e sem usar o outro membro superior como apoio. O paciente deve estar descalço. O resultado do teste é representado pela média, após três tentativas, da diferença entre a medida na posição inicial e a final registrada na régua. Deslocamentos menores que 15 cm indicam fragilidade do paciente e risco de quedas. O teste *Lateral Reach* (LR) reflete a habilidade de controlar o corpo na direção lateral dentro dos limites de estabilidade.

2. *Time Up and Go Test* – TUG (teste de levantar e caminhar cronometrado): proposto por Podsiadlo e Richardson no ano de 1991, o *Timed Up and Go Test* avalia o equilíbrio sentado, transferências de sentado para a posição em pé, estabilidade na deambulação e mudanças de curso da marcha sem utilizar estratégias compensatórias. Seu objetivo principal é avaliar a mobilidade e o equilíbrio. O paciente deve levantar-se de uma cadeira, sem o apoio de braços, caminhar três metros com passos seguros e confortáveis, girar 180° e retornar, sentando-se na cadeira. O tempo de realização dessa tarefa é cronometrado. Pacientes com tempo entre 10 e 20 segundos são, em geral, independentes e na ausência de história de quedas ou padrão de marcha típico não necessitam ter sua propedêutica estendida. Teste com duração igual ou superior a 20 segundos é indicativo de instabilidade postural e alto risco de quedas. Este idoso deverá ser submetido à avaliação específica da instabilidade postural.
3. Teste de Caminhada – TC6: o Teste da Caminhada de Seis Minutos surgiu na década de 70 com o objetivo de avaliar funcionalmente os portadores de doença pulmonar obstrutiva crônica (DPOC). Pela facilidade de execução e baixo custo, passou então a ser utilizado em outras situações clínicas. O teste é simples, bem tolerado e reprodutível, requerendo equipamentos de baixo custo. O objetivo primário do TC6 é determinar a maior distância percorrida, em 6 minutos, em um trajeto plano. O paciente será orientado a andar em ritmo próprio, em um corredor ou pistas circulares, com superfície lisa; e percorrer a maior distância tolerável durante seis minutos, em uma velocidade escolhida por ele mesmo, sendo autorizado a interromper a caminhada no caso de fadiga extrema ou algum outro sintoma limitante como dor torácica, dispneia, palidez, cãibras nas pernas, sudorese e claudicação. Geralmente utiliza-se um corredor de 30 metros de comprimento, onde o momento de fazer uma curva deve ser mar-

cado com um cone. A linha de partida, que marca o início e o final de cada volta de 60 metros, deve ser marcada no chão utilizando-se uma fita colorida.

4. Escala de Berg – Teste de Equilíbrio Estático e Dinâmico: a escala de equilíbrio de Berg, também chamada *Balance Scale*, criada em 1992 por Katherine Berg, tem tido ampla utilização para avaliar o equilíbrio nos indivíduos acima dos 60 anos. A versão brasileira é um instrumento confiável para ser usado na avaliação do equilíbrio dos pacientes idosos. A Escala de Berg é uma avaliação funcional do desempenho do equilíbrio, baseada em 14 itens comuns do dia a dia que avaliam o controle postural, incluindo o estável e o antecipatório, e que requerem diferentes forças, equilíbrio dinâmico e flexibilidade. A realização das tarefas é avaliada através da observação e a pontuação varia de 0 a 4 em cada tarefa, totalizando um máximo de 56 pontos.
5. *Short Physical Performance Batery* – SPPB: é um instrumento para avaliação da capacidade funcional. A SPPB combina dados do teste de equilíbrio estático em pé, de velocidade da marcha em passo habitual, medida em dois tempos, e de força muscular estimada de membros inferiores, medida indiretamente, por meio do movimento de sentar e levantar de uma cadeira. Esses três parâmetros de capacidade, avaliados e interpretados de forma associada, têm sido considerados válidos e como fator preditivo para o desempenho global e dos membros inferiores. Acredita-se que comprometimentos nesta esfera podem contribuir para uma pior qualidade de vida. A adaptação cultural e a avaliação da confiabilidade da SPPB para a população idosa brasileira foram feitas por Nakano.
6. Índice de Tinetti: é uma escala de equilíbrio e mobilidade. A mobilidade é a habilidade de se locomover em um ambiente, sendo uma função complicada e composta de múltiplas manobras. Essas manobras, por sua vez, dependem de uma integração de múl-

tiplas características: físicas, cognitivas e psicológicas. Consiste em 16 tarefas, compreendidas por duas escalas: de equilíbrio e de marcha, que são avaliadas por meio da observação do examinador. A primeira possui como itens: equilíbrio sentado, levantar da cadeira, tentativas de levantar, equilíbrio em pé, equilíbrio ao girar. Já a segunda possui início da marcha, comprimento e altura dos passos, simetria dos passos, continuidade dos passos, direção, tronco e distância dos tornozelos. A cada tarefa a resposta pode ser classificada como: normal: 0, adaptável: 1 e anormal: 2. São atribuídos pontos de 0-2 na realização das tarefas totalizando no máximo 48 pontos. O valor abaixo de 19 pontos e entre 19 e 24 pontos representam respectivamente um alto e moderado risco de quedas.

Instrumentos de Avaliação Cognitiva

1. *Mini Mental State Examination* (MMSE): O Mini Exame do Estado Mental (MEEM), desenvolvido nos Estados Unidos e elaborado por Folstein et al., em 1975, é um dos testes mais empregados e estudados em todo o mundo para avaliação do funcionamento cognitivo. Usado isoladamente ou incorporado em instrumentos mais amplos, permite a avaliação da função cognitiva e rastreio de quadros demenciais. O MEEM foi desenvolvido para ser utilizado na prática clínica na avaliação da mudança do estado cognitivo de pacientes geriátricos. Examina a orientação temporal e espacial, memória de curto prazo (imediata ou atenção) e evocação, cálculo, coordenação dos movimentos, habilidades de linguagem e viso-espaciais. Pode ser usado como teste de rastreio para perda cognitiva. O escore total é de 30 pontos baseados em itens dicotômicos. Os pontos de corte 23/24 são usados por recomendação de Folstein et al. como sugestivos de déficit cognitivo. Esses autores não apresentam

pontos de corte baseados na idade, escolaridade e nem no diagnóstico, o que diverge do que é corrente em vários países, inclusive no Brasil. A escolaridade tem recebido atenção especial, sendo alvo de análises efetuadas com diferentes amostras, visando-se principalmente a adequação dos pontos de corte. No final da década de 1980, uma versão do MEEM em língua portuguesa foi proposta como instrumento de avaliação das funções cognitivas, destinada a pessoas idosas com mais de oito anos de escolaridade adquirida nos primeiros anos de vida. Foi estabelecido, como indicativo de declínio cognitivo, um escore igual ou inferior a 23 pontos. Pontuações entre 24 e 26 foram denominadas como "possibilidade de dúvidas". A inclusão nos limites de normalidade ocorreria quando a pessoa atingisse 27 ou mais pontos. Salienta-se que alguns itens do MEEM original foram modificados a partir da tradução.

2. Teste do Desenho do Relógio: teste de fácil aplicação e que sofre menor influência do grau de alfabetização, aumentando a fidedignidade em pacientes com baixo nível de escolaridade. Avalia diversas funções cognitivas: memória semântica; função executiva (planejamento); linguagem (compreensão do comando); praxia; função viso-espacial. Portanto, é considerado um bom teste de rastreio. Consiste em solicitar à pessoa o desenho dos números do relógio, marcando uma determinada hora (11:10), sem mencionar a necessidade de ponteiros. O círculo pode ou não ser oferecido previamente. O teste é considerado completo quando o paciente desenha todos os números do relógio, espacialmente bem distribuídos, e os ponteiros marcando a hora. O teste não é cronometrado e pode ser repetido quantas vezes forem necessárias. A interpretação do teste é eminentemente qualitativa. Considera-se o teste bastante alterado quando o resultado é 0,1 ou 2. Resultados segundo a classificação de Shulman: 0 = inabilidade absoluta de representar o relógio; 1 = o desenho

tem algo a ver com o relógio, mas com desorganização viso-espacial grave; 2 = desorganização viso-espacial moderada que leva a uma marcação de hora incorreta, persistência, confusão esquerda-direita, números que faltam, números repetidos, sem ponteiros, com ponteiro em excesso; 3 = distribuição viso-espacial correta com marcação errada da hora; 4 = pequenos erros espaciais com dígitos e hora corretos; 5 = relógio perfeito, sem erros.

3. *Montreal Cognitive Assessement* – MoCA: é um instrumento de triagem breve que avalia uma ampla gama de funções cognitivas (como as funções executivas, habilidades viso-espaciais, nomeação, recuperação da memória, dígitos, sentença, raciocínio abstrato e orientação) necessárias para contribuir com o diagnóstico do comprometimento cognitivo leve (CCL) e de demência. O tempo do teste é estimado em 20 minutos e a pontuação máxima possível é de 30 pontos. O ponto de corte para CCL é de 26 pontos e pontuação acima de 26 é considerada normal. Por conta de suas características psicométricas e utilidade nesses casos, esse teste foi validado e adaptado em diferentes países. No Brasil, o estudo recente de Memoria et al. indicou boas características psicométricas para esse teste.
4. Exame Cognitivo de Addenbroke – versão revisada (ACE-R): é uma bateria de avaliação cognitiva breve (no máximo 20 minutos de administração) que oferece diversas informações sobre o funcionamento cognitivo global e de alguns domínios específicos. Ela foi inicialmente idealizada para auxiliar na diferenciação entre doença de Alzheimer (DA) e demência frontotemporal (DFT) em estágios iniciais de demência. No entanto, tem se mostrado cada vez mais útil na avaliação de outras condições clínicas, como o comprometimento cognitivo leve (CCL), doença de Parkinson, degeneração corticobasal, demência vascular subcortical isquêmica, acidente vascular cerebral e em lesões cerebrais crônicas. Também foi selecionada como parte da avaliação

neuropsicológica. A ACE-R fornece índices distintos para diversos domínios cognitivos, como orientação e atenção (18 pontos), memória (26 pontos), fluência verbal (14 pontos), linguagem (26 pontos) e habilidade visual-espacial (16 pontos), totalizando 100 pontos para a bateria completa. A bateria também fornece o cálculo da nota para o MEEM (30 pontos).

5. Classificação Internacional de Funcionalidade – CIF: é um sistema de classificação que descreve a funcionalidade e a incapacidade relacionadas às condições de saúde, refletindo uma nova abordagem que deixa de focar apenas nas consequências da doença, mas também classifica a saúde pela perspectiva biológica, individual e social em uma relação multidirecional.

O envelhecimento saudável tem início na infância com hábitos saudáveis relacionados à alimentação, prática de exercícios físicos supervisionados e de lazer, inserção ocupacional/profissional, ergonomia laboral, controle do estresse, convivência comunitária e solidária, incluindo o exercício da fé.

Esse conceito integrativo certamente auxiliará nossa fisiologia celular e eventos adversos que porventura encontrarmos ao longo de nossa trajetória.

BIBLIOGRAFIA RECOMENDADA

1. Abrisqueta-Gomez J, et al. Reabilitação neuropsicológica – abordagem interdisciplinar e modelos conceituais na prática clínica. 1. ed. Porto Alegre: Artmed; 2012.
2. Aniceto B, Bombarda TB. Cuidado humanizado e as práticas do terapeuta ocupacional no hospital: uma revisão integrativa da literatura. Cad Bras Ter Ocup. 2020;28(2). doi: 10.4322/2526-8910.ctoAR1867.
3. Bernardo LD, Raymundo TM (Orgs.). Terapia ocupacional e gerontologia: interlocuções e práticas. 1. ed. Curitiba: Appris Editora; 2018.
4. Kandel ER, Schwartz JH, Jessell TM, Siegelbaum SA, Hudspeth AJ. Princípios de Neurociências. 5. ed. Porto Alegre: AMGH; 2014.

5. Katz N. Neurociência, reabilitação cognitiva e modelos de intervenção em terapia ocupacional. 3. ed. São Paulo: Santos; 2014.
6. Machado A, Haertel LM. Neuroanatomia funcional. 3. ed. Rio de Janeiro: Atheneu; 2013.
7. Matsukura TS, Salles MM. Cotidiano, atividade humana e ocupação: perspectivas da terapia ocupacional no campo da saúde mental. 1. ed. São Carlos: Edufscar; 2016.
8. Miotto EC. Manual de avaliação neuropsicológica – a prática da testagem cognitiva. 1. ed. São Paulo: Memnon; 2018.
9. Miotto EC. Reabilitação neuropsicológica e intervenções comportamentais. 1. ed. São Paulo: Roca; 2015.
10. Murdoch BE. Desenvolvimento da fala e distúrbios da linguagem. 2. ed. Rio de Janeiro: Revinter; 2012.
11. Oliveira AM, Vizzotto ADB, Mello PCH, Buchain P. Terapia ocupacional em neuropsiquiatria e saúde mental. 1. ed. Barueri: Manole; 2021.
12. Sohlberg M, McKay K. Reabilitação cognitiva – uma abordagem neuropsicológica integrativa. 1. ed. São Paulo: Santos; 2008.

Serviço Social | 15

Bianca Fernanda Aparecida Perez

Os indicadores demográficos mostram o aumento da população idosa no mundo e mais aceleradamente em países em desenvolvimento, como o Brasil, devido ao índice reduzido de natalidade e de mortalidade, associado à maior tecnologia na área da saúde e às melhores condições de vida.[1]

A longevidade, sem dúvida, afigura-se como uma conquista e, assim como todo processo, implica fatores biológicos, sociais e subjetivos, uma vez que tal processo é único e vivenciado distintamente por cada pessoa.

Conceitualmente, o envelhecimento é considerado como:

> Processo sequencial, individual, acumulativo, irreversível, não patológico, de deterioração de um organismo maduro, próprio a todos os membros de uma espécie de maneira que o tempo o torne menos capaz de fazer frente ao estresse do meio ambiente e, portanto, aumente sua possibilidade de morte.[2]

De acordo com o Censo Demográfico 2022, a população de pessoas idosas residentes no Brasil era de 32.113.490, representando um acréscimo de 56,0% em relação à amostragem em 2010. Dessa população total, 17.887.737 (55,7%) eram mulheres e 14.225.753 (44,3%) eram homens.[1]

Entre os impactos causados pelo envelhecimento populacional, a área da saúde atenderá demandas cada vez mais complexas, pois, ao se tratar de processo de envelhecimento, atrelam-se aos cuidados as condições crônicas de saúde e a capacidade funcional da pessoa idosa, a qual abrange sua condição física e mental.[3]

A expectativa de vida aumentou, porém, acompanhada do declínio fisiológicos das funções orgânicas e da maior probabilidade de doenças crônicas e incapacitantes que tornam muitas pessoas idosas dependentes de cuidados, como as doenças crônicas não transmissíveis (DCNT), como as cardiovasculares, as respiratórias crônicas e quadros demenciais como o Alzheimer.

A perda da capacidade funcional da pessoa idosa, ou seja, da capacidade física e mental para manter uma vida independente, autônoma e realizar plenamente ações de vida diária, leva, consequentemente, à incapacidade de executar as atividades básicas de vida diária (ABVD), caracterizadas como ações simples e rotineiras como vestir-se, banhar-se, utilizar o banheiro, comer, levantar-se da cama e sentar em uma cadeira. As atividades instrumentais de vida diária (AIVD), que abrangem tarefas mais complexas, como fazer compras, cozinhar, limpar a casa, lavar a roupa, usar o telefone e utilizar os meios de transporte também são comprometidas pela perda progressiva da funcionalidade.[4]

Pesquisas apontam que de 12 a 16% das pessoas idosas com mais de 60 anos apresentam incapacidade para realizar ao menos uma atividade básica de vida diária e de 2 a 3% encontram-se totalmente incapacitadas para realizar todas as atividades de vida diária.[5]

A FAMÍLIA NO CUIDADO DA PESSOA IDOSA DEPENDENTE

O papel deficitário do Estado na efetividade de políticas públicas destinadas à pessoa idosa dependente engendra na transferência de cuidados para a comunidade, especificamente para a família que é atingida diretamente pelo aumento do desemprego, da precarização das relações de trabalho e, principalmente, pelo distanciamento do Estado na cobertura da proteção social. Assim, cabe ao núcleo familiar a organização dos cuidados com seus membros idosos, especialmente os dependentes que requerem cuidados contínuos.[6]

Paralelamente, os serviços oferecidos pelo poder público ao tratamento de pessoas idosas acamadas ou dependentes são insuficientes, diante da ampla demanda apresentada, aumentando a sobrecarga da família em assegurar os cuidados em domicílio.

Os serviços particulares e a contratação de cuidadores formais ou mesmo a admissão em instituições de longa permanência para idosos (ILPIs) são opções possíveis para assegurar os cuidados das pessoas idosas acamadas ou dependentes de cuidados, porém a maioria da população não tem acesso a tais serviços e modalidades de atenção em cuidados, em virtude dos custos elevados. Dessa forma, a necessidade de organização e de compartilhamento de cuidados recai sobre a família.[7]

A pandemia de covid-19 trouxe consequências em vários setores da sociedade, especialmente para as pessoas idosas, tanto no aspecto de isolamento social, saúde mental, impacto na organização financeira e familiar, mas também no agravo de doenças ou comorbidades.

Com relação às condições de saúde dos idosos durante a pandemia, a hipertensão era a DCNT com a maior prevalência entre as pessoas idosas (43,8%). Mais de 58% dos idosos apresentavam ao menos uma DCNT de risco para covid-19 grave. Ao acrescentar o tabagismo como outro fator de risco para a severidade da covid-19, observou-se que 64,1% da população idosa fazia parte do grupo com acentuado risco, seja por ter pelo menos uma DCNT ou por ser fumante ativa. Homens apresentavam mais comorbidades associadas ao risco para covid-19 grave em relação às mulheres, 7,1% deles registravam três doenças ou mais.[8]

No contexto da pandemia de covid-19 muitas pessoas idosas, devido ao isolamento social e alteração de seguimento com recursos e serviços de saúde, não compareceram às consultas, exames ou seguimento com especialistas. Assim, muitas DCNT apresentaram piora, assim como o aumento da fragilidade e o declínio da funcionalidade.

Com isso, após a fase crítica da pandemia e a abertura de leitos para os pacientes de outras especialidades, foi possível notar a piora da saúde de muitos pacientes internados, com quadros de doenças respiratórias e a necessidade crescente de oxigenoterapia domiciliar e pacientes com lesões por pressão, entre outros quadros de saúde.

Nesse aspecto, a rede de suporte social da pessoa idosa é fundamental para assegurar os cuidados. Tais redes são vínculos construídos no decorrer da vida, tornando-se essenciais para a pessoa idosa no sentido de assegurar bem-estar, pertencimento e condições de cuidados, especialmente quando se apresenta perda progressiva da funcionalidade, implicações das síndromes demenciais e condição de dependência parcial ou total das atividades básicas e instrumentais de vida diária.[9]

As redes se caracterizam como rede de apoio formal, contemplando os profissionais da área da saúde e da assistência social no âmbito público e privado, e de suporte informal, que abrange a família, amigos e a comunidade como os vizinhos e as instituições religiosas.[10]

ENFERMARIA DO SERVIÇO DE GERIATRIA DO HOSPITAL DAS CLÍNICAS DA FMUSP

A Enfermaria do Serviço de Geriatria do Instituto Central do Hospital das Clínicas da Faculdade de Medicina da Universidade de São Paulo (HC-FMUSP) conta com 26 leitos, com acomodação para acompanhante, atendendo pacientes oriundos do Ambulatório de Geriatria do HCFMUSP, outros ambulatórios via interconsulta e pronto-socorro do Instituto Central do HC (ICHC).

A enfermaria conta com atenção multiprofissional composta pelas seguintes áreas: Enfermagem, Farmácia, Fisioterapia, Fonoaudiologia, Medicina, Nutrição, Psicologia e Serviço Social.

Há grande incidência de DCNT como insuficiência cardíaca, doença pulmonar obstrutiva crônica (DPOC), demências, quadros investigativos e diagnósticos oncológicos, evidenciando as comorbidades, ou seja, a ocorrência simultânea de duas ou mais doenças crônicas em um mesmo individuo com implicações na sua funcionalidade.

Também há admissões de pacientes ambulatoriais para procedimentos como colonoscopia e endoscopias, entre outros exames. Outras enfermarias, após avaliação da interconsulta geriátrica, encaminham pacientes para atendimento especializado. Os pacientes e os familiares são avaliados pela equipe multidisciplinar.

Para tanto, além do acolhimento individualizado por cada equipe, com o paciente e seus familiares/responsáveis, são realizadas visitas multiprofissionais para discussão dos casos e o direcionamento de condutas. Também são realizadas reuniões com as equipes e os familiares, com o objetivo de uniformizar informações acerca do tratamento, orientações quanto à condição clínica atual, cuidados e recursos de apoio após a alta.

A Enfermaria de Geriatria também conta com o quadro MASP (Mapa de Programação de Altas) que materializa as condutas de programação de alta. Esse quadro contém todas as áreas de atendimento. Quando o médico sinaliza a pré-alta, os demais profissionais podem visualizar e realizar as orientações pertinentes a cada área.

Quanto à desospitalização, as equipes abordam com o paciente e seus familiares questões sobre cuidados e as orientações pertinentes a cada área profissional, desde a admissão, pensando justamente na alta mais segura. Nesse tocante, as discussões em visita multidisciplinar e no próprio cotidiano de trabalho são fundamentais para alinhamento das condutas com o objetivo de sempre trabalhar uma desospitalização mais segura possível.

Atualmente, o Hospital das Clínicas conta com três equipamentos de transição de cuidados e/ou reabilitação. O Instituto Perdizes (Iper), ligado diretamente ao HC, conta com leitos para transição de cuidados (hospital-casa) e de Cuidados Paliativos.

Em recente parceria com a Secretaria da Saúde, o HC conta com o Centro de Reabilitação Casa Branca, com 30 leitos e situado no município de Casa Branca, assim como o Centro de Reabilitação Arnaldo Pezutti Cavalcanti, com 20 leitos no município de Mogi das Cruzes. O tempo de internação, o quadro clínico, de cuidados e social diferenciam o perfil do paciente e direcionam a transferência para tais recursos. Para tanto, o HC mantém o Time de Desospitalização que avalia os casos e sinaliza os devidos encaminhamentos até o momento da transferência.

CUIDADOS PALIATIVOS E O PACIENTE GERIÁTRICO

Devido ao aumento populacional e às DCNT associadas ao envelhecimento biológico da pessoa idosa, percebe-se um olhar diferenciado por parte de geriatras e gerontólogos no tocante aos cuidados paliativos.

Na Enfermaria de Geriatria há casos de pacientes idosos em cuidados paliativos. A equipe multidisciplinar atende ao paciente e seus familiares, prestando o acolhimento humanizado e as orientações cabíveis diante de cada contexto clínico e psicossocial individualizado.

A Organização Mundial da Saúde (OMS) conceitua os Cuidados Paliativos:

> Cuidado Paliativo é uma abordagem que promove a qualidade de vida de pacientes e seus familiares, que enfrentam doenças que ameacem a continuidade da vida, através da prevenção e alívio do sofrimento. Requer a identificação precoce, avaliação e tratamento da dor e outros problemas de natureza física, psicossocial e espiritual.[11]

Geriatras, gerontólogos e paliativistas vislumbram o idoso como ser único, biográfico e não focam somente a doença ameaçadora da vida ou processo de adoecimento e a morte, mas, sim, a qualidade de vida que os pacientes podem obter com medidas não invasivas, controle de sintomas, analgesia correta e atendimento humanizado envolvendo também a sua família.

Assim, tais áreas atrelam discussões com outras especialidades no intuito de somar saberes e delimitar condutas, atendendo, assim, integralmente o paciente em suas necessidades específicas.

Trabalha-se também com a mudança do antigo paradigma de não "investir mais no paciente idoso" que, pelo próprio processo de envelhecimento e adoecimento é, por vezes, considerado sem proposta terapêutica, não sendo eletivo para medidas que possibilitem conforto e qualidade de vida, independentemente do tempo de vida que ainda lhe resta.[12]

Os cuidados paliativos direcionados aos pacientes geriátricos enfatizam a necessidade de acompanhamento desde o início de qualquer doença crônica, incapacitante, progressiva e ameaçadora da vida, estabelecendo, assim, um planejamento de cuidados com o controle de sintomas, de medicações para alívio da dor minimizando o sofrimento e propiciando conforto, maior segurança e qualidade de vida ao paciente.[13]

ASPECTOS GERONTOLÓGICOS DOS CUIDADOS PALIATIVOS EM PACIENTE GERIÁTRICO

A percepção ampliada e holística da situação envolve aspectos biopsicossociais e espirituais, ou seja, centraliza no paciente idoso e em suas demandas, assim, como definiu Cicely Saunders sobre a "dor total", que abrange a dimensão social, econômica, psicológica, além do aspecto físico, pressupondo, desse modo, a necessidade do trabalho em equipe que deve detectar e tratar das demandas de cada paciente e seu núcleo familiar.[11]

Muitas questões afetivas são evidenciadas, determinando ambivalência de sentimentos, como gratidão, culpa, amor, ódio e perdão, principalmente em se tratando do paciente idoso com toda a sua trajetória pessoal, familiar e profissional, que demonstra muitas vezes preocupação em não desamparar os seus familiares e reconciliar-se com seus desafetos. Assim, tais situações devem ser alvo de atenção e intervenção.

Entre os fundamentos dos cuidados paliativos, a família também é considerada uma unidade de cuidados, identificando, avaliando e trabalhando com as demandas apresentadas, sem pré-julgamentos e definições familiares de cuidados. Devemos imaginar que a vida desse paciente idoso, biográfico, conta com vários capítulos e personagens. Na ocasião da internação, conhecemos um capítulo dessa história e, com o vínculo estabelecido entre equipe-paciente-familia, passamos a vislumbrar a obra completa.

A espiritualidade e seu desdobramento são enfatizados no atendimento ao paciente geriátrico, pensando em sua trajetória de vida, seus costumes, crenças e no conforto espiritual assegurado por cada religião, respeitando as maneiras distintas de enfrentamento da situação e de respaldo espiritual, principalmente nos momentos de "passagem" de um plano material a outro plano. Assim, representantes das mais diversas religiões e amigos que comungam da mesma fé se apresentam em visita na enfermaria com o objetivo de confortar o paciente idoso em seu processo de adoecimento e, principalmente, de morte.[14]

Partindo dessa condição, há necessidade de se trabalhar também "a qualidade da morte", ou seja, mesmo sendo um tabu social e sofrendo resistência até mesmo de alguns profissionais, devemos, ao abordar o paciente idoso e seus familiares em cuidados paliativos, analisar a questão ante o processo de terminalidade e de morte inexorável e proporcionar o alívio de seus sintomas e sofrimento à medida que a morte se aproxima.

ATUAÇÃO DO ASSISTENTE SOCIAL EM ENFERMARIA GERIÁTRICA

A abordagem do Serviço Social em enfermaria geriátrica identifica a rede de suporte social, a organização dos cuidados no domicílio e a articulação com a rede de serviços de saúde e socioassistencial de atendimento à pessoa idosa em condição de seguimento ambulatorial após a alta hospitalar.

O assistente social, entre os outros profissionais inseridos no contexto de atendimento à pessoa idosa, centra sua atenção na pessoa como ser único, inserido em contexto socio amiliar distinto, com seus afetos e conflitos provenientes.

Torna-se essencial vislumbrar que cada paciente e contexto apresentam relações de vinculação fortalecidas ou enfraquecidas pelo relacionamento e, nesse ponto, a rede de suporte social apresenta suas fragilidades ou ineficiência, ou, ao contrário, redes estruturadas e amplificadas.

Devemos trabalhar, assim, com as várias configurações familiares sem a pretensão ou ideologia da "família ideal' na qual todos se envolvem nos cuidados com a pessoa idosa, resultante de toda uma vida de relações recíprocas e de pertencimento mútuos.

Defrontamo-nos, em nosso cotidiano com a "família real", com suas diferentes organizações quanto ao cuidado da pessoa idosa, com o cuidador principal esgotado pelos cuidados extensivos, com a insuficiência familiar, o suporte social informal de amigos e religiosos, em detrimento dos familiares, e a insuficiência de recursos de apoio (saúde, assistência e jurídica), entre outros contextos tão peculiares a cada organização familiar.[15,16]

O assistente social deve contribuir com a equipe multidisciplinar no sentido de articular recursos, mas, também, de materializar sentimentos, situações e atitudes, por vezes não percebidas ou verbalizadas, resultantes também dos vínculos edificados entre o paciente e seus familiares.

Deve atuar especificamente em uma enfermaria geriátrica, onde se depara com casos bem-sucedidos de alta, de retaguarda familiar consistente e atuante, mas, também, com famílias angustiadas pelo processo extenso de cuidados, com diagnósticos recém-revelados como demências, câncer, sequelas de AVC, condições de dependência funcional, entre outros, e a necessidade repentina de buscar estratégias de organização de cuidados e novos direcionamentos de vida, algo inesperado e não pensado antes.

Assim, o pai provedor, a mãe acolhedora, a avó/avô, tios, enfim, vidas e contextos que mudam radicalmente em uma internação, causam, naturalmente, medo, estranheza e insegurança. De repente, tudo muda... Para o paciente, a família e as pessoas que se deparam com um novo papel: o de cuidador.

Cada paciente e cada família reagem de maneiras diferentes. Assim, é necessário, nesse cenário, respeitar "o momento de cada um" e trabalhar, enquanto equipe, nesse novo contexto, oferecendo o acolhimento, a escuta apurada, a orientação assertiva para identificar o que por vezes não se expressa em palavras, mas, sim, muitas vezes, por gestos, expressões e atitudes. Por isso, o olhar do assistente social, o seu acolhimento, o seguimento do caso e a comunicação são primordiais para o atendimento ao paciente-família-equipe, materializando, assim, o seu trabalho cotidiano.

O assistente social atua em enfermaria geriátrica acolhendo a pessoa idosa e seus familiares/responsáveis e, a partir de então, segue algumas condutas:

- Identificar o(os) cuidador(es) e rede de suporte social da pessoa idosa (formal e informal).
- Verificar vínculos familiares e organização de cuidados no domicílio.
- Caracterizar a organização de acompanhamento de familiares/amigos durante a internação.

- Avaliar a condição socioeconômica da família para custos relativos aos cuidados.
- Mapear os recursos de saúde no território onde reside a pessoa idosa e sua família.
- Articular a rede de serviços de suporte em saúde, como as Unidades Básicas de Saúde (UBS) e os direcionamentos de Estratégia Saúde da Família (ESF), Serviço de Atenção Domiciliar (SAD), Programa Acompanhantes de Idosos (PAI), Unidades de Referência da Saúde do Idoso (URSI), Programa de Fraldas Geriátricas, Transporte Sanitário (para cidade de São Paulo), transporte intermunicipal, atendimento no Núcleo de Atenção à Saúde da família (NASF), entre outros, objetivando a desospitalização com o suporte assistencial em saúde no domicílio e a orientação ao cuidador.
- Articular a rede socioassistencial, junto ao Centro de Referência em Assistência Social (CRAS) e ao Centro de Referência Especializado em Assistência Social (CREAS) para encaminhamento dos casos de avaliação/admissão em Centro Dia do Idoso (CDI) e, após avaliação social, solicitação de avaliação/seguimento dos casos que apresentam risco pessoal e vulnerabilidade social da pessoa idosa e sua família, bem como casos de insuficiência ou negligência de cuidados para seguimento das equipes técnicas.
- Encaminhar para serviços recursos internos e externos para aquisição de equipamentos de apoio ao tratamento, como cama hospitalar, assim como locais para doação e empréstimo de dispositivos auxiliares de marcha como cadeira de rodas, andador, muleta e bengala.
- Participar de reuniões conjuntas com a equipe multidisciplinar e os familiares para orientações e alinhamento de condutas para a desospitalização.
- Orientar quanto à procuração outorgada ampliada ou para fins de INSS, assim como processo de interdição e curatela, enfatizando

a possibilidade de atendimento gratuito pela Defensoria Pública de SP aos casos elegíveis (renda familiar de até 3 salários mínimos).

- Orientar sobre questões previdenciárias (aposentadoria, pensão por morte, auxílio de incapacidade temporária e permanente).
- Notificar, em conjunto com equipe médica, ao Ministério Público (Promotoria do Idoso) os casos suspeitos ou confirmados de violência ou negligência de cuidados com a pessoa idosa, conforme preconiza o art.19 do Estatuto da Pessoa Idosa.
- Acolher e orientar os casos de óbitos (orientações fúnebres).
- Encaminhar e acompanhar os casos de "disk diálise" municipal e estadual de pacientes idosos dialíticos.
- Orientar sobre direitos sociais da pessoa idosa e recursos como: Tarifa Social de Luz, Programas Socais, Programa Atende+, isenção do IPTU, requerimento de pensão alimentícia aos filhos e Benefício de Prestação Continuada (BPC/LOAS), entre outros.

Tais orientações devem respeitar a condição de cada família em recebê-las e, preferencialmente, articulam também a rede de suporte familiar e comunitária para organizar os cuidados e o envolvimento dos cuidadores nesse processo de internação-desospitalização e cuidados.

O assistente social estabelece seu trabalho com a pessoa idosa e sua rede de cuidados inseridos em condições sociais diversas, contextos peculiares de afetividade e organizações diferenciadas de cuidados.

Assim, ressalta-se a importância de vislumbrar o todo e não somente fatos isolados e a doença em si em uma única internação, repleta de angústias e sentimentos ambivalentes, mas deve-se fazer uma leitura mais crítica e aprofundada da realidade social que cerca esse paciente e sua família e as articulações viáveis para assegurar o cuidado necessário.

Destarte, como referido anteriormente, o assistente social estabelece vínculo com os pacientes, seus familiares e trabalha em equipe para assegurar um atendimento humanizado.

REFERÊNCIAS BIBLIOGRÁFICAS

1. IBGE – Instituto Brasileiro de Geografia e Estatística. Censo 2022: número de pessoas com 65 anos ou mais de idade cresceu 57,4% em 12 anos. Disponível em: https://agenciadenoticias.ibge.gov.br.
2. OPAS – Organização Pan Americana de Saúde. Enfermagem gerontológica; conceitos para a prática. São Paulo; 1993.
3. Berzins MVS. Envelhecimento populacional: uma conquista para ser celebrada. Revista Serviço Social e Sociedade. 2003;24(75):19-34.
4. Ramos LR. Saúde pública e envelhecimento; o paradigma da capacidade funcional. Boletim do Instituto Saúde – BIS. 2009;47:40-50.
5. Giacomin K.C. Envelhecimento populacional e desafio para as políticas públicas. In: Berzins MAVS, Borges MC (orgs.). Políticas públicas para um país que envelhece. São Paulo; Editora Martinari; 2012. p.17-44.
6. Araújo E. Práticas psicogerontológicas nos cuidados de idosos. Curitiba: Juriá Editora; 2012.
7. Karch U. Cuidadores familiares de idosos. Parceiros da equipe de saúde. Revista Serviço Social e Sociedade. 2003;75:103-13.
8. Romero DE, Muzy J, Damacena GN, Souza NA, Almeida WS, Szwarcwald CL, et al. Idosos no contexto da pandemia da COVID-19 no Brasil: efeitos nas condições de saúde, renda e trabalho. Espaço Temático. Caderno de Saúde Pública. 2021;37(3).
9. Domingues MARC. Mapa mínimo de relações do idoso: adaptação de um instrumento gráfico para a configuração da rede de suporte social do idoso. Dissertação de Mestrado. São Paulo: Faculdade de Saúde Pública, Universidade de São Paulo; 2000.
10. Neri AL. Palavras-chaves em Gerontologia. Campinas: Editora Alínea; 2005. p. 115-25.
11. Carvalho RT, Parson HA. Manual de Cuidados Paliativos ANCP. 2. ed. São Paulo: ANCP; 2012. p. 23-30.
12. Burlá C. Cuidados Paliativos: afinal, do que se trata? In: Moritz RD (org.). Conflitos bioéticos do viver e do morrer. Brasília: Conselho Federal de Medicina; 2011. p. 41-9.
13. Pessini L, Bertachini L. Novas perspectivas em cuidados paliativos: ética, geriatria, gerontologia, comunicação e espiritualidade. Revista O Mundo da Saúde. 2006;29:491-509.
14. Saporetti LA. Espiritualidade em Cuidados Paliativos. In: Oliveira RA. Cuidados Paliativos. São Paulo: Conselho Regional de Medicina; 2008. p. 251-5.

15. Andrade L. Serviço Social. In: Oliveira RA. Cuidados Paliativos. São Paulo: Conselho Regional de Medicina; 2008. p. 69-73.
16. Sarti C. A família como espelho: um estudo sobre a moral dos pobres. São Paulo: Editora Cortez; 2009.

Nutrição 16

Fabiano Girade Corrêa
Marília Soares
Raphaela Paula Pinheiro

INTRODUÇÃO À NUTRIÇÃO NA GERONTOLOGIA

O envelhecimento populacional traz desafios significativos ao cuidado de saúde, particularmente em ambientes hospitalares, onde as necessidades nutricionais se tornam críticas. O processo de envelhecimento é marcado por alterações fisiológicas, metabólicas e funcionais, como a sarcopenia, que resulta na perda de massa muscular, redução da força e funcionalidade, afetando negativamente a autonomia e qualidade de vida do idoso.

A desnutrição é altamente prevalente, acometendo até 60% dos idosos hospitalizados, e está associada a complicações como infecções, atraso na cicatrização e aumento do tempo de internação. Fatores fisiológicos (alterações sensoriais, redução da fome) e psicossociais (isolamento social, depressão) agravam esse quadro, assim como condições médicas, como disfagia e doenças crônicas.

A Nutrição deve ser integrada ao plano de cuidado multidisciplinar, utilizando triagem precoce, estratégias individualizadas e suporte nutricional (oral, enteral ou parenteral). Essa abordagem holística melhora os desfechos clínicos, promove a recuperação e preserva a dignidade e qualidade de vida do paciente idoso hospitalizado.

ALTERAÇÕES FISIOLÓGICAS DO ENVELHECIMENTO E IMPACTO NUTRICIONAL

O envelhecimento provoca alterações fisiológicas que afetam diretamente o estado nutricional do idoso, especialmente no contexto hospitalar, aumentando a vulnerabilidade a complicações clínicas e nutricionais (Tabela 1).

TABELA 1 Alterações fisiológicas do envelhecimento e impacto nutricional

Categoria	Alteração	Impacto nutricional
Alterações na composição corporal	▪ Redução da massa magra (*sarcopenia*): diminui força e funcionalidade. ▪ Aumento da gordura central: aumenta resistência à insulina e risco de doenças metabólicas.	▪ Maior risco de quedas, fraturas e dependência funcional. ▪ Exacerbação de doenças metabólicas.
Alterações gastrointestinais	▪ Redução da motilidade intestinal: predispõe à constipação. ▪ Hipocloridria: reduz digestão de proteínas e absorção de vitamina B12, ferro e cálcio. ▪ Disbiose intestinal: afeta imunidade.	▪ Deficiência de micronutrientes essenciais. ▪ Comprometimento da imunidade e metabolismo.
Alterações metabólicas	▪ Resposta catabólica exacerbada ao estresse metabólico. ▪ Resistência à insulina: reduz metabolismo glicídico. ▪ Redução da taxa metabólica basal (TMB).	▪ Necessidades energéticas reduzidas, mas maior demanda proteica. ▪ Frequente não atendimento das demandas nutricionais.

(continua)

TABELA 1 Alterações fisiológicas do envelhecimento e impacto nutricional *(continuação)*

Categoria	Alteração	Impacto nutricional
Alterações sensoriais	▪ Alteração no paladar e olfato: reduz prazer em comer. ▪ Alteração na visão e mastigação.	▪ Redução do consumo alimentar. ▪ Predisposição à monotonia alimentar e escolha de alimentos com baixa densidade nutricional.
Alterações imunológicas	▪ Imunossenescência: redução da competência imunológica.	▪ Aumento do risco de infecções. ▪ Morbidades associadas à desnutrição.
Impacto nutricional	▪ Aumento da predisposição à desnutrição energético-proteica.	▪ Atraso na cicatrização, maior risco de infecções, maior tempo de internação. ▪ Redução da qualidade de vida e aumento da mortalidade.

Compreender essas alterações é essencial para planejar intervenções nutricionais personalizadas que previnam ou minimizem os impactos negativos do envelhecimento no estado nutricional e na saúde global do idoso hospitalizado.

TRIAGEM E AVALIAÇÃO NUTRICIONAL EM PACIENTES IDOSOS HOSPITALIZADOS

A triagem nutricional no idoso deve ser realizada em até 48 horas após a admissão hospitalar, preferencialmente em até 24 horas e deve ser sistemática e baseada em ferramentas validadas, que ajudam a identificar o risco nutricional e a desnutrição (Tabela 2).

TABELA 2 Exemplos de ferramentas de triagem e avaliação nutricional

Ferramenta	Detalhes
Miniavaliação Nutricional (MAN)	▪ Ferramenta com versão completa e reduzida. ▪ Avalia: perda de peso, IMC, mobilidade, estresse/doença aguda, ingestão alimentar e problemas neuropsicológicos.
Nutritional Risk Screening (NRS-2002)	▪ Avalia: IMC, perda de peso, redução da ingestão alimentar, estresse ou gravidade da doença. ▪ Idade $\geq$ 70 anos adiciona 1 ponto ao escore total.

Diversas ferramentas são recomendadas para avaliar o estado nutricional do idoso. A Miniavaliação Nutricional (MAN), em sua versão completa ou reduzida (MNA-r), é indicada para idosos internados, institucionalizados ou em casa. A Avaliação Subjetiva Global (ASG) é amplamente utilizada na prática clínica e considera alterações no peso, ingestão alimentar, sinais digestórios, capacidade funcional e exame físico, avaliando perda de gordura, massa magra e edemas. O Índice de Massa Corporal (IMC), embora com limitações, é comumente aplicado na avaliação de idosos na comunidade.

Além disso, deve-se avaliar o gasto energético relacionado à doença principal e realizar um exame físico minucioso, com foco na perda de massa magra e gordura corporal. Por fim, a análise da capacidade funcional do idoso é um componente indispensável para uma avaliação nutricional completa e eficaz (Tabela 3).

PRINCIPAIS DESAFIOS NUTRICIONAIS NO AMBIENTE HOSPITALAR

O ambiente hospitalar apresenta desafios únicos que comprometem o estado nutricional dos idosos devido a fatores clínicos, orga-

TABELA 3 Avaliação nutricional no idoso

Aspecto	Descrição	Critérios/ferramentas
Peso corporal	Monitorar alterações ao longo do tempo, indicando perda ou ganho relacionados à doença.	Incluído na avaliação subjetiva e ferramentas como ASG e MAN.
Ingestão alimentar	Avaliar mudanças no consumo de alimentos, sinais de restrições ou baixa ingestão oral.	Utiliza anamnese alimentar e análise da ingestão oral insuficiente.
Sinais e sintomas	Identificar distúrbios gastrointestinais como náuseas, vômitos, diarreia ou constipação.	Analisados em ferramentas como ASG e durante exames clínicos.
Exame físico	Avaliar perda de massa muscular, gordura corporal e presença de edemas.	Realizado em conjunto com a ASG e medidas antropométricas (CB, PCT, CMB).
Capacidade funcional	Examinar a habilidade do idoso em realizar atividades diárias e sua funcionalidade geral.	Incluída na ASG e testes físicos.
Gasto energético relacionado à doença	Estimar o gasto energético baseado na doença principal e no estado metabólico associado.	Personalizado de acordo com a situação clínica do paciente.
Critérios fenotípicos	Incluem perda de peso, redução do IMC e da massa muscular.	Avaliação visual e ferramentas como MAN e ASG.
Critérios etiológicos	Avaliam ingestão oral insuficiente e condições inflamatórias relacionadas ao diagnóstico.	Análise clínica e ferramentas como MAN e ASG.
Miniavaliação Nutricional (MAN)	Ferramenta que avalia estado nutricional em idosos internados, institucionalizados ou em casa.	Versão completa ou reduzida (MNA-r).

(continua)

TABELA 3 Avaliação nutricional no idoso *(continuação)*

Aspecto	Descrição	Critérios/ferramentas
Avaliação Subjetiva Global (ASG)	Engloba avaliação de peso corporal, ingestão alimentar, sinais gastrointestinais, capacidade funcional e exame físico.	Utilizada amplamente na prática clínica.
Índice de Massa Corporal (IMC)	Classifica estado nutricional com base em pontos de corte ajustados para idosos.	SISVAN: $\leq$ 22 (baixo peso), > 22 e < 27 (peso adequado), $\geq$ 27 (excesso de peso).
Medidas antropométricas	Avaliam massa muscular e gordura corporal através de CB, PCT, CMB e CP.	CP: homens $\leq$ 34 cm; mulheres $\leq$ 33 cm. Percentil < 10 indica déficit importante.

nizacionais e sociais. Identificar e enfrentar esses desafios é essencial para melhorar os desfechos clínicos e funcionais (Tabela 4).

A alta prevalência de doenças crônicas, como diabetes, insuficiência cardíaca e câncer, compromete a ingestão alimentar e a absorção de nutrientes. Além disso, a disfagia, comum em doenças neurológicas, representa um desafio para garantir a alimentação adequada. Dietas restritivas e barreiras psicossociais, como isolamento social e depressão, também dificultam a adesão às recomendações nutricionais.

A implementação de triagem sistemática, terapias nutricionais individualizadas, equipes multiprofissionais e educação continuada são essenciais para mitigar esses desafios, melhorando a nutrição, reduzindo complicações e otimizando os desfechos clínicos.

TABELA 4 Principais desafios nutricionais no âmbito hospitalar

Desafio	Descrição
Alta prevalência de desnutrição	Afeta até 60% dos idosos hospitalizados. Agravada por doenças de base (câncer, insuficiência cardíaca) e respostas inflamatórias que aumentam o catabolismo proteico.
Sarcopenia e fragilidade	Perda de força e massa muscular e mobilidade exacerbadas pela hospitalização, aumentando o risco de úlceras de pressão, infecções e quedas.
Impacto na ingestão alimentar	Dietas restritivas, falta de apetite e horários rígidos de refeições prejudicam a ingestão alimentar e levam à anorexia hospitalar.
Disfagia e alterações funcionais	Dificuldade de deglutição em doenças neurológicas, com risco aumentado de aspiração e pneumonia. Dietas modificadas nem sempre atendem às necessidades nutricionais.
Interações fármaco-nutrientes	Polifarmácia interfere na ingestão e absorção de nutrientes, causando anorexia e alterações metabólicas.
Barreiras psicossociais	Isolamento social, demência e *delirium* reduzem o interesse pela alimentação e dificultam a aceitação das refeições.
Limitações de recursos e estrutura	Falta de protocolos nutricionais e de profissionais capacitados compromete o manejo nutricional.
Jejum prolongado	Jejuns para cirurgias e diagnósticos agravam a desnutrição e o catabolismo muscular.
Transição para a alta	Falta de preparo e educação de pacientes e cuidadores sobre continuidade do cuidado nutricional aumenta o risco de readmissões hospitalares.

INTERVENÇÕES NUTRICIONAIS NO IDOSO HOSPITALIZADO

As intervenções nutricionais no idoso hospitalizado são cruciais para corrigir déficits nutricionais, prevenir complicações e melhorar os desfechos clínicos e funcionais. Essas estratégias devem ser individualizadas, considerando as particularidades do envelhecimento, condições clínicas e preferências do paciente (Tabela 5).

TABELA 5 Intervenções nutricionais no idoso hospitalizado

Intervenção	Descrição	Objetivo
Intervenções nutricionais orais	▪ **Adequação calórico-proteica:** ajustar refeições para atender às necessidades aumentadas, especialmente em catabolismo elevado. ▪ **Modificação de consistência:** garantir segurança alimentar em casos de disfagia sem comprometer o aporte nutricional. ▪ **Suplementação oral:** uso de suplementos hipercalóricos e hiperproteicos.	Garantir ingestão nutricional adequada por via oral.
Nutrição enteral	▪ Indicada quando a ingestão oral é insuficiente, mas a função intestinal está preservada. ▪ **Escolha de fórmulas:** personalizadas conforme necessidades do paciente (diabetes, insuficiência renal ou imunonutrição). ▪ **Cuidados na administração:** técnicas assépticas e métodos seguros, como bombas de infusão.	Suprir necessidades nutricionais em pacientes com dificuldade ou incapacidade de ingestão oral.
Nutrição parenteral	▪ Utilizada quando a via digestiva está comprometida ou inutilizável. ▪ **Monitoramento:** acompanhamento rigoroso de glicemia e eletrólitos para evitar complicações metabólicas.	Oferecer suporte nutricional em casos de comprometimento do trato gastrointestinal.

Para o cálculo de uma adequada necessidade calórica e proteica, bem como a avaliação de necessidade de fibra dietética, taxa hídrica e reposição de micronutrientes, é necessário considerar outros fatores relevantes, como gênero, estado nutricional, atividade física e condição clínica (Tabela 6).

TABELA 6 Recomendações nutricionais para idosos

Aspecto	Recomendação
Necessidades energéticas	30 a 35 Kcal por kg de peso corporal ao dia, ajustadas individualmente conforme estado nutricional, nível de atividade física e demanda metabólica da doença.
Necessidades de proteínas	1,0 a 1,5 g de proteína por kg de peso corporal ao dia, ajustadas conforme estado nutricional, atividade física, patologia e grau de catabolismo.
Oferta de fibra dietética	25 g ao dia, com o objetivo de manter o funcionamento intestinal adequado.
Micronutrientes	Seguir as recomendações das *Dietary Reference Intakes* (DRIs), exceto em casos de deficiência específica de micronutrientes.
Uso de probióticos	Indicado para idosos saudáveis, com o objetivo de prevenir e/ou tratar disbiose intestinal, condição comum nessa faixa etária.

ABORDAGEM DAS PRINCIPAIS CONDIÇÕES CLÍNICAS

A nutrição desempenha um papel essencial no manejo de condições clínicas em idosos hospitalizados, que frequentemente apresentam múltiplas comorbidades. Estratégias integradas e personalizadas são necessárias para otimizar a recuperação e minimizar complicações (Tabela 7).

Uma abordagem nutricional integrada e personalizada melhora os desfechos clínicos, promove a recuperação funcional e eleva a qualidade de vida de pacientes idosos hospitalizados. O manejo eficaz é baseado em protocolos e estratégias nutricionais adaptadas às condições individuais.

TABELA 7 Abordagem das principais condições clínicas

Condição	Descrição	Intervenções
Desnutrição	Desnutrição energética-proteica prevalente, agravando a recuperação clínica.	Dietas hipercalóricas e hiperproteicas; suplementação oral; suporte enteral ou parenteral. Ingestão proteica ideal: 1,2-2,0 g/kg/dia. Monitorar peso, albumina e força muscular.
Sarcopenia	Perda de massa e força muscular, comum em idosos hospitalizados.	Aporte proteico (1,5-2,0 g/kg/dia); suplementação de leucina e vitamina D; exercícios resistidos supervisionados. Avaliar força de preensão manual e circunferência da panturrilha.
Disfagia	Dificuldade de deglutição em doenças neurológicas, aumentando o risco de aspiração e pneumonia.	Alimentos de consistência modificada; suporte enteral em casos graves; terapia fonoaudiológica para reabilitação da deglutição.
Doenças crônicas metabólicas	Incluem diabetes *mellitus*, insuficiência cardíaca e doença renal crônica.	▪ **Diabetes *mellitus***: controle de carboidratos (baixo índice glicêmico), monitoramento glicêmico contínuo. ▪ **Insuficiência cardíaca**: restrição hídrica e de sódio, dieta rica em proteínas para prevenir caquexia cardíaca. ▪ **Doença renal crônica**: ajuste proteico conforme estágio da doença; restrição de potássio e fósforo.
Doenças neurológicas	Demência, Alzheimer e AVC frequentemente afetam o estado nutricional.	▪ **Demência e Alzheimer**: pequenas refeições frequentes, alimentos de fácil aceitação. ▪ **AVC**: dietas adaptadas ou nutrição enteral precoce em disfagia pós-AVC.

(continua)

TABELA 7 Abordagem das principais condições clínicas *(continuação)*

Condição	Descrição	Intervenções
Neoplasias	Cânceres levam a caquexia e desnutrição devido a fatores metabólicos e terapêuticos.	Nutrição hipercalórica e hiperproteica; manejo de sintomas (náuseas, mucosite); suporte enteral ou parenteral.
Úlceras de pressão	Lesões em pacientes acamados, associadas à desnutrição.	Dieta rica em proteínas (1,5-2,0 g/kg/dia); suplementação de zinco e vitamina C para cicatrização.
Infecções e sepse	Estados infecciosos aumentam o catabolismo proteico.	Imunonutrição com fórmulas enriquecidas em glutamina, arginina e ômega-3 para modular a resposta inflamatória.
Doenças pulmonares crônicas	Incluem DPOC e pneumonia aspirativa.	▪ **DPOC:** dieta hipercalórica e hiperproteica para preservar a função respiratória. ▪ **Pneumonia aspirativa:** garantir consistência alimentar adequada.

ASPECTOS PSICOSSOCIAIS E NUTRICIONAIS

O estado nutricional do idoso hospitalizado é influenciado não apenas por fatores clínicos, mas também por aspectos psicossociais, que impactam diretamente o comportamento alimentar, a adesão às intervenções nutricionais e a saúde geral. Compreender esses fatores é crucial para promover estratégias que favoreçam a nutrição adequada e a qualidade de vida (Tabela 8).

CONCLUSÃO

O sucesso do cuidado nutricional de idosos no ambiente hospitalar depende de uma abordagem integrada, envolvendo médicos, nutricionistas, enfermeiros, farmacêuticos e fonoaudiólogos. Essa in-

TABELA 8 Aspectos psicossociais e nutricionais

Aspecto	Descrição
Impacto do isolamento social	O isolamento social reduz o apetite e o prazer em comer, agravado pela interrupção de rotinas alimentares e pela ausência de suporte familiar, aumentando a recusa alimentar.
Alterações cognitivas e comportamentais	Demência, Alzheimer e *delirium* dificultam a adesão às orientações nutricionais, levando à recusa alimentar. Depressão reduz ainda mais o apetite e a motivação para comer.
Relação com o contexto hospitalar	Ambiente hospitalar impessoal, horários rígidos de refeições e má apresentação dos alimentos comprometem a aceitação alimentar e a ingestão nutricional.
Preferências e cultura alimentar	Respeitar hábitos culturais e preferências alimentares evita rejeições. Alimentos que evocam memórias positivas estimulam o apetite e melhoram a experiência emocional com as refeições.
Envolvimento de familiares e cuidadores	A participação de familiares e cuidadores é essencial para encorajar o idoso a se alimentar. Educar sobre estratégias para estimular o apetite aumenta a adesão ao tratamento nutricional.
Estímulos sensorial e ambiental	Refeições com maior variedade de sabores e aromas, em ambiente acolhedor e silencioso, compensam alterações no paladar e no olfato, aumentando o prazer ao se alimentar.
Estratégias de suporte psicológico	Acompanhamento psicológico ajuda a tratar depressão e ansiedade, melhorando a adesão nutricional. Um ambiente empático valoriza o paciente e estimula sua colaboração no plano alimentar.
Motivação e adesão ao tratamento nutricional	Incentivar a participação do idoso nas decisões alimentares aumenta a aceitação do plano nutricional. Monitoramento regular permite ajustes oportunos nas estratégias de intervenção.

tegração é essencial para abordar as complexidades do envelhecimento e promover um cuidado centrado no paciente.

A nutrição geriátrica hospitalar deve ser reconhecida como uma prioridade no cuidado multidisciplinar de idosos. À medida que a população idosa cresce, a necessidade de estratégias eficazes, baseadas em evidências e personalizadas, torna-se mais premente. O futuro da nutrição em Gerontologia hospitalar está na inovação, educação e implementação de cuidados centrados no paciente, garantindo dignidade, segurança e recuperação otimizada em todas as etapas do envelhecimento.

BIBLIOGRAFIA RECOMENDADA

1. Brasil. Ministério da Saúde. Biblioteca Virtual em Saúde. Nota Informativa n. 5/2023. Disponível em: https://www.gov.br/mds/pt-br/noticias-e-conteudos/desenvolvimento-social/noticias-desenvolvimento-social/mds-lanca-diagnostico-sobre-envelhecimento-e-direito-ao-cuidado/Nota_Informativa_N_5.pdf. Acesso em: 25 Out. 2024.
2. Brasil. Ministério da Saúde. Fascículo 2: Protocolo de uso do Guia Alimentar para População Brasileira na Orientação Alimentar da Pessoa Idosa. Guia Alimentar para a População Brasileira. Brasília: Ministério da Saúde; 2014. Brasil. Disponível em: https://www.fsp.usp.br/nupens/. Acesso em: 10 Out. 2024.
3. Cozzolino SMF. Biodisponibilidade de nutrientes. 6. ed. Barueri: Editora Manole; 2020.
4. Diretriz Braspen de Terapia Nutricional no Envelhecimento. Disponível em: https://www.sbnpe.org.br/_files/ugd/a8daef_13e9ef81b44e4f66be32ec79c4b0fbab.pdf. Acesso em: 10 set. 2024.
5. Silva N, Marucci MFM, Roediger MA. Tratado de nutrição em Gerontologia. Barueri: Manole; 2016.
6. Sociedade Brasileira de Geriatria e Gerontologia. I Consenso Brasileiro de Nutrição e Disfagia em Idosos Hospitalizados. Barueri: Minha Editora; 2011.
7. Volkert D, Beck AM, Cederholm T, Cruz-Jentoft A, Hooper L, Kiesswetter E, et al. ESPEN practical guideline: Clinical nutrition and hydration in geriatrics. Clinical Nutrition. 2022;41(4):958-89.

17 Enfermagem

Christian Douradinho

O envelhecimento humano tem motivado reflexões e inquietações na busca de melhor compreensão sobre quais são os condicionantes desse processo, uma vez que ele está instalado no panorama populacional nacional e internacional.[1]

Os idosos são pessoas que adquiriram experiência ao longo de sua vida e continuam contribuindo para a sociedade, enfrentando diariamente situações acarretadas pelo desenvolvimento social, econômico e tecnológico.[2,3] Diante disso, o envelhecimento é visto como uma conquista populacional, que representa uma contribuição para a família, sociedade e traz desenvolvimento econômico.[4]

A longevidade se dá independente da presença de doenças,[5] se tornando cada vez mais frequente na população mundial e é determinada pela presença de idosos, participantes globalmente nos contextos comunitários. Essa percepção tomou intensidade a partir da década de 1940, porém esteve presente desde as ideias de Metchnikoff, um estudioso e seguidor de Charcot, considerado o criador do termo Gerontologia em 1903, para designar o estudo de extensão da vida.[6,7]

Nos países em desenvolvimento como o Brasil, a transição do envelhecimento está ocorrendo de forma acelerada, fazendo com que os serviços de saúde busquem uma reorganização a fim de melhorar a assistência prestada a essa crescente população, especialmente no âmbito hospitalar, por ser um local que impacta diretamente de modo positivo em algumas situações, e negativo durante a internação. Faz-se necessário que os profissionais de saúde, em especial o enfermeiro, saibam desenvolver uma assistência de qualidade ao idoso levando em consideração suas particularidades decorrentes do processo de envelhecimento.[8]

Durante períodos de internação hospilar, é comum haver o surgimento de *delirium*, com incidência que pode chegar a 89% segundo estudo recente.[9] É uma situação caracterizada por ter início súbito de comprometimento da consciência e alterações na função cognitiva, resultando em alterações comportamentais motoras que podem ser de hipo ou hipermovimentação, comparadas ao comportamento basal, com curso de desenvolvimento de curto período e flutuação durante o dia.[9,10]

Mesmo podendo gerar quadros como o *delirium*, o ambiente terapêutico é importante para a recuperação e manutenção da saúde. Florence Nightingale, considerada matriarca da Enfermagem, já estudava e falava sobre a importância desse ambiente para o paciente e sobre a importância "da ventilação, água, higiene, iluminação, controle das infecções e do silêncio" no ambiente em que se encontram as pessoas enfermas.[11]

Nesse sentido, cabe refletir sobre a importância do ambiente hospitalar para a recuperação dos pacientes idosos. Porém, esse ambiente possui ao mesmo tempo potencialização da fragilidade física e vulnerabilidade emocional, iatrogenias, pelos riscos inerentes ao declínio funcional, subnutrição, imobilidade, lesões por pressão e infecções.[12]

A equipe de saúde desempenha importante papel no processo de hospitalização dos idosos, da qual a Enfermagem é peça fundamental, uma vez que o enfermeiro é o profissional que fica mais tempo junto ao paciente beira-leito, desenvolvendo a assistência de modo técnico-

-científico. Nesse sentido, é importante termos questionamentos, especialmente quando se trata de pacientes idosos. Podemos observar se o ambiente hospitalar tem favorecido o bem-estar e o conforto, a recuperação, bem como se os profissionais que atuam nesses ambientes têm a *expertise* necessária para cuidar desse público e identificar os riscos a que os idosos estão expostos de modo a minimizá-los, gerendo menos estímulos para situações desagradáveis como *delirium*.[10,12,13]

Isso implica em conhecer os fatores que levaram à hospitalização e como o idoso reage nesse ambiente, antecipando-se de modo que as suas necessidades sejam atendidas, resultando em melhor qualidade da assistência prestada e minizando os riscos de uma sequela e iatrogenia.[12,13]

Identificamos assim que há um "estado da arte sobre o cuidado ao idoso"[14] em sua natureza. Esse estado sempre acompanhou a humanidade ao longo das grandes passagens da vida, englobando desde o nascimento até a morte. Por meio dos cuidados, o ser humano é resgatado para a vida e se insere no meio social e cultural, voltando assim ao seu existir de modo digno.[4,15]

Essa assistência qualificada, que devemos buscar prestar como uma arte, significa um cuidado adequado, com desvelo, solicitude, diligência, zelo e atenção qualificada,[16] pressupondo-se que o profissional, uma vez tendo adquirido a *expertise* adequada, consiga ainda prestar um acompanhamento qualificado ao idoso durante o período de internação. Busca-se o encontro de fatores como ânimo e empatia do profissional que presta a assistência, ou seja, a sabedoria, a ciência e a arte se associam para que haja o resultado adequado do cuidado junto ao paciente.[13,17,18]

A busca por esse tipo de cuidado ganhou mais força com a definição em 1966 da Organização Mundial da Saúde (OMS) do enfermeiro como "o profissional que concluiu os estudos de graduação em Enfermagem e está treinado e autorizado pelo seu conselho regional e central a assumir a responsabilidade pelos serviços da equipe de

Enfermagem que requerem a promoção da saúde, a prevenção de doenças e a prestação de cuidados curativos sempre que possível e de conforto aos doentes".[19,20]

A história da Enfermagem profissional começou com Florence Nightingale, denominada mãe da Enfermagem moderna. Ela trouxe em seus postulados instruções sobre a formação de enfermeiros com princípios científicos e experiências práticas para o desenvolvimento de competências que serviram de modelo universal para as primeiras escolas de Enfermagem e posteriormente serviram de base para a formação de enfermeiros em diferentes especialidades, como o atendimento a pacientes geriátricos.[20]

A Enfermagem Gerontológica brasileira, concidentemente com os movimentos políticos e sociais mundiais sobre o envelhecimento populacional que ocorreram a partir de meados do século XX, e pela transição demográfica do envelhecimento aceralada, foi impulsionada a desenvolver estudos para o atendimento às especificidades do idoso. Esses esforços se intensificaram nas últimas três décadas, simultaneamente com duas grandes conquistas, a primeira com o Plano Internacional de Ação para o Envelhecimento, em 1982, e mais significativamente com a promulgação da Política Nacional do Idoso, em 1996.[21,22]

O termo Geriatria foi publicado pela primeira vez em 1909 por Nascher L., importante pesquisador que ficou conhecido como o pai da Geriatria. Naquela época, falar sobre Geriatria e demais especialidades significava cuidar de idosos com doenças crônicas e debilidades. Porém, posteriormente, quando a Organização Mundial da Saúde definiu a "saúde" como "não apenas a ausência de doenças", isso permitiu que as Ciências da Saúde se concentrassem também em aspectos de promoção, prevenção, reabilitação e conforto do paciente.[20,23]

Enquanto a Geriatria é definida como uma especialidade médica, a Gerontologia é uma especialidade multidisciplinar compondo profissionais graduados como enfermeiros especialistas em Gerontologia, visando assim integrar os conhecimentos sobre os diferentes fatores que afetam o processo de envelhecimento. O termo Enfermagem Geriátrica foi muito utilizado inicialmente até o título Enfermagem Gerontológica ser estabelecido, mas ambos são utilizados indistintamente para designar a especialização profissional voltada ao cuidado de pacientes idosos.[23]

Na atualidade, a atenção à saúde do idoso é composta pelo seguimento de uma tríade de cuidados (paciente, familiares e cuidadores). Essa atenção vem sendo discutida por um grupo cada vez maior de profissionais da área da saúde, motivados pelo envelhecimento populacional. Esse interesse se deve à tomada de consciência desses profissionais, que sentiram a necessidade de seu papel em um contexto de generalizada carência de recursos profissionais qualificados para assistir a essa clientela com qualidade.[24,25]

Os primeiros esforços para o estudo do envelhecimento pela Enfermagem no Brasil datam da década de 1970. Nesse período houve produções esparsas e a criação do primeiro Grupo de Pesquisa em Enfermagem, nomeado como NESPI da Universidade Federal da Bahia, em 1973.[25] A partir da década de 1980, ocorreu uma produção científica pequena, porém continuada, principalmente no meio acadêmico em programas de pós-graduação em nível de especialização, mestrado e doutorado.[26]

A produção dos estudos e o aumento expressivo dos pesquisadores em Enfermagem Gerontológica permitiram, em 1996, a realização da I Jornada Brasileira de Enfermagem Geriátrica e Gerontológica, que ocorreu em Florianópolis.[26]

Nos últimos anos, alguns países desenvolveram Sociedades de Enfermagem para o cuidado de pacientes geriátricos. Com o sucesso da I Jornada Brasileira de Enfermagem Gerontológica, a Associação Brasileira de Enfermagem (ABEn) desenvolveu em 2009 o Departamento Científico de Enfermagem Gerontológica (DCEG). O DCEG foi criado durante o 15º Seminário Nacional de Pesquisa em

Enfermagem, no Rio de Janeiro, e aprovado no 60º Congresso Brasileiro de Enfermagem, em Fortaleza.[23,27]

Diante de todo esse contexto histórico, no papel do enfermeiro gerontólogo há o desenvolvimento de um modo de ser profissional no qual a pessoa centra-se no outro, incluindo duas significações básicas, intimamente ligadas entre si: a primeira, a atitude de solicitude e atenção para com o outro; a segunda, de preocupação e inquietação, porque a pessoa que é cuidada se sente envolvida e afetivamente ligada ao outro, mantendo-se e respeitando-se sempre os vínculos éticos e profissionais.[28,29]

No decorrer dos processos de senescência e senilidade,[32] o grau de dependência dos idosos tende a aumentar gradativamente conforme o tempo de internação, necessitando assim de uma assistência de Enfermagem apropriada e eficaz, com qualidade, capacitada para atender às necessidades individuais e coletivas, e às particularidades da idade.[28-30] Esse atendimento personalizado exige a quebra de paradigmas e a proposição de formas de atendimento diferenciadas, integrais.[31,32]

A compreensão histórica da Enfermagem Gerontológica permitiu obter um cenário ampliado da construção dessa especialidade no Brasil, identificando o grande avanço nas pesquisas sobre o processo de envelhecimento na virada do século XXI até os dias de hoje, mostrando a importância dessa área para o atendimento qualificado.[21]

Entendemos que embora o envelhecimento provoque a diminuição na capacidade adaptativa de estressores, que se traduz muitas vezes em processos senis, não se pode dizer que as dependências física, cognitiva, afetiva ou social sejam características inescapáveis da velhice, uma vez que pode-se ter o acumulo dessas condições, porém mesmo assim ter qualidade de vida no envelhecimento.[33,34]

Aceitar esses conceitos significa rejeitar a ideia de que a velhice é uma experiência heterogênea, isto é, que comporta variações individuais, espirituais e sociais. Denota também ter uma noção estreita de adaptação que não leva em conta os mecanismos de seleção e compensação fisiológicos de que o ser humano é capaz, mesmo no envelhecimento. Através do conhecimento das possíveis manifestações clínicas, das compensações fisiológicas, conseguimos montar padrões de variabilidades e prever como ter qualidade na assistência prestada.[33,34]

Esses dados nos remetem a algumas percepções, como da necessidade de formação de recursos humanos qualificados para antecipar esses padrões, de trabalhar com pacientes idosos, seja por meio da inclusão de conteúdos geronto/geriátricos na formação profissional da equipe de Enfermagem (enfermeiros, auxiliares e técnicos de enfermagem), seja por meio de reciclagens e da educação continuada, bem como da necessidade do ambiente hospitalar ser adaptado, seguro e estimulador da independência e da autonomia para a realização do autocuidado.[33]

Embora a manutenção da autonomia e o estímulo da independência não sejam uma preocupação corriqueira demonstrada pelos idosos, como profissionais da saúde, precisamos não ter o olhar tradicional diante das patologias presentes do indivíduo, mas, sim, assegurar que o idoso, após o período de hospitalização, retorne ao seu local de origem com sua capacidade funcional melhorada ou, no mínimo, preservada e sem sequelas.[33,35]

REFERÊNCIAS BIBLIOGRÁFICAS

1. Willig MH, Lenardt MH, Caldas CP. A longevidade segundo histórias de vida de idosos longevos. Rev Bras Enferm. 2015 Jul; 68(4):697-704.
2. Oliveira GR, Tavares DMS, Montanholi LL, Simões ANA. Ensino de enfermagem gerontológica na graduação das instituições públicas do estado de Minas Gerais. REME – Rev Min Enferm. 2007;11(1):26-31.
3. Brunner LS, Suddarth DS. Tratado de Enfermagem médico-cirúrgico. 9. ed. Rio de Janeiro: Guanabara Koogan; 1999.
4. Oliveira TMJ, Espírito Santo FH, Chibante CLP, Nicolau IR. A hospitalização para o idoso: Contribuições da enfermagem gerontológica. Revista Kairós Gerontologia. 2016;19(3):293-308.

5. Vieira CM, Glashan RQ. Aspectos gerais da anatomia e fisiologia do envelhecimento – uma abordagem para o enfermeiro. Acta Paul Enferm. 1996;9(3):24-30.
6. Prado SD, Sayd JD. A gerontologia como campo do conhecimento científico: conceito, interesses e projeto político. Ciência & Saúde Coletiva. 2006;11(2):491-501.
7. Lopes A. Os desafios da gerontologia no Brasil. Campinas: Alíne; 2000.
8. Silva MJ, Duarte MJRS. O autocuidado do idoso: intervenção de enfermagem e melhor qualidade de vida. Rev Enferm UERJ. 2001;9(3):248-53.
9. Pereira MLCP, Penna TRP, Meireles GM, Freire SP, Lopes ACC, Moresi PVC, et al. Delirium em idosos hospitalizados: prevalência, fatores de risco e desfechos clínicos. Brazilian Journal of Health Review. 2024;7(3):1-11.
10. Pinheiro FG, Santos ES, Barreto ID, Weiss C, Oliveira JC, Vaez AC, et al. Prevalência e fatores de risco associados ao delirium em uma unidade de terapia intensiva. Acta Paul Enferm. 2022;35:eAPE00646, 1-8.
11. Nightingale F. Notas sobre Enfermagem: um guia para cuidadores na atualidade. Rio de Janeiro: Elsevier; 2010.
12. Motta LB, Caldas CP, Assis M. A formação de profissionais para a atenção integral à saúde do idoso: a experiência interdisciplinar do NAI-UNATI/UERJ. Ciência & Saúde Coletiva. 2008;13(4):1143-51.
13. Silva AC. O cuidado de Enfermagem a pessoas idosas em hospitalização prolongada [dissertação]. Salvador: Programa de Pós-G$$raduação em Enfermagem, Universidade Federal da Bahia; 2011.
14. Castro MR, Figueiredo NMA. O estado da arte sobre cuidado ao idoso: diagnóstico da produção científica em enfermagem. Physis - Revista de Saúde Coletiva. 2009;19(3):743-59.
15. Rabello ES, et al. A Enfermagem no Grupo Interdisciplinar de Gerontologia. Rev Gaúcha de Enferm. 1990;11(2):47-51.
16. Kletemberg DF, Padilha MI, Gonçalves LHT, Borenstein MS, Alvarez AM, Ferreira AC. A História da enfermagem gerontológica no Brasil. Esc Anna Nery (impr.). 2010;14(4):787-96.
17. Collière MF. Promover a vida: da prática de mulheres de virtude aos cuidados de enfermagem. Lisboa: Sindicato dos Enfermeiros Portugueses; 1999.
18. Collière MF. Cuidar... A primeira arte da vida. Loures, Portugal: Lusociência; 2003.
19. Torres M. Definición de funciones de enfermería por sistema de formación. Propuesta para el sistema de salud Cubano [tese]. La Habana: Escuela Nacional de Salud Pública; 2006.
20. Mastrapa YE, Lamadrid MPG, Sánchez MA. De la enfermera general a la enfermera geriátrica. Revista Cubana de Enfermería. 2016;32(4):126-34.

21. Kletemberg DF, Padilha MI, Gonçalves LHT, Borenstein MS, Alvarez AM, Ferreira AC. A História da enfermagem gerontológica no Brasil. Esc Anna Nery (impr.). 2010;14(4):787-96.
22. Padilha MICS, Borenstein MS. O método de pesquisa histórica na enfermagem. Rev Texto & Contexto Enferm. 2005;14(4):575-84.
23. Batchelor NH, Bird L, Cable WB. Enfermería Gerontológica. 8. ed. Inglaterra: Editorial Linppincott Williams; 2014.
24. Santos SMA, Gonçalves LHT. [Editorial]. Texto & Contexto Enferm. 2008;17(2):219-20.
25. Caldas CP, Amorim AE. Os grupos de pesquisa em enfermagem no Brasil e o envelhecimento humano. Rev Cienc Saude. 2004;23(2):28-36.
26. Gonçalves LHT, Alvarez AM. O cuidado na enfermagem gerontogeriátrica: conceito e prática. In: Freitas EV (Org.). Tratado de geriatria e gerontologia. Guanabara Koogan; 2006. p. 1110-6.
27. DCEG. Histórico – Departamento Científico de Enfermagem Gerontológica. Associação Brasileira de Enfermagem; 2009.
28. Paula JC, Cintra FA. A relevância do exame físico do idoso para a assistência de enfermagem hospitalar. Acta Paul Enferm. 2005;18(3):301-6.
29. Oliveira TMJ, Espírito Santo FH, Chibante CLP, Nicolau IR. A hospitalização para o idoso: Contribuições da enfermagem gerontológica. Revista Kairós Gerontologia. 2016;19(3):293-308.
30. Marin MJS. Preparando o idoso para a alta hospitalar [tese]. Ribeirão Preto (SP): Escola de Enfermagem de Ribeirão Preto, Universidade de São Paulo; 1999.
31. Horta WA. A assistência de enfermagem ao adulto idoso. Enf Novas Dimens. 1978;4(5): 268-73.
32. Ribeiro GLMT. O processo de admissão hospitalar do idoso em unidade de clínica médica [tese]. Campinas (SP): Faculdade de Educação da Universidade Estadual de Campinas; 2001.
33. Rodrigues MR, Bretas ACP. As relações entre as concepções de idosos e de auxiliares de enfermagem sobre o cuidado em ambiente hospitalar. Acta Paul Enf. 2008;16(4):38-48.
34. Pavarini SCI, Neri AL. Compreendendo dependência, independência e autonomia no contexto domiciliar: conceitos, atitudes e comportamentos. In: Duarte YAO, Diogo MJE. Atendimento domiciliar: um enfoque gerontológico. Atheneu; 2000. p. 49-70.
35. Jacob Filho W. Fatores determinantes do envelhecimento saudável. Boletim do Instituto de Saúde – BIS. 2009;47(1):27-32.

Fonoaudiologia 18

José Ribamar do Nascimento Junior
Maria Carolina de Lima Faria Moraes

O processo de envelhecimento leva a alterações que contribuem para reduções significativas na qualidade de vida, podendo levar ao declínio funcional e impactando nos domínios físico, social, emocional e orgânico. A partir desses domínios, vale ressaltar o aparecimento das síndromes geriátricas, que por sua vez estão frequentemente relacionadas a quatro premissas, que são imobilidade, instabilidade, incontinência e impacto cognitivo, não esquecendo que a sarcopenia e a fragilidade são comumente encontradas.[1]

O idoso participa de um processo natural e necessário que é o envelhecimento. As perspectivas de saúde devem ser alinhadas às suas necessidades, principalmente pelo fato de que fatores que influenciam a sua funcionalidade podem vir a implicar também em declínios que impactam na qualidade de vida e provocam aumento de morbimortalidade, causando maior dependência para as atividades de vidas diárias, maior agravo no *status* de saúde e maior número de hospitalizações e cronicidade dessa população. As causas de internação hospitalar em idosos são em sua maioria doenças crônicas, sendo as principais doenças do aparelho circulatório, respiratório, neurológico, digestivo e neoplasias.[2] As doenças cerebrovasculares destacam-se, incluindo o acidente vascular encefálico e a demência vascular, que podem comprometer a comunicação e a deglutição.

Dentro do contexto hospitalar, deve-se ter uma visão importante e com foco no planejamento das ações a serem empregadas para o cuidado com idoso, principalmente devido ao conceito de fragilidade, que aparece com frequência nas internações hospitalares com agravo multifatorial, porém proveniente de elemento diretamente ligado à redução da habilidade fisiológica. Os idosos ocupam cerca de 20% dos leitos hospitalares e, em média, o tempo de permanência hospitalar é quase quatro vezes maior que a média para o total da população e a taxa de reinternação em até 30 dias pode chegar a 39,4%, em 3 meses a 64,8% e em até 12 meses após a alta a 75,5%.[2,3]

A fragilidade é um termo difícil de definir como uma condição clínica, uma vez que não há consenso sobre a definição operacional, sendo três possíveis modelos referidos: modelo de fragilidade física, modelo de acúmulo de déficits e modelo biopsicossocial ou multidimensional. É importante destacar que a avaliação individualizada e específica para essa população é essencial e para isso ter uma equipe treinada é indiscutível para o melhor manejo.[4]

O idoso frágil carrega um fenótipo caracterizado pela diminuição da força muscular, lentificação da marcha, fadiga, perda ponderal involuntária, além dos quadros de demência serem bem prevalentes, podendo estar associados ao comprometimento cognitivo, multimorbidades e polifarmácia, compondo um cenário complexo que não pode ser abordado pelo tratamento isolado de cada doença, muitas vezes subdiagnosticada. Sendo assim, é necessário o estabelecimento de ferramentas e protocolos capazes de realizar a melhor identificação para condução do suporte de tratamento mais adequado.[5]

A diminuição das fibras musculares e da força influenciam a deterioração das estruturas orofaciais e faríngeas que podem acarretar a presbifonia, definida como alterações vocais relacionadas à idade por atingirem diretamente os músculos da laringe e pregas vocais.

Dessa forma, nota-se diminuição da articulação, força, velocidade e estabilidade da voz. Nesse processo de envelhecimento natural da voz humana podem ser notados rouquidão, soprosidade, tremor vocal e pouca projeção da voz.[6]

Da mesma forma, surge a presbifagia, ou degeneração fisiológica da biomecânica da deglutição, que ocorre devido ao envelhecimento das fibras nervosas e musculares em indivíduos idosos saudáveis. Assim, a perda muscular orofacial e faríngea pode resultar na alteração do sistema estomatognático, ou seja, mastigação, deglutição, fala e respiração.[7] Portanto, tais alterações podem estar relacionadas com a maior prevalência dos distúrbios fonoaudiológicos na faixa etária de idade mais avançada.[8]

A disfagia, que é o distúrbio da deglutição, frequentemente encontrada na hospitalização, cresce a cada dia e pode ser observada em pacientes com doenças neurodegenerativas (80%), na esclerose lateral amiotrófica bulbar em até 100% dos casos e 60% em suas outras formas clínicas. Na esclerose múltipla ocorre em 45% dos pacientes, e naqueles com Parkinson com variação entre 35 e 45%. Nas demências de Alzheimer são descritos números de 84% e no acidente vascular cerebral os percentuais descritos variam de 40% nas fases agudas a 6% nas fases crônicas, atingindo números de 67% e 90% durante os três primeiros dias de doença. Há estudos que relatam a presença de disfagia em cerca de 22% dos adultos maiores de 50 anos de idade e afetando aproximadamente 40% dos idosos com mais de 65 anos.[9]

Muitos países enfrentam a pressão de um crescimento da população idosa de forma imponente, porém precisamos levar em consideração as condições e qualidade de vida como variáveis importantes e que podem impactar no aparecimento de mais doenças e agravo das habilidades desses indivíduos. A população acima de 75 anos deve quase dobrar até 2050, sendo no Brasil caracterizada por 18% da população total (210 milhões de habitantes), conforme publicação da Agência Brasil de outubro de 2021.

O crescimento da população idosa repercute em maior demanda para as instituições hospitalares, que ainda apresentam deficiências na infraestrutura, na acessibilidade aos espaços físicos e programas específicos de atendimento ao idoso, enfrentando ainda o desafio de equipes de profissionais em número insuficiente, que não estão capacitados para o atendimento específico desse grupo de pacientes e para suprir as suas necessidades de forma mais direcionada. Essas inadequações comprometem a segurança e predispõem a riscos inerentes no processo de cuidar, exigindo maior nível de atenção por parte da equipe multiprofissional, principalmente devido ao seu grau de vulnerabilidade.[10]

A internação hospitalar do idoso frágil determina grande suscetibilidade a reações adversas e cascatas iatrogênicas. O idoso frágil hospitalizado apresenta ainda alto risco de complicações como *delirium*, queda, lesão por pressão e broncoaspiração. A deterioração do estado nutricional é um desfecho comum nesse contexto. A redução da mobilidade associada à internação é invariavelmente acompanhada de perda de massa muscular e declínio funcional. Esse cenário acaba por determinar internações prolongadas e muitas vezes catastróficas, nas quais o idoso desenvolve dependência funcional e tem a sua qualidade de vida gravemente afetada.

Grande parte das complicações associadas à hospitalização do idoso frágil são potencialmente evitáveis, não por uma medida isolada, mas através de estratégias multifacetadas que envolvem diversas áreas. No entanto, a atuação fragmentada de múltiplas equipes apresenta alto custo e tem se mostrado pouco efetiva. O atendimento ao idoso frágil demanda modelos de atenção multidisciplinar centrados no paciente, com planos de cuidado integrados e coordenados com visão integral.

A colaboração profissional requer ou promove relações e interações nas quais os profissionais poderão partilhar conhecimentos, especialização e habilidades entre si, com o objetivo de proporcionar melhor atenção ao paciente. O cuidado multidisciplinar ao idoso responde às necessidades complexas desta população, ao lidar com as comorbidades, melhorar os processos de saúde e resultados relacionados às síndromes geriátricas.[11]

Cada profissão que desempenha o cuidado ao paciente idoso deve construir uma linha de processo que envolva ações conjuntas e individuais, contemplando a identificação precoce dos níveis de fragilidade que possam impactar nas boas práticas da atuação profissional e contribuir para o desenvolvimento de planos terapêuticos com base na necessidade de cada paciente, sendo o compartilhamento das ações um grande passo para o cuidado integral.

MANEJO DA FONOAUDIOLOGIA NA SÍNDROME GERIÁTRICA DURANTE A HOSPITALIZAÇÃO

Intervenções eficazes para fragilidade exigem abordagens multi e interdisciplinares com foco em priorizar as necessidades dos idosos. Uma vez compreendidas as transformações naturais da fragilidade, que é comum nessa população, os profissionais de saúde podem colaborar e coordenar os cuidados para fornecer suporte mais eficaz para indivíduos e promover o envelhecimento saudável. Esse entendimento comum da fragilidade entre os provedores de saúde, incluindo fonoaudiólogos, pode melhorar o reconhecimento e o diagnóstico, facilitar a comunicação e a coordenação, padronizar as abordagens de cuidados e, finalmente, melhorar os resultados, incluindo a redução dos eventos adversos, hospitalizações desnecessárias e mortalidade.[12]

No contexto do papel do fonoaudiólogo, a linguagem, fonação, audição e a motricidade orofacial estão intimamente relacionadas às áreas que contribuem para maior interação social e que impactam na qualidade de vida de forma direta, gradativa e contínua, sendo que uma vez alteradas, são limitantes para autonomia e experiências.[13] Dentro da unidade hospitalar destaca-se a abordagem para a identificação, avaliação e tratamento de alterações da deglutição, por serem sintomas de uma doença de base que proporciona agravos devastadores para os pacientes e para as organizações, tendo em vista a sua contribuição para o aumento dos custos hospitalares e impacto direto no valor em saúde.

Os fonoaudiólogos são especialmente qualificados para avaliar e gerenciar distúrbios de comunicação e deglutição, que são comuns nos senescentes, e que podem contribuir para o aparecimento da fragilidade. Por isso, deverão atuar na prevenção, através das triagens de risco e orientações aos pacientes e/ou familiares, avaliação dos aspectos relacionados à comunicação e deglutição, reabilitação dos déficits encontrados e gerenciamento dos quadros, possibilitando maior segurança e qualidade de vida durante a internação hospitalar.

Os distúrbios de deglutição são reconhecidos como tendo uma inter-relação complexa com a fragilidade e o envelhecimento e as complicações associadas de desnutrição, desidratação e pneumonia por aspiração, que têm prevalência na população idosa independente em torno de 30 a 40%, de 44% nos indivíduos com doenças agudas e de cerca de 60% nos que se encontram institucionalizados.[12]

Cada vez mais é frequente e notório, no dia a dia da assistência hospitalar, o aparecimento dos quadros de sarcopenia e sua associação com a fragilidade encontrada na hospitalização. São válidas a observação e avaliação por toda a equipe de saúde priorizando a utilização de ferramentas diagnósticas como contribuição para a elaboração de um plano de cuidado, além de servir como alerta para o manejo precoce, minimizando possíveis eventos adversos.

A sarcopenia é uma doença muscular esquelética progressiva e generalizada e seu diagnóstico é confirmado quando há baixa quantidade e/ou qualidade da musculatura proporcionalmente ao baixo desempenho físico, sendo considerada grave e influenciando o aumento dos dias de internação e agravo à saúde. Por ser uma característica também atrelada ao envelhecimento, pode afetar a força da língua e a pressão intraoral, que são importantes para a manutenção de eficiência e segurança durante o processo de alimentação, sendo também observada uma condição mastigatória mais lenta e ineficiente, além de, em alguns casos, a diminuição do fluxo salivar.[14-16] Destaca-se a necessidade de construção e padronização das etapas de assistência pela Fonoaudiologia para esse público, incorporando as ações colaborativas entre as profissões e favorecendo um olhar multidimensional para o manejo clínico, propagando o que há de melhor no tratamento para o melhor resultado.

O olhar do fonoaudiólogo deverá estar voltado para a identificação precoce dos fatores de risco associados à idade que possam potencializar o aparecimento de alterações nos campos da comunicação e deglutição e para a avaliação especializada com o objetivo de obter os principais marcadores clínicos, elencando seus achados para elaboração de um plano terapêutico fonoaudiológico com base na necessidade e gravidade, levando em consideração as preferências do paciente e envolvendo o mesmo e sua família na condução do seu cuidado.

O desenvolvimento de protocolos multiprofissionais é essencial para proporcionar um melhor cuidado em saúde e menor impacto, auxiliando os profissionais envolvidos e gestores nas tomadas de decisão, além de apresentar implicação importante para estruturação e funcionamento dos setores de forma mais harmônica. Desse modo, facilita a comunicação, amplia as estratégias do tratamento a ser desenvolvido, proporciona melhores desfechos clínicos, minimizando o desperdício na saúde, bem como reduz os possíveis erros que podem ser evitáveis.[17]

Um exemplo relevante é o protocolo multiprofissional para prevenção da broncoaspiração, o qual merece atenção devido à complexidade no manejo e influência direta na segurança do paciente e que deve seguir sua construção de acordo com os itens anteriormente citados. Vale destacar a necessidade de um olhar integrado para o evento da broncoaspiração, visto que o subdiagnóstico e a subnotificação nos serviços hospitalares ainda são uma realidade. Portanto, é necessário considerar uma linha de cuidado para ampliar a assistência, uma vez que sabemos que se realizada de forma fragmentada não leva a resultados eficazes.[17]

As dificuldades de deglutição são realmente o foco da atuação fonoaudiológica hospitalar, visto que se trata de um processo complexo. Em pacientes idosos o avanço da idade leva a alterações no olfato e paladar, afetando o apetite e diminuindo a ingestão oral, ou seja, até mesmo o envelhecimento saudável contribui para mudanças na alimentação, fato que deve ser observado por toda a equipe multiprofissional.[18]

No idoso hospitalizado, a disfagia é bastante comum e o diagnóstico e a reabilitação precoces objetivam a alimentação por via oral de forma segura e com aporte nutricional adequado, minimizando complicações como pneumonias aspirativas, desnutrição, desidratação e o óbito. O fonoaudiólogo deve avaliar o manejo de secreções orais e saliva e o desempenho da deglutição através das diversas consistências alimentares e, assim, definir o diagnóstico fonoaudiológico, condutas, planejamento terapêutico, traçando as metas de acordo com a disfunção encontrada.

Algumas anormalidades podem ser observadas durante a intervenção, como xerostomia, sialorreia, dificuldades para mastigar, vedamento labial ineficiente, movimentos repetitivos de língua e mandíbula durante a mastigação, dificuldade para iniciar a fase faríngea da deglutição, tosse, pigarro, engasgos, refluxo nasal, asfixia, fadiga durante a alimentação, voz molhada e ausculta cervical positiva, que podem caracterizar um quadro de disfagia, variando seu grau de leve a grave.[19] Quadros de esofagite, acalasia, estenoses esofágicas, divertículos de Zenker e outros devem ser avaliados pela equipe médica, uma vez que podem impactar a eficiência durante o processo de alimentação e manifestação de sinais e sintomas superiores que podem interferir na biomecânica da deglutição.[18]

O tratamento da disfagia é realizado em conformidade com os achados da avaliação fonoaudiológica e pode incluir técnicas de estimulação sensorial, exercícios oromiofuncionais, manobras posturais, como por exemplo a de queixo para baixo ou rotação de cabeça para a direita ou para a esquerda, as quais demonstraram alterar a biomecânica e a pressão gerada durante a deglutição para reduzir a ocorrência de aspiração; manobras de limpeza e de proteção de vias aéreas; modificações nas consistências alimentares, incluindo o uso de espessante para os líquidos; treinos com exercícios respiratórios e técnicas vocais para auxílio na elevação, anteriorização e estabilização da laringe e coaptação glótica.[18,20,21]

Outro foco de atenção está relacionado à ingestão de medicamentos, que poderá exigir maior habilidade por parte do paciente ou a contraindicação de líquidos para auxiliar na ingestão. Portanto, o fonoaudiólogo deverá avaliar qual a melhor consistência a ser administrada e o farmacêutico deverá identificar as condições para manipulação adequada das fórmulas a fim de facilitar a deglutição e reduzir riscos de broncoaspiração.[22]

Nos comprometimentos da comunicação promove-se a reabilitação da linguagem oral ou comunicação não verbal, que pode acontecer por meio de pranchas de comunicação alternativa, com o objetivo de orientar o paciente no tempo/espaço e proporcionar a manifestação de desejos de forma humanizada.[23,24] Já o déficit auditivo pode ser encontrado em grande parte dos pacientes, mas a avaliação e a reabilitação auditiva no ambiente hospitalar não são uma realidade. Nesses casos, cabe ao fonoaudiólogo identificar o déficit e orientar acompanhantes e equipe quanto ao uso de aparelhos auditivos ou definir estratégias para que o paciente possa compreender o interlocutor, garantindo uma comunicação mais efetiva.

DESAFIOS E CONSIDERAÇÕES ÉTICAS

Algumas vezes, o fonoaudiólogo não terá condições de reabilitar o paciente devido à gravidade da doença de base, levando a um quadro de disfagia orofaríngea grave. Sendo assim, deve-se discutir com a equipe multiprofissional e familiares sobre a possibilidade de uma via alternativa de alimentação.

Observamos que várias comissões e associações sugerem que sondas para alimentação não fornecem benefício clínico para pacientes com demência avançada. Por isso, sugerem que essa prática seja seriamente considerada e endossam a alimentação por via oral cuidadosa como o método preferido, embora seja mais trabalhosa.[25] Portanto, cabe ao fonoaudiólogo realizar o melhor manejo desses pacientes, proporcionando uma alimentação por via oral o mais segura possível. Para tanto, deve oferecer manobras posturais e modificações na consistência das dietas a fim de minimizar os riscos de broncoaspiração. Para as demais condições, há poucas evidências sobre a melhor forma de alimentação.

Caso sejam definidos cuidados paliativos para o paciente idoso, o fonoaudiólogo deverá fazer parte da equipe, que tem como objetivo proporcionar um final de vida com maior dignidade e qualidade ao paciente. Portanto, possibilitar a comunicação para que o paciente expresse seus desejos e garantir uma alimentação prazerosa e segura/eficiente é o papel do fonoaudiólogo.[21]

CONCLUSÃO

O fonoaudiólogo é o profissional que atua junto à equipe multiprofissional em busca da melhoria da qualidade de vida do idoso, prevenindo agravos e identificando e tratando problemas fonoaudiológicos. No ambiente hospitalar, encontra desafios do próprio envelhecimento que poderão ser agravados durante a internação, atuando principalmente nos quadros relacionados às dificuldades para deglutir com o objetivo de promover uma ingestão confortável e segura da dieta por via oral ou sugerir vias alternativas de alimentação juntamente com o paciente/família e equipe de saúde, baseando-se nas melhores práticas e oferecendo condutas de forma individualizada e específica para cada paciente.

O monitoramento do cuidado da Fonoaudiologia é importante para demonstrar a eficiência e eficácia do que está sendo oferecido, contribuindo para uma evolução positiva dos resultados institucionais em saúde visando a integralidade do cuidado, portanto, a utilização de indicadores relacionados aos processos estabelecidos e aos resultados encontrados das intervenções contribuem como facilitadores para otimização da qualidade de vida e do retorno das funções de forma a reintroduzir melhor os pacientes às suas funções sociais.

REFERÊNCIAS BIBLIOGRÁFICAS

1. Baijens LW, Clavé P, Cras P, Ekberg O, Forster A, Kolb GF, et al. European Society for Swallowing Disorders – European Union Geriatric Medicine Society white paper: oropharyngeal dysphagia as a geriatric syndrome. Clin Interv Aging. 2016 Oct 7;11:1403-28.
2. Santos TD. O ambiente do cuidado e a segurança do paciente idoso hospitalizado: contribuições para enfermagem. Dissertação de Mestrado. Rio de Janeiro: UFRJ; 2017. Disponível em: https://app.uff.br/riuff/bitstream/handle/1/4005/Thayane%20Dias%20dos%20Santos.pdf?sequence=1&isAllowed=y
3. Pestana LC. Perfil de idosos em situação de readmissão hospitalar: implicações para a enfermagem gerontológica. Dissertação de Mestrado em Enfermagem. Niterói: Escola de Enfermagem Aurora de Afonso Costa/UFF; 2012.
4. Marcusson J, Nord M, Johansson MM, et al. Proactive healthcare for frail elderly persons: study protocol for a prospective controlled primary care intervention in Sweden. BMJ Open. 2019;9(5):e027847. doi:10.1136/bmjopen-2018-027847.
5. Sanford AM, Morley JE, Berg-Weger M, Lundy J, Little MO, Leonard K, et al. High prevalence of geriatric syndromes in older adults. PLoS One. 2020 Jun 5;15.

6. Cardoso GKN. Intervenção fonoaudiológica na presbifonia: revisão integrativa de literatura. Campinas: PUC-Campinas; 2020.
7. Silva DB, Corrêa CC. Fonoaudiologia, gerontologia e a apneia obstrutiva do sono: relato de caso. Audiol Commun Res [Internet]. 2021;26:e2477. Disponível em: https://doi.org/10.1590/2317-6431-2021-2477.
8. Dimer N, Rech R, Chiari B, Goulart B. Prevalência de distúrbios fonoaudiológicos em adultos e idosos, segundo sexo e faixa etária: um estudo populacional. CoDAS. 2021;33(3).
9. Peñalva-Arigita A, Prats R, Lecha M, Sansano A, Vila L. Prevalence of dysphagia in a regional hospital setting: Acute care hospital and a geriatric sociosanitary care hospital: A cross-sectional study. Clin Nutr ESPEN. 2019 Oct;33:86-90.
10. Vaccari E, Lenardt MH, Betiolli SE, Andrade LAS. Segurança do paciente idoso e o evento queda no ambiente hospitalar. Cogit Enferm (Online). 2016;21:1-9.
11. Pinto IVL, Castro MS, Reis AMM. Descrição da atuação do farmacêutico em equipe multiprofissional com ênfase no cuidado ao idoso hospitalizado. Rev Bras Geriatr Gerontol. 2013;16(04). Disponível em: https://www.scielo.br/j/rbgg/a/VWr5MvGksjvJb748phLSsJw/?format=pdf&lang=pt. Acesso em: 5 fev. 2022.
12. Cummings K, Murray J, Lawless MT. The role of speech-language pathologists in frailty: An Australian qualitative study of perceptions, practices, and opportunities. Int J Speech Lang Pathol. 2024 Feb 14:1-8.
13. Santiago LM, Graça CML, Rodrigues MCO, Santos GB. Caracterização da saúde de idosos numa perspectiva fonoaudiológica. Revista CEFAC. 2016;18:1088-96.
14. Affoo RH, Foley N, Garrick R, Siqueira WL, Martin RE. Meta-analysis of salivary flow rates in young and older adults. J Am Geriatr Soc. 2015 Oct;63:2142-51.
15. Morita K, Tsuka H, Kato K, Mori T, Nishimura R, Yoshida M, Tsuga K. Factors related to masticatory performance in healthy elderly individuals. J Prosthodont Res. 2018 Oct;62(4):432-5. doi: 10.1016/j.jpor.2018.03.007..
16. Cruz-Jentoft AJ, Bahat G, Bauer J, Boirie Y, Bruyère O, Cederholm T, et al.; Writing Group for the European Working Group on Sarcopenia in Older People 2 (EWGSOP2), and the Extended Group for EWGSOP2. Sarcopenia: revised European consensus on definition and diagnosis. Age Ageing. 2019 Jan 1;48:16-31.

17. Nascimento Junior JR. Gestão hospitalar. In: Feitosa ALF, Depolli GT, Nunes MCA. Mapas conceituais em Fonoaudiologia: Fonoaudiologia Hospitalar. 1. ed. Ribeirão Preto: Book Toy; 2023. P. 362.
18. Christmas C, Rogus-Pulia N. Swallowing disorders in the older population. J Am Geriatr Soc. 2019;00:1-7.
19. Tavares TE, Carvalho CMRG. Características de mastigação e deglutição na doença de Alzheimer. Rev CEFAC. 2012;14(1):122-37.
20. Rogus-Pulia N, Rusche N, Hind JA, Zielinski J, Gangnon R, Safdar N, et al. Effects of device-facilitated isometric progressive resistance oropharyngeal therapy on swallowing and health-related outcomes in older adults with dysphagia. J Am Geriatr Soc. 2016 Feb;64(2):417-24. doi: 10.1111/jgs.13933.
21. Santos LB, Mituuti CT, Luchesi KF. Atendimento fonoaudiológico para pacientes em cuidados paliativos com disfagia orofaríngea. Audiology-Communication Research. 2020;25. Disponível em: https://www.scielo.br/j/acr/a/YDXg5wWrrsDGK7cdjDKRxRx/?lang=pt.
22. Sociedade Brasileira de Fonoaudiologia. Manual prático de orientações aos cuidadores de pessoas adultas ou idosas com disfagia – volume II. Acesso em 01.09.2024.
23. Taquemori LY. Multidisciplinaridade e interdisciplinaridade – Fonoaudiologia. In: Cuidado Paliativo. São Paulo: CREMESP; 2008.
24. Mendes B, Christmann MK, Schmidt JB, Abreu ES. Percepção de fonoaudiólogos sobre a atuação na área de cuidados paliativos em um hospital público de Santa Catarina. Audiol Commun Res. 2022;27:e2565.
25. American Geriatrics Society. Feeding tubes in advanced dementia position statement. J Am Geriatr Soc. 2014;62(8):1590-3.

19 Odontologia

Sergio Eduardo Migliorini
Letícia Dias Camargo

EPIDEMIOLOGIA DO ENVELHECIMENTO NO BRASIL

O envelhecimento populacional é um fenômeno global que tem profundas implicações para os sistemas de saúde ao redor do mundo. A transição demográfica, caracterizada pela diminuição das taxas de natalidade e pelo aumento da expectativa de vida, tem levado a uma significativa alteração na estrutura etária das populações.[1] Esse fenômeno é observado tanto em países desenvolvidos quanto em desenvolvimento, embora de maneiras e ritmos distintos.

O Brasil, por sua vez, está vivenciando uma transformação demográfica acelerada. Dados do Instituto Brasileiro de Geografia e Estatística (IBGE) indicam que, conforme o Censo Demográfico de 2022, a população idosa residente no Brasil era de 32.113.490 pessoas, o que representa um aumento de 56,0% em comparação ao recenseamento de 2010.[2] Em 1980, apenas 6,1% da população brasileira tinha 60 anos ou mais; já em 2022, esse grupo etário correspondia a 15,8% da população total, destacando um crescimento expressivo nas últimas décadas (Tabela 1 e Figura 1).[2]

TABELA 1 Proporção da população residente por grupos etários específicos – Brasil – 1980/2022

Ano	População de 0 a 14 anos (%)	População de 15 a 59 anos (%)	População de 60 anos ou mais de idade (%)
1980	38,2	55,6	6,1
1991	34,7	58,0	7,3
2000	29,6	61,9	8,6
2010	24,1	65,1	10,8
2022	19,8	64,4	15,8

Fonte: IBGE, Censo Demográfico 1980/2022.
Nota: as diferenças entre soma de parcelas e respectivos totais são provenientes do critério de arredondamento.

Na Figura 1, destaca-se o crescimento populacional dos diversos grupos etários a partir dos 60 anos de idade, indicando que o grupo mais populoso é o de 60 a 64 anos, e o de maior crescimento relativo foi o de 65-69 anos.

O rápido envelhecimento da população brasileira, impulsionado pela queda da natalidade, pelo aumento da expectativa de vida e por melhorias nas condições de saúde, apresenta desafios significativos.[3] Com o aumento do número de idosos, cresce a demanda por cuidados odontológicos específicos, uma vez que muitos apresentam comorbidades crônicas ou agudas. Isso exige uma abordagem multidisciplinar que integre os cuidados odontológicos a outras especialidades médicas e de reabilitação.[4]

A internação hospitalar de pacientes idosos torna os cuidados odontológicos essenciais no sistema de saúde, portanto, desempenha um papel fundamental, especialmente para pacientes em estado crítico que necessitam de cuidados integrados com outras especialidades médicas.[5]

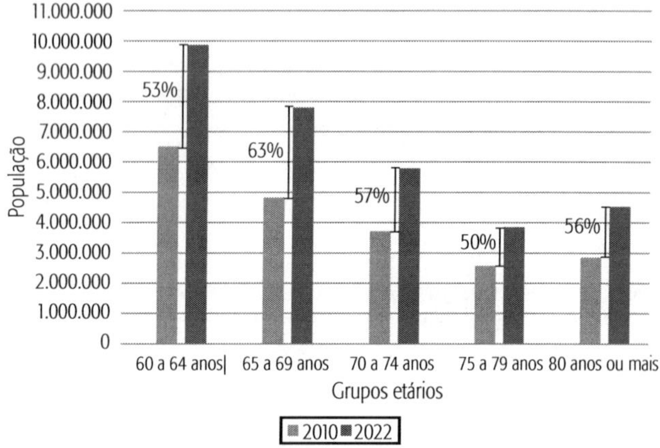

FIGURA 1 População total e variação do total populacional por grupos etários acima de 60 anos de idade.

Fonte: IBGE, Censo Demográfico 2010, 2022.

ALTERAÇÕES FISIOLÓGICAS E SISTÊMICAS NO PACIENTE IDOSO E SUAS IMPLICAÇÕES NA SAÚDE BUCAL

O processo de envelhecimento provoca diversas alterações fisiológicas na cavidade oral, que afetam diretamente a saúde bucal dos idosos. As principais modificações incluem:

- **Xerostomia:** a produção salivar tende a diminuir com a idade, sendo agravada pelo uso de medicamentos, como anti-hipertensivos e antidepressivos.[6] A saliva desempenha um papel fundamental na proteção dos dentes, prevenção da desmineralização e auxílio na deglutição.[7]

- **Alterações na mucosa oral:** o envelhecimento provoca atrofia da mucosa bucal, tornando-a mais suscetível a úlceras e infecções.[4]
- **Diminuição da sensibilidade à dor:** a redução na percepção da dor pode atrasar o diagnóstico e o tratamento de condições bucais.[8]

As condições sistêmicas comuns nos idosos afetam diretamente a saúde bucal:

- **Diabetes *mellitus*:** diabetes mal controlado está associado ao agravamento das doenças periodontais devido à resposta inflamatória exacerbada e à redução da função imunológica.[9]
- **Doenças cardíacas e anticoagulantes:** pacientes com doenças cardíacas, frequentemente em uso de anticoagulantes, requerem cuidados odontológicos específicos para minimizar o risco de hemorragias durante procedimentos.[5]
- **Doenças neurodegenerativas:** indivíduos com Alzheimer ou Parkinson enfrentam dificuldades na higiene oral devido à perda de coordenação motora e ao declínio cognitivo, impactando a saúde bucal).[7]
- **Neoplasias malignas:** o câncer de boca, lábio, língua e glândulas salivares é mais prevalente em idosos, frequentemente relacionado ao tabagismo e ao consumo de álcool, afetando a qualidade de vida.[4]

Essas condições sistêmicas estão relacionadas diretamente aos desafios dos cuidados odontológicos no ambiente hospitalar.

Uma situação comum e que necessita de atenção especial está relacionada aos pacientes idosos internados em Unidades de Terapia Intensiva (UTIs), que apresentam um risco elevado de desenvolver pneumonia aspirativa por ventilação mecânica (PAVM) devido à presença de secreções orais e dificuldades de deglutição. A ventilação mecânica, por exemplo, pode resultar em complicações bucais.[5] Uma adequada higienização oral pode reduzir significativamente a incidência de pneumonia associada à ventilação, melhorando o prognóstico geral dos pacientes.[1]

A colaboração entre o cirurgião-dentista e outros profissionais de saúde, como geriatras, nutricionistas, fisioterapeutas e enfermeiros, é essencial para atender as necessidades globais do paciente.[10]

A equipe de Enfermagem desempenha um papel central no suporte à higiene bucal diária de pacientes idosos, especialmente daqueles que não conseguem realizar essa tarefa de maneira autônoma. A prevenção de complicações, como a pneumonia aspirativa, é uma responsabilidade compartilhada entre toda a equipe de saúde que compõe esse atendimento multidisciplinar.[3]

TÉCNICAS DE HIGIENE ORAL PARA PREVENÇÃO DE PNEUMONIA ASSOCIADA À VENTILAÇÃO MECÂNICA

A higiene oral em pacientes ventilados mecanicamente é uma medida fundamental para a prevenção da pneumonia associada à ventilação mecânica (PAVM). A cavidade oral é uma das principais portas de entrada de micro-organismos patogênicos que podem ser aspirados para o sistema respiratório, especialmente em pacientes intubados.[1]

Técnicas de higiene oral são essenciais para minimizar o risco de infecções.[5]

Uma das rotinas diárias deve ser executada para minimizar as possibilidades de infecções pulmonares:

- **Escovação dos dentes e língua:** a escovação com escovas de dentes macias e pastas dentais com flúor deve ser realizada, sempre que possível, para remover o biofilme dental e reduzir a carga bacteriana. Em pacientes ventilados, a escovação pode ser realizada com um acessório acoplado a um tubo de aspiração para evitar a aspiração de fluidos.

- **Uso de clorexidina:** a clorexidina a 0,12% é amplamente utilizada como um antisséptico bucal para reduzir as bactérias patogênicas na cavidade oral. A aplicação regular de clorexidina tem sido comprovada como uma medida eficaz para reduzir o risco de PAVM em pacientes críticos.
- **Limpeza da cavidade oral com gazes:** em casos em que a escovação dos dentes não é possível, a limpeza bucal pode ser realizada com gaze embebida em solução de clorexidina, eliminando os resíduos alimentares e prevenindo o acúmulo de secreções.
- **Aspiração de secreções orais:** a aspiração regular das secreções acumuladas na cavidade oral e ao redor do tubo orotraqueal é uma técnica essencial para evitar que as bactérias presentes na saliva e nas secreções sejam aspiradas para os pulmões. A sucção deve ser realizada frequentemente, principalmente após a higiene oral, para garantir que não haja retenção de fluidos na boca.
- **Hidratação labial:** a adequada hidratação labial é um fator fundamental ao impeditivo da proliferação bacteriana, e consecutivamente do comprometimento do estado oral e sistêmico do paciente.

O desenvolvimento de protocolos padronizados para a higiene oral em pacientes ventilados é uma prática recomendada para prevenir PAVM. Esses protocolos incluem:

- **Avaliação diária da cavidade oral:** o estado da cavidade oral deve ser avaliado diariamente, identificando sinais de inflamação, secura, ulceração ou acúmulo de biofilme. Essa avaliação pode ser feita pelo cirurgião-dentista ou enfermeiros treinados, e ajustes no protocolo de higiene podem ser realizados conforme necessário.
- **Aplicação de clorexidina duas vezes ao dia:** a aplicação de clorexidina é recomendada duas vezes ao dia, especialmente antes da escovação, para maximizar a redução de bactérias patogênicas. Esse procedimento deve ser combinado com a aspiração de secreções e a higienização mecânica.

- **Posicionamento adequado do paciente:** durante os procedimentos de higiene oral, o paciente deve estar em uma posição semirreclinada (cabeceira elevada entre 30° e 45°), o que reduz o risco de aspiração do conteúdo oral para os pulmões durante o cuidado bucal.
- **Desenvolvimento de técnica de coloração de placa bacteriana, garantindo a efetividade da higiene oral:** uma das possibilidades técnicas para revelação da placa bacteriana e a efetividade da higiene oral, também com objetivo educacional do grupo de cuidadores dos pacientes acometidos por PAVM, é a aplicação de reveladores de placa bacteriana, que possuem substâncias corantes, como a eritrosina, que quando em contato com o biofilme depositado sobre os dentes, evidencia os locais para que se possa ver e removê-la mais facilmente, garantindo a efetividade da redução das bactérias patogênicas orais (Figuras 2 e 3).

CONSIDERAÇÕES

O envelhecimento da população brasileira impõe desafios significativos aos sistemas de saúde, especialmente à Odontologia. A saúde bucal é vital para a qualidade de vida dos idosos, especialmente aqueles em ambiente hospitalar. Nesse cenário, a Odontologia Hospitalar é essencial, não apenas na prevenção de complicações orais, mas também na manutenção da saúde geral.

Idosos, frequentemente afetados por comorbidades e polifarmácia, demandam uma abordagem especializada que transcende o consultório tradicional. A colaboração entre dentistas, médicos, enfermeiros e outros profissionais é crucial para garantir um atendimento eficaz e seguro. Protocolos específicos adaptados às necessidades individuais são fundamentais para promover uma recuperação rápida e eficiente.

Além disso, a Odontologia Hospitalar deve ser uma prioridade, com cirurgiões-dentistas integrados às equipes de saúde, minimi-

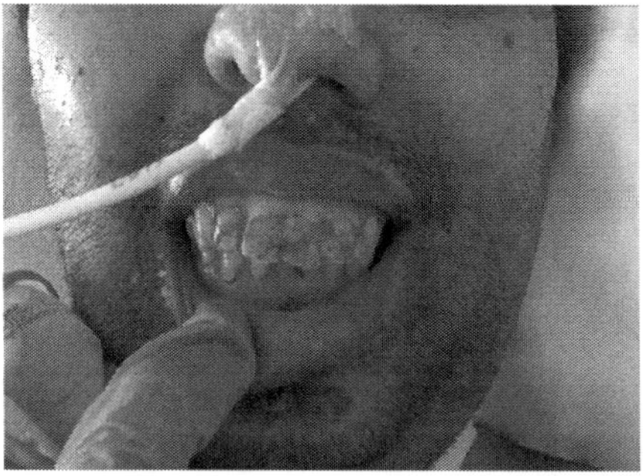

FIGURA 2 Coloração com eritrosina antes da higiene oral.
Fonte: Serviço de Odontologia e Cirurgia e Traumatologia Bucomaxilofacial do Hospital São Luiz – Unidade Jabaquara (Rede D'Or São Luiz).

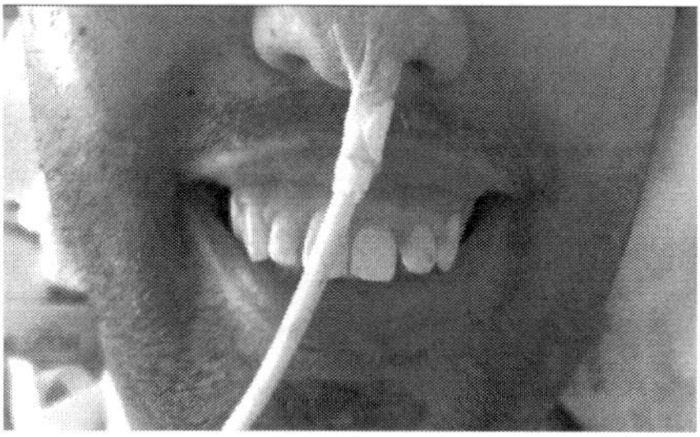

FIGURA 3 Coloração com eritrosina após a higiene oral.
Fonte: Serviço de Odontologia e Cirurgia e Traumatologia Bucomaxilofacial do Hospital São Luiz – Unidade Jabaquara (Rede D'Or São Luiz).

zando complicações como a pneumonia aspirativa e melhorando os desfechos clínicos. Investir nessa área é essencial para otimizar a saúde e o bem-estar de uma população idosa em crescimento.

Assim, avançamos em direção a um sistema de saúde mais inclusivo e preparado. Práticas baseadas em evidências, treinamento contínuo e conscientização sobre a saúde bucal são pilares para garantir que todos tenham acesso a um atendimento digno e completo.

REFERÊNCIAS BIBLIOGRÁFICAS

1. Briggs AM, et al. Musculoskeletal health conditions represent a global threat to healthy aging: a report for the 2015 World Health Organization world report on ageing and health. The Gerontologist. 2016;56(suppl_2):S243-S255.
2. Instituto Brasileiro de Geografia e Estatística (IBGE). Projeção da população: Brasil e Unidades da Federação. Rio de Janeiro: IBGE; 2023.
3. Fried LP, et al. Frailty in older adults: evidence for a phenotype. The Journals of Gerontology Series A: Biological Sciences and Medical Sciences. 2001;56(3):M146-M157.
4. Moynihan P. Global nutrition and aging: a public health challenge. International Dental Journal. 2014;64(6):287-94.
5. Olofsson A, et al. Impact of dental care on general health outcomes in older patients: A review. European Journal of Clinical Nutrition, 2019;73(6):768-75.
6. Pinto VL, Fustinoni SM, Nazário ACP, Facina G, Elias S. Prevalência da xerostomia em mulheres durante a quimioterapia por câncer de mama. Revista Brasileira de Enfermagem. 2020;73:e20190785.
7. Benn AML, Broadbent JM, Thomson WM. Occurrence and impact of xerostomia among dentate adult New Zealanders: findings from a national survey. Australian Dental Journal. 2015;60(3):362-7.
8. Sampaio FC, et al. Clinical evaluation of oral health in elderly patients with multiple comorbidities. Journal of the American Geriatrics Society. 2019;67(8):1686-92.
9. Marsh PD, Martin MV. Oral microbiology. 6. ed. Elsevier; 2020.
10. Clegg A, et al. Frailty in elderly people. The Lancet. 2013;381(9868):752-62.

Índice remissivo

D

E

F

G

H

I

J

L

M

N

O

P